U0212321

Educating Physicians
医生的培养

医学院校教育与住院医师培训的改革倡议

［美］莫莉·库克
Molly Cooke

戴维·厄比
David M. Irby
　　　　　著

布里吉特·欧布莱恩
Bridget C. O'Brien

张抒扬　潘　慧　　主译

中国协和医科大学出版社
北　京

图书在版编目（CIP）数据

医生的培养：医学院校教育与住院医师培训的改革倡议／（美）莫莉·库克（Molly Cooke），（美）戴维·厄比（David M. lrby），（美）布里吉特·欧布莱恩（Bridget C. O'Brien）著；张抒扬，潘慧译. —北京：中国协和医科大学出版社，2021.9

ISBN 978 - 7 - 5679 - 1095 - 9

Ⅰ.①医… Ⅱ.①莫… ②戴… ③布… ④张… ⑤潘…
Ⅲ.①医学教育 Ⅳ.①R - 4

中国版本图书馆 CIP 数据核字（2021）第 155557 号

Educating physicians: a call for reform of medical school and residency / Molly Cooke, David M. Irby, Bridget C. O'Brien; foreword by Lee S. Shulman. – 1st ed.
ISBN: 978 - 0 - 470 - 45797 - 9（hardback）
Copyright © 2010 by The Carnegie Foundation for the Advancement of Teaching, 51 Vista Lane, Stanford, CA 94305 - 8703.
All Rights Reserved. This translation published under license. Authorized translation from the English language edition published by John Wiley & Sons Limited. Responsibility for the accuracy of the translation rests solely with Peking Union Medical College Press and is not the responsibility of John Wiley & Sons Limited. No part of this book may be reproduced in any form without the written permission of the original copyrights holder.

本书中文简体字版专有翻译出版版权由约翰·威利父子出版公司（John Wiley & Sons, Inc.）授予中国协和医科大学出版社。未经许可，不得以任何手段和形式复制或抄袭本书内容。

著作权合同登记：图字 01 -2017 -7137 号

医生的培养——医学院校教育与住院医师培训的改革倡议

著　者：〔美〕莫莉·库克（Molly Cooke）　戴维·厄比（David M. lrby）　布里吉特·欧布莱恩（Bridget C. O'Brien）
主　译：张抒扬　潘慧
责任编辑：戴申倩　雷　南　　　　　封面设计：许晓晨
责任校对：张　麓　　　　　　　　　责任印制：卢运霞

出版发行　**中国协和医科大学出版社**
　　　　　（北京市东城区东单三条9号　邮编100730　电话010 - 65260431）
网　址：www. pumcp. com
经　销：新华书店总店北京发行所
印　刷：北京联兴盛业印刷股份有限公司
开　本：710mm × 1000mm　　1/16
印　张：23.00　　　　　　　字　数：270 千字
版　次：2021 年 9 月第 1 版　　印　次：2022 年 3 月第 2 次印刷
定　价：85.00 元

ISBN 978 -7 -5679 -1095 -9

谨以此书献给北京协和医院建院一百周年

百年协和　一切为民

培根铸魂　立德树人

翻译团队

主　　译：张抒扬　潘　慧

中文审校：孙集宽

顾　　问：陈昕煜

译　　者：（按姓氏拼音排序）

常国婧　崔丽嘉　杜　宇　管远志

郭　超　李鹜飞　李冠乔　李　菁

李　威　李　玥　梁乃新　龙　笑

罗林枝　马　莉　潘　慧　石羽茜

孙鹿希　王静楠　魏怡真　薛华丹

薛婧雯　杨　溪　于仲勋　张抒扬

赵　峻　周央中　朱晨雨　朱惠娟

北京协和医学院　北京协和医院

关于著者

　　莫莉·库克（Molly Cooke），医学博士。莫莉·库克在卡内基教学促进基金会领衔医学教育研究课题组。她是一名医学教授，担任加州大学旧金山分校医学院的威廉·欧文名誉主席。库克女士获得了 2006 年罗伯特·格拉泽 /AOA 杰出教师奖，该奖是由美国医学院协会授予的国家级奖项。她还是国家医学考官理事会的理事，该组织监督审查美国医师证书授予颁发工作。她一直任职于美国医师学院，现任理事会主席和总裁理事会的成员。库克女士还担任海尔·达贝斯医学教育工作者学会的主任，该学会凭借着对医学教育的满腔热忱，服务于医学院教职工，鼓励教师晋升，为教育聚资。她在斯坦福大学医学院获得博士学位。

　　戴维·厄比（David M. Irby），理学博士。戴维·厄比同为卡内基教学促进基金会的医学教育研究课题组组长。厄比先生是教育副院长，在加州大学旧金山分校医学院担任教授工作，负责指导本科生、毕业生和医学教育深造等项目，同时他领导医学教育办公室。他曾荣获美国教育研究协会颁发的杰出学者奖，国家医学考官理事会颁发的约翰·哈伯德奖，哈佛医学院和以色列狄肯尼斯医学中心颁发的丹尼尔·托斯特森医教育领导者奖以及范德比尔特大学医学院约翰·查普曼勋章。他在华盛顿大学获得教育学博士学位，在纽约联合神学院获得神学硕士学位，之后他在哈佛医学院进行了学术管理的博士后训练。

　　布里吉特·欧布莱恩（Bridget C. O'Brien），理学博士。布里吉特·欧布莱恩也参与了卡内基教学促进基金会的医学教育研究

I

课题，对于该项目的各个方面贡献颇多，从提纲挈领的概念制定，到实地考察、撰写文章。她是加州大学旧金山分校医学院的一名副教授，也是医学教育工作室的研究员。欧布莱恩女士开展了临床教育的研究课题，并在加州大学旧金山分校医学院的健康职业教育通路和教育学者项目中任教。她获得康奈尔大学的本科学位、加州大学伯克利分校的哈斯商学院硕士学位和伯克利分校教育博士生院颁发的博士学位。

译　序

培养医学人才　守护人民健康

　　人才是一切事业的基础，也是推进健康中国建设的关键生产力。1921年，西医东渐，肇始协和。北京协和医院自建院之初就站在时代前沿，在实践中不断研究医学人才成长规律，探索医生培养的有效途径和科学方法。百年来，协和培养了百余位医学大师、不计其数的学科领军人物，深刻影响了中国现代医学的发展。随着我国经济社会的发展转型、医药卫生体制改革的不断深化，人民群众的医疗卫生服务需求进一步释放。面向新时代新征程，医学服务国家重大战略需求、满足人民健康生活新期待，培养更多更优质的医学人才是关键所在。

　　他山之石，可以攻玉。西方现代高等医学院校经历了两百余年的发展，在医学人才培养方面积累了很多宝贵经验，值得借鉴。《医生的培养》由莫莉·库克、戴维·厄比、布里吉特·欧布莱恩三位医学教育专家主持撰写。如同1910年的《弗莱克斯纳报告》一样，本书的作者们现场拜访了美国顶尖的医学院校以及教学医院，访谈了医学生、住院医师、教学师资、院长和管理人员，获得了一线的调研数据。不同于弗莱克斯纳的独自研究，一百年后的本书作者们联合了医学教育工作者、心理学家、哲学家和高等教育及职业教育的学者们，系统梳理了医学教育的发展历程，分析了医学教育模式的转变，提出了医学教育所面临的挑战及改革的建议。《医生的培养》不仅仅是医学教育工作者的宝贵学习资料，其中很多观点和理念对于非医学领域的教育工作者也有重要的参考价值。对于现代医学教育而言，该书的价值已可比肩弗莱克斯纳百余年前的报告。

本书译者团队由北京协和医院临床医学博士后项目办公室的资深医学教育工作者及北京协和医学院八年制学生共同组成，在中国协和医科大学出版社支持下，译者团队投入了极大热情、付出了极大努力，最终使这本著作与我国广大医学教育工作者见面。在本书的翻译过程中，全球遭遇了新冠疫情的冲击。我国广大医护人员白衣执甲、逆行出征，在抗击疫情的伟大斗争中担当尽责、献身使命，使本书的翻译工作有了更加光荣和特殊的意义。译者团队在有限的时间内，完成本书的翻译及文字审校工作，难免不尽如人意，医学进步日新月异，译文中也必定存在疏漏之处，有些专有名词的翻译也还需要与专家同道商榷，欢迎批评指正。

张抒扬

2021 年 8 月于北京协和医院

前　言

站在弗莱克斯纳的肩膀上

　　"此刻呈现的这份医学教育报告是卡内基基金会对专业型院校（professional schools）系列调查的开篇之作。"卡内基教学促进基金会的主席亨利·普里切特曾这样写道，这是 1910 年 4 月 16 日他在介绍亚伯拉罕·弗莱克斯纳著名的四号公告时开场白。四号公告现在也被称作《弗莱克斯纳报告》。整整 100 年以后的今天，曾担任卡内基基金会第八届主席的我，现在要写下的是我自己对这本医生教育报告的前言。当然《弗莱克斯纳报告》由当时最早一批没有太多经验的机构发布的，而在这里发布的这份报告是基于这一百多年来杰出工作而完成的，作为最近几年卡内基基金会主持的对专业型院校研究的最新结果。

　　弗莱克斯纳对医学教育的研究开启了长达一个世纪的专业人士培养工作，当下这份研究报告完成了最近的课题，那就是长达十年的对于律师、工程师、教师、护士和医师的教育培养问题；同时通过对众多领域博士项目的考察，基金会做了关于学者教育的研究。在那些研究中，博士学位是被看作为今后一生的"专业化"做准备，因此和其他形式的专业准备在很多方面是类似的。随着现在关于专业教育这部分工作的完成，看起来应该在反思过去一个世纪的研究的同时，了解一下即将阅读的这册书以及书里对于未来的看法。

　　从更个人的角度上来说，这册书代表着我遵守了 1997 年第一次会见卡内基基金会董事会成员时候许下的承诺。在那时，我告诉他们，我非常钦佩他们在过去92年间取得的成就；但是我也希望能够为基金会在教育领域的一些最成功的历史贡献做些努力，补救一些始料未及的后果——包括《弗莱克斯纳报告》。

现在回头看去，很明显地，基金会的许多研究和倡导在当时为诸多关键问题提供了重要的解决方案；但是同样明显的是，在一个时代中解决问题的方法有时也会造成后代的困境。这种效应通常需要后人建立更好的标准和管理方法来改革一些曾经非常糟糕和混乱的组织。于是，为了明确划分初等和高等教育的界限，卡内基基金会为高中毕业以及学院和大学录取建议了更高的新标准。为了达到这个目的，他们制定了一些标准来确定中等学校的苛刻程度，他们改革了这些中等学校教学项目的每一节课的长度和难度。不幸的是，他们把"上课时间"的多少作为衡量学校苛刻程度的标准，而不是把学生真正的学习过程作为金标准。

类似效应初出现在《弗莱克斯纳报告》的案例中，它原先是为了应对当时完全没有监管的医学教育，这在当时完全由非常低水平的学校主导。通常这种低质量是与现代科学教学的不足或者缺失、入学和升级的考核不足，以及在示范医院中严肃的学术工作和严谨督导的医学临床学习中极度缺少联系在一起的，是这些因素相互作用共同导致的结果。这份报告提出的批判和建议是如此的有力，以至于在接下来的几年中许多学校都关张大吉。弗莱克斯纳指出，在他发布报告的十三年后，美国医学院的数目从155锐减到60。总体而言，这是个好消息，但是在规模上的缩减，最后导致只留下了两所培养黑人和一所培养女性的医学院。最终，甚至"弗莱克斯纳报告课程"自身也成了一个问题。在这本书中，作者们会在各自的成果中讨论这个问题。

亚伯拉罕·弗莱克斯纳和亨利·普里切特有非常特殊的关系。1908年的某一天，普里切特邀请弗莱克斯纳先生去做关于医学教育的研究，尽管在这天之前他们从来没有见过对方，但彼此一见如故。两人心照神交，相视莫逆，在1939年8月普里切特去世的时候，他的遗孀邀请弗莱克斯纳来撰写他的传记。在那份传记中，弗莱克斯纳这样描述他们的初次见面：

"我曾经写过一本关于美国大学的书，普里切特非常喜欢这本书。基于这本书，我非常幸运的在1908年被普里切特选来做医学教育的研究——一开始在美国，后来在欧洲。在我们初次见面的时候，他问我是否愿意研究这个课题。

我回答他：'我不是医生，你是不是把我和我在洛克菲勒中心做医学研究的兄弟西蒙搞混了？'

'不是，'普里切特回答道，'我和你的哥哥很熟。但是我脑子里面想的不是一个医学研究，而是一个教育研究。医学院校也是学校，也必须像学校那样被评价。因此，对各个不同部门的功能能有一个大致了解就够了。而这些，你和其他聪明的外行人都能很容易做到。我脑子里面想的是，这样一个研究是需要教育基本概念的。从今以后，这些机构都必须从教育的出发点去评判。它们是否是为了能够有能力训练学生成为有用的内科医生、外科医生等而配备和管理的？'"

在他对弗莱克斯纳的指示中，普里切特就这样定义了卡内基基金会在接下来一个世纪中的研究主题。这些研究不是内部人士的自娱自乐，而是由非医学专业人士（或是医学专业人士和非专业人士的结合也越来越常见）来面向更广大的受众而不是仅仅专业内部的人。除此之外，如果仅仅是召集一帮备受尊敬的智者，听取他们已经获得想法，这对于研究是远远不够的。相反，弗莱克斯纳描述这个过程为"ambulando discimus"，意思是"我们靠四处巡游来学习"。在这种精神的指导下，他用了两年时间去旅行、观察、采访、审问、刺探、审议和磋商；简单来说，他通过"四处巡游"来学习，并以私人的名义拜访了155所医学院校的每一家。通过这种做法，他颠覆了我们对于特别报道和政策分析的概念。

应该说，我并不是无缘无故地使用"刺探"这个词的。有一次，弗莱克斯纳讲述了他在审查得梅因的一家骨病学院时遇到的挑战。他和医学院院长一起参观设施时，每一扇门都是锁着的，门卫有钥匙但找不到人。门上标志显示这些被锁着的房间是"实验室""组织学""解剖学"等。但是在地铁站摆脱了院长之后，弗莱克斯纳悄悄回到了那所学校，找到了消失的门卫，塞了一张五美元的钞票来带他去开每个房间的门。这些门上的牌子没有误导他，最后证明，这些房间都是空荡荡的，没有任何证据能够支持它们假定的用处。看来有时我们既要靠走动来学习也要靠偷偷摸摸地去刺探着学习——尽管我相信现在的研究队伍不再需要用这些调查方法了。

《弗莱克斯纳报告》留下的馈赠之中——除了它对医学教育的影响之外——还有基于领域的政策报告。这也不是靠简简单单地召集一些知名专家来思考教育政策的问题，弗莱克斯纳和普里切特决定通过"ambulando discimus"来研究，带着问题走到领域中，去拜访一些地方和一些人。也就是说，这份报告在弗莱克斯纳拜访第一个地方之前已经在很多方面成型了。弗莱克斯纳已经决定了用于评判所有医学院校的模板就是约翰·霍普金斯大学医学院，因为它在学习要求、教学医院和全职导师的质量上都是最好的。

弗莱克斯纳留下的另一个馈赠，是通过外行人公正的眼睛来开展教育评估。一旦这份研究被定义成一个教育研究，不仅是弗莱克斯纳会被认为是一个正当的判官，而且基于相同的标准、一个完全的行内人的观点来看，其他院校就是不合格的。

像弗莱克斯纳那样，我们的队伍也是通过"四处巡游"来完成绝大部分研究的。他们拜访全国被选出的医学院，我们有理由相信这些医学院已经是其他医学院的典范了。我们没有像当年弗莱克斯纳以约翰·霍普金斯为模范，把其中任何一样作为理想项目的模型；而是认为在医学院中看到的不同惯例都是有存在意义的。因此，在后面几章的建议中我们说的不是可以坐享其成的白日梦，而是提出一些已经以某种形式实现了的建议。

　　从这个意义上来说，"ambulando discimus"不仅仅是一个非常合适用来描述研究医学教育方法的格言，讽刺的是，对于这个领域应用的标志性教学法也是这样的：以临床轮转作为医生最初的根基，让他们通过和更有经验的导师还有同事一起"四处巡游"来学习，他们从一个患者走到另一个患者那，从一张病床走到另一张病床边，从一个诊所走到另一个诊所里，从一个医院走到另一个医院中。通过这种方式，新手医生研究了多个关于疾病和康复的例子，经历不同的医学模型，与不同导师一起工作，参与治疗不同形式的疾病和残疾。就像弗莱克斯纳和他一百多年后的卡内基继承者们一样，医生们也是通过在轮转时候走来走去学习的。

　　这份报告中也生动描述了基金会最近做的其他有关专业教育的研究主题。我们确实特意设计了我们研究的顺序，确保医学是最后出现而不是第一个出现的。从弗莱克斯纳开始，医学都是作为一个"模范专业"存在的，大部分其他专业和专业教育的形式都是通过研究医学教育的方法来提升的。我们反其道而行之，从法律教育开始，然后在开始对护理和医学的教育研究之前还会谈谈工程学和神学；通过这样的顺序介绍，让研究主题覆盖了每一个专业领域。在医学教育中，研究人员对一些主题有特别的兴趣，包括课程整合的挑战、课程标准化和教育机会个体化之间的根本冲突，以及专业身份和个人身份在学习成为一个医生过程中的关键地位。

整合的挑战在医学教育中无处不在。大多数学科会随着其不断成熟而更加细分并增加新的分支，而并非简单的简化和综合。新的领域、新的课题、新的专科都在不断地加入到教规之中。而每一次增加，都会伴随着新课程及新文献杂志的出现。然而，医学生却被认为应当掌握所有领域，并以某种方式运用所学的知识和个人的专业身份去联系、结合和整合所学的一切。我们这个团队反复强调医学课程和医学项目对于培养这种整合能力的重要性，而非将这个沉重的负担完全推诿给医学生自己。

还有另一个所需的整合，它就如对工作的智商、技能需求一样令人头疼，那就是职业认知和道德水平的综合。在每一个研究的领域中，我们所得出结论的是，最容易被大家忽略的职业准备其实是职业身份与服务精神中伦理道德的结合，同时还要养成负责任地思考和实践的习惯。在法律教育的研究中，我们首先意识到职业身份的重要性，而在研究教士的培养过程中，我们发现了更恰当的措辞和事例。的确，"塑造"这个词是起源于宗教教育的。

然而，当我们认识到深化理解、提升复杂技术能力和责任感内化的等量课程的重要性后，也就理所当然地认识到：坚持一种方法无法满足所有需求。这项调研的作者巧妙又敏锐地讨论了在个人适应的可见性下，如何平衡对于整合课程的标准化问题。这个整合的课程一定要为个人职业完整性的塑造提供坚实的基础。这是亘古不变的。

值得提及的是，弗莱克斯纳先生是独树一帜的开拓者。他独自走访各家院校，独自完成调研报告，虽然经过了医学专业人士和普里切特本人的阅读和细致批判。不同于弗莱克斯纳先生的独角戏，卡内基教学促进基金会的这项研究是一首协奏曲，涉及多学科多背景，也涵盖局外和局内人。项目的主要负责人，是来自加州大学旧金山分校的莫莉·库克教授和戴维·厄比教授，他们共同领导整个医师教育的研究团队。

莫莉·库克是一名医生。她担任加州大学旧金山分校的医学教授，也是威廉·欧文名誉主席，同时担任海尔·达贝斯医学教育工作者学会的主任。她是治疗长期艾滋病患者的先驱。她对于医学教育的贡献被广泛认可，因此获得了2006年罗伯特·格拉泽临床教学杰出奖，该奖由美国医学院协会授予，是在临床教学中权威性的国家级奖项。

戴维·厄比是加州大学旧金山分校医学院的教育副院长。他是医学教育研究的资深领袖，曾荣获国家医学考官董事会和美国教育研究协会的重大奖项，以表彰他在教育领域的成就。拥有教育研究的博士头衔，正如弗莱克斯纳当年所为，厄比借助教育学的理论和方法论，展开了此项深入的医学调研。

在加州大学伯克利分校完成教育高等教育的博士生涯后，布里吉特·欧布莱恩便作为一名毕业生研究助理，从头加入了本次研究中。她迅速成为全职研究员，调研完成后，她加入了库克和厄比，成为加州大学旧金山分校的一员。

如前所述，这项研究得益于基金会系列的各大专业教育对比调研，成为调研的最后一站。紧随在法律教育、工程师教育和天主教、新教徒、基督教教士和同时展开的护士培养的调研项目之后，本项调研借鉴了其他项目的优点。另外，我们的研究团队会定期采访来自基金会其他研究项目的学者，与他们一同实地考察来进行研究。

本着这种精神，威廉·沙利文和安妮·寇比作为基金会所有专业培养研究项目的综合协调者，其足迹遍及了整个项目的各个角落。沙利文是位哲学家，他的生活融入社会科学和哲学分析。他参加了《心灵的习性》（*Habits of the Heart*）和《优秀社会》（*The Good Society*）的里程碑式研究项目并成为读物的作者。他创作的两版《工作和整合》（*Work and Integrity*）提出了职业工作的道德基础这个概念。他是卡内基基金会法律教育报告《律师的培养》

（*Educating Lawyers*）的资深作者，他还撰写了有关本科生自由的书籍《高等教育的新议程》（*A New Agenda for Higher Education*），作为实践写作的一次准备。

安妮·寇比是位发展心理学家，她致力于研究儿童和成年人的道德养成和学习，她的工作引起国际上很大反响。她与劳伦斯·科尔伯格共同创作了《道德评价的测量》（*The Measurement of Moral Judgement*），与威廉·达蒙共同撰写的《有些人会在意》（*Some Do Care*）是一本关于成人道德发展的影响深远的研究。近期，她又参与编写了《公民的培养》（*Educating Citizen*）和《民主的培养》（*Educating for Democracy*），这两本书都是卡内基研究项目的产物，讨论了大学在公民教育和政策参与中扮演的角色。

因此，不同于弗莱克斯纳的独自研究，100年后，我们召集并聘请了各个学科的人才，有医生、医学教育工作者、心理学家、哲学家和高等教育及专业教育的学者们。然而，倘若我们没有站在弗莱克斯纳这位巨人的肩膀上努力，这项研究根本无法问世，无论是从欣赏还是批判的角度。我们之所以能够继续一项来自100年前机构的古老研究成果，大部分要归功于弗莱克斯纳和普里切特的成就。

亨利·普里切特在简介中，追溯了1910年4月16日的《弗莱克斯纳报告》，那天也是弗莱克斯纳先生的53岁生日。也许，他将这份报告视为送给挚友弗莱克斯纳先生的生日礼物，因为从前没有、以后也不会有如此一份出版物，能够让普里切特如此接近自己的梦想。他一直希望能够将卡内基基金会从一个抚恤金基金会转型为一个"伟大的机构"，从而提高全面教育水平和教学质量。这是多么有意义的生日礼物啊！高质量的研究和以领域为基础的政策调研的广泛影响使得卡内基先生深受鼓舞，他遂建议隶属于他个人的研究所，在纽约的卡内基公司的管理人员们，为卡内基基金会的高等教育项目捐赠125万美元。在2010年，这些美元相当于多达 3000 万美元的额外资源，用于基金会的运营。但是，更重要的是，它标志着卡内基基金会从抚恤金项目升华为世界级教育研究和政治中心的正式转型。

"Ambulando discimus"依然是基金会工作的一个里程碑。这些有才华的学者们在完成《医生的培养》这本书的准备工作，四处实地调研了他们所研究的诸多学习相关领域，并最终参与到这项工作中来。他们斟酌他人的建议，无论其来自医学界业内还是业外人士；他们走访了无数研究所，观察、采访、调查、阅读。我希望医学教育领域的所有人士都能够认真研究书中所提及的观察结果和意见建议，而其中观点对于非医学领域的教育工作者也富有价值。我强烈推荐这份杰出的研究。这份报告多年来吸引了我们的关注。我十分感谢整个团队和所有为这项宏伟巨作贡献才与力的人们，我还要对两个人表达诚挚的感谢——亚伯拉罕·弗莱克斯纳，这项研究的奠基人；亨利·普里切特，我因能够站在巨人的肩膀上而倍感荣幸。

李·舒尔曼
卡内基教学促进基金会名誉主席

致　谢

　　本书是长达四年多合作的成果结晶。我们实地考察、萌生想法、共享写作资源、相互批判修正，经历了如此互帮互助的过程；因此，这部作品也是我们共同努力的结晶。所以，我们以字母先后顺序列出作者，以说明我们做出了同样杰出的贡献。我们希望读者同样认识并理解在这项工作中、在整本书里，我们曾经是——如今也是——不可分割的团体。

　　我们这个团队还获得了许多友情援助。在此，我们要满怀感激地致谢那些为这个项目和这本书做出贡献的人们。首先，感谢那些机构中的医学生、住院医师、教员、院长和医院执行总裁。他们热情好客，在采访会谈中积极配合，允许我们观摩医学院和教学医院。这些机构包括亚特兰大健康中心、剑桥医院、亨利福特医院及医学中心、梅奥医学院、西北大学、南伊利诺伊大学、加州大学、佛罗里达大学、明尼苏达大学、北达科他大学、宾夕法尼亚大学、南佛罗里达大学、得克萨斯大学医学分部和华盛顿大学。

　　其次，感谢那些在调研中期提供深刻见解的同事们：Patrick Alguire，Richard Bell，Georges Bordage，Judith Bowen，Paul Friedmann，Robert Galbraith，Kevin Grumback，Paul Rockey，Gordon Russell，David Shearn，Steve Wartman 以及 Michael Whitcomb。除了上述各位外，对我们的书稿进行审阅和评价还有以下博士们：Eva Aagaard，Alan Bleakley，Robert Centor，Carrie Chen，Jordon Cohen，Debra DaRosa，Gurpreet Dhaliwal，Robert Dickler，Karen

Fisher, Larry Gruppen, Jeanne Heard, Mike HIndery, Audiey Kao, Darrell Kirch, Richard Knapp, Jack Krakower, Jon Lang, David Leach, Helen Loeser, Kenneth Ludmerer, Bonnie Miller, Gail Morrison, Carol-Anne Moulton, Patricia O'Sullivan, Roy Pea, John Prescott, Glenn Regehr, Aurthur Rubenstein, Jed Shivers, Deborah Simpson, Yvonne Steinert, David Stern, Gerge Thibault, Robert Watson, Dan West, Reed Williams, David Wilson 以及 Paul Worley。

　　我们尤其要感谢卡内基教学促进基金会为我们提供了充满创造力和合作的氛围，让我们在其中尽情地设计、完善课题。感谢基金会的前任主席李·舒尔曼先生，他的独到见解和积极参与令我们肃然起敬；感谢基金委现任主席安东尼·布莱克（Anthony Bryk）先生，感谢他一直以来对本书及其他专业准备读物的宣传上的大力支持。我们还要感谢威廉·沙利文（William Sullivan）先生和安妮·寇比（Anne Colby）女士一直以来的指导；感谢盖伊·克莱伯恩（Gay Clyburn）先生、丽迪娅·鲍德温（Lydia Baldwin）女士、鲁比·埃尔斯坦（Ruby Elstein）女士和莫莉·斯图特芬（Molly Stutphen）女士以及参加实地走访的其他同事。我们同样感谢埃伦·沃特（Ellen Wert）女士对书稿的编辑。

　　最后，我们感谢卡内基教学促进基金会和大西洋慈善总会对这个项目的资助；感谢加州大学旧金山分校对我们此项调研（参与）的支持。

莫莉·库克
戴维·厄比
布里吉特·欧布莱恩

目　录

第一篇

·

昔日遗产　今日实践　明日挑战

第一章

医生培养的环境条件与挑战

百年回眸，沧海桑田。如果让一名生活在 19 世纪的美国医生时空穿越，他定会发出今日美国之医学教育已然恍如隔世的感叹。在那个年代，北美的医生教育培养体制处于蛮荒时代，无规可循、随心所欲。（医学院）录取标准十分宽松，通常只需高中毕业即可踏入医学院大门；课程内容包括 16 周的各类讲座，在为期 8 个月的时间内周而复始地采用面授式教学方式；医学生们既无须接触患者也不用去实验室工作；医学生无论学业成绩优劣，均可顺利毕业并且获得医学博士学位（medical doctor, M.D.）；带教医生大多为在职执业医师，兼职带教仅为赚钱贴补家用[1、2]。不同医学院间的组织结构和教学质量可谓天差地别：承办者既有顶尖大学，也有营利性的小企业。认证标准的缺失，使得大多数医学院的教学质量十分平庸；再加上缺少执业许可标准，使得很多执业医师属于滥竽充数之辈。因此，民众无从得知为其诊疗者究竟是良医还是庸医。

（美国）医学教育和医疗界的种种乱象，被 1910 年问世的《美国和加拿大的医学教育》（*Medical Education in the United States and Canada*）颠覆，史称《弗莱克斯纳报告》（*Flexner Report*）。

医生的培养

面对医生水平良莠不齐、医学教育缺少标准等问题，科威尔（N. P. Colwell）医生领导美国医学会（American Medical Association，AMA）的医学教育委员会（American Medical Association's Council on Medical Education，AMACME）对各医学院进行了一次调查，发现其中存在诸多弊端。然而，美国医学会属于会员制机构，彻底否定当时的医学教育会给其本身带来灭顶之灾。为此美国医学会于1908年向新成立的卡内基教学促进基金会（Carnegie Foundation for the Advancement of Teaching）求助，恳请其对北美医学教育进行全面调研。据此，基金会主席亨利·普利切特（Henry Pritchett）任命了并非医生出身的教育家亚伯拉罕·弗莱克斯纳（Abraham Flexner）来主持此项工作。这个决定的睿智之处，正如弗莱克斯纳后来回忆道，"我和科威尔医生一起多次出访调研。他必须得谨言慎行，而我则有幸直抒胸臆、坦陈事实。[3]"

在弗莱克斯纳和科威尔于1909年遍访美国和加拿大155所医学院并于1910年提交调研报告之际，当代医学教育的基本框架已基本成型。早在19世纪中叶，美国医学教育就已开始转向以严谨缜密为核心的当代科学模式，其驱动力来自于19世纪中叶众多德国大学兴起的实验医学模式。这一崭新模式强调，所有患病机制的假设，必须经过科学实验室予以证实或证伪。这种实验主义的思维模式对当时的美国医学界无异于当头棒喝，因为届时美国的医学教育和医疗界的主流思维，就是唯传统经验和古代名医著述马首是瞻。美国医生们远赴德国及其实验室留学后，以医学科学重新武装思想，率先在所供职大学采用德国的医生培养模式。其中包括芝加哥大学、康奈尔大学、哈佛大学、密歇根大学和宾夕法尼亚大学，而嗣后入围的约翰·霍普金斯大学则将实证医学模式推向极致。拜这些改革先驱们所赐，医学教育被纳入大学教育体系，并且与教学医院合作建起了医学实验室[4]。

在筹备现场调研之前，弗莱克斯纳首先造访了约翰·霍普金斯大学。其弟西蒙在成为洛克菲勒医学研究所首任所长之前，曾经在该校医学院就读。弗莱克斯纳在访谈该校的杰出医生们时发现，尽管这所医学院才创建了短短20年，这些医生对于医学院应该如何建设业已颇有见地。据此，弗莱克斯纳大力推崇约翰·霍普金斯模式，将其作为衡量评价所调研各医学院的标准。

在实地调研期间，弗莱克斯纳也发现了一批符合其标准且教学质量优异的大学医学教育课程。他认为，医学实践必须深深植根于科学，而非迷信、投机和盲目的经验主义。他将培养科学好奇心和科学研究方法视为医学教育的根本，认为研究和实践应该并行不悖："科研和医疗实践之间不应存在鸿沟天堑。科研人员的本职工作就是进行观察实验，然后得出判断；而具备现代科学观念的内外科执业医师亦应如此。至少，双方在学术态度和实际操作上应该如出一辙或相差无几。若此观点无误，则临床科室与实验室在科研、诊治和教育上理应浑然一体"[5]。

《弗莱克斯纳报告》

弗莱克斯纳坚持认为，鉴于医学实践的科学属性，大学理应将医学院置于校园之内，且应该拥有教学医院，而且科学探索精神应该成为实验室与医院之间的联系纽带。为了确保北美医学教育都能达到预期标准，弗莱克斯纳提出了四年制医学博士学位的若干基本条件，现已成为通用标准：

◎ 提高录取标准，包括规定考生必须具备大学学士学位且具备良好的理科背景，取消当时通行的录取高中毕业生的做法。

◎ 大学医学院应该培养医学生具备科学的思维方式，设置为期 2 年的基础理科课程，改变过去仅 8 个月讲座的教学模式。

◎ 学生们需要在大学教学医院中在大学聘用医师（university-based physicians）指导下经历为期 2 年的临床训练。

◎ 学生们需要在导师指导下浸入式体验实验室工作和临床环境。

◎ 担任授课指导的临床科学家（physician-scientists）必须能够同时胜任实验室和临床工作。

弗莱克斯纳在报告里点名批评了一批不符合约翰·霍普金斯大学模式的医学院，一针见血地将其贬斥为"面目可憎的小型私立学校"。他直言谴责这些学校在课堂教学、教学设施、教职员工、学生、管理人员以及临床培训等各方面都质量低劣。报告发表后，热衷于揭露黑幕的记者们渲染扩大了《弗莱克斯纳报告》的影响力。不到十年时间，北美所有 155 所医学院中约三分之一被迫关停或与其他院校合并。但令人遗憾的是，这些被关闭的学校中，有些曾是女性和非裔美国人接受医学教育的唯一途径，而这一失误直到 20 世纪 70 年代才得以纠正。

美国医学界对报告的响应

《弗莱克斯纳报告》发表后十年内，颁布实施了一批认证、资质验证和行医执照颁发规程，以保护公众和监管并酌情惩处医学院。美国国家医学考试委员会（National Board Medical Examiners，

NBME）加强了对医学院的评审工作，颁布了 NBME 分段认证考试（NBME Part Examination program）。19 世纪 80 年代中期，美国各州立医学考试委员会（NBME Medical Boards）开始给执业医生颁发执照。1912 年，委员会进行了体制改革，把原来的州立医学考试和行医执照委员会全国联合会（National Confederation of State Examining and Licensing Medical Board, NCSELMB），改组为全美州立医学考试委员会联盟（Federation of State Medial Boards, FEMB）。现行的美国执业医师资格考试（United States Medical Licensing Examination，USMLE）制度，其雏形始见于 20 世纪 90 年代初期，取代了原 NBME 分段认证考试和 FSMB 的全美医师资格考试制度（Federation Licensing Examination, FLEX）。1915 年创立 NBME 的初衷，就是为了践行《弗莱克斯纳报告》中所提出的呼吁，即保证全美医学院校的学生必须达标胜任方可毕业，以保障公民权益。NBME 的权力管辖范围覆盖（医生培养的）5 年时间——包括 4 年医学院学习以及 1 年的实习期。而美国医学会的医学教育理事会（AMA's Council on Medical Education）亦效仿此举，将其管辖范畴扩大至涵盖第 5 年的实习期，并于 1919 年颁布了《实习医师审批标准》（*Essentials for Approved Internships*），以及"合格"的实习医师培训项目清单。到 1923 年时，美国设立的实习医师岗位数量，已经足以满足所有美国医学院毕业生的实习需求。

医学专科化和毕业后医学教育
（Graduate Medical Education，GME）

20 世纪上半叶，绝大多数医生均为全科医生。他们既治疗成人，也治疗儿童；既要会做手术，又要会接生。因此，大多数医生的实习阶段只是为未来从医生涯适当做些准备，无须为从事某一专科而接受专门训练。但是，一些完成实习的毕业生们希望得到更深入的临床教育。当时，专科培训被视为专属于准备从事教师或临床研究者的毕业生们。完成此类高等培训的主要方式，一是在可授予研究生学位的医学院读完特定课程，二是参加大学的临床强化训练，即专科住院医师培训。这两种方式均有很强的学术性。1925 年时，美国只有 29 家医院提供专科住院医师培训；甚至到二战前，也仅有很少一部分的医学院和实习期毕业生会寻求获得专科住院医师培训的机会[6]。

19 世纪 20 年代时，美国既有严谨的专科住院医师培训制度，也有让一名普通医生仅需接受 2 周培训即可自诩为专科医师的"短期课程"。这种双轨制局面不禁使人回想起《弗莱克斯纳报告》发表之前，社会上存在的那些五花八门的医学院校教育。各类专科学会从 1917 年就开始逐一成立，但是直到 20 世纪 30 年代才成为主流。这些学会的主要职责就是界定和规范高等培训的周期和内容，以及组织专科医师资格考试——唯有通过其考试者方可被称为专科医师。在 20 世纪 30 年代末，尽管医院型专科住院医师培训项目取代了独立院校举办的毕业后医学教育，但仍有 75% 的医学院毕业生仅经过短期实习培训，就以全科医生的身份执业。

由于对住院医师岗位的需求量在二战后大幅度增加，而且对住院医师培训项目进行的改革让几乎所有参加此项培训者都能通过考核获得资质。而此前这一金字塔形培训项目淘汰率极高，将被视为不具备较高学术发展潜质者统统拒之门外。二战前的住院医师培训项目旨在提供高等临床培训并培养临床研究人才。但战后此项目改为后住院医师（post-residency）培训，即所谓的专科进修（fellowship）。20 世纪 50 年代初期，毕业后医学教育的规模有计划地扩大。扩张之举出于以下诸多因素：二战期间私营企业雇主保险项目的问世，不仅扩大了对教学医院医疗服务的需求，也调动了教学医院培养住院医师的积极性。与此同时，专科——特别是亚专科医师地位的提高——降低了医学毕业生从事传统全科医生的兴趣。即便在现代医学尚处于初级阶段的年代，各医学专科的复杂性就已让医生们无法做到对主要专科门门精通。

1938年以来，第一年住院医师的岗位数目就一直大于全美医学院毕业生的人数，而填补这一空白者的则是美国骨病学院的毕业生（未纳入本次研究）以及来自国外的对抗疗法（allopathic medicine）医学院的毕业生。住院医师岗位以及教学医院对住院医师在患者诊疗领域的倚重延续至今。

战后的规模扩张

二战之后，医学院、生物医学研究以及住院医师教育都获得了长足发展。联邦政府主要通过美国国立卫生研究院（National Institutes of Health，NIH）支持各项研究工作，由此提升了医学院的规模和数量。由于此类基金主要资助的是研究型医学院及有关大学的附属教学医院，那些没有教学医院的小型社区医学院和社区医院错失了实现规模扩张的机遇[7]。

20世纪60和70年代，联邦政府和各州政府大力资助医学院扩招以应对预期的医生短缺情况。而此刻也恰逢各校课程革新之时：凯斯西储大学首创了以器官系统为中心的课程；密歇根州立大学、新墨西哥大学和加拿大安大略省的麦克马斯特大学则纷纷开设了以问题为基础的课程（PSL），其具体做法将在第三章中详细描述[8]。在此期间还出现了另一个重要趋势，即（各大学）设立医学教育办公室，将教师们从各医学院校纳入医学教育系统，协助开展教学评估、课程开发以及开发教学技术。设立医学教育办公室是医学教育界的独特情况，正如第六章所述，此举对指引众多课程改革发挥了重要作用。

（美国）医疗需求的增长以及联邦医疗保险（Medicare）和联邦医疗补助（Medicaid）计划加大投入规模，也对医学院的改革起到了推波助澜的作用。而且正如第五章所述，这一趋势依然持续。在联邦医疗保险计划于 1965 年创立之前，医学院普遍规模较小，师资为数不多，而且其医疗收入占比不足总收入的 3%[9]。而到了 2007 年，其医疗收入已经跃升至医学院总收入的 40%，临床学系医生教师人数也大大增长[10]。联邦医疗保险和联邦医疗补助计划不仅仅统一了美国的医疗体系，还将教学医院从提供慈善性医疗服务，转型为由此两大计划资助的覆盖贫困人口的医疗服务提供者。临床医疗服务资助模式的改变，推动了医学院逐步转向提供更直接的患者诊疗服务，使其拥有更多的临床师资，也更为倚赖从临床服务中获取的收入。扩大临床业务规模能够诊治更多患者以及获得创新药物和技术，从而为医学生和住院医师创造了更多的学习机会[11]。

20 世纪 70 年代的扩张年代大大推高了医疗保健费用支出，同时也开启了控制成本的时代——联邦医疗保险计划和联邦医疗补助计划推出了诸多政策以限制支出。20 世纪 80 年代，这些政策促使各教学医院降低成本、提高效率，以及降低收费以提高竞争性，但也加大了其为医学生和住院医师提供高质量学习环境的难度。因此，由于住院时间削减、住院患者病情益发复杂，以及诊疗中越来越多地使用复杂技术和治疗方案等原因，大学教学医院中的教学工作遭遇了较大挑战。

提升患者诊疗质量

20 世纪 90 年代至 21 世纪第一个十年间，医学院和教学医院面临的外部压力明显恶化了临床教学环境。这一局面促使人们更加关注患者安全、住院医师值班时长和医学毕业生的基本能力水平等问题。由医学研究机构主持的多个研究项目，都呼吁重视患者诊疗质量、减少失误，以推动全美医院改善提升医学教育全过程[12,13,14]。不少研究项目也十分重视医师值班时间过长这一问题。彼时住院医师工作时间最长可达一周 120 小时，由此导致的睡眠不足不但影响患者安全，也损害了住院医师的身心健康。迫于国会立法的压力，美国毕业后医学教育认证委员会（Accreditation Council for Graduate Medical Education，ACGME）规定住院医师工作时间每周最多 80 小时。但是这一规定却遭到许多住院医师培训项目负责人和临床教师们的抵制。他们担心减少工作时间会使得住院医师无法获得足够经验，难以完成高难度手术、管理不同类型的患者并为患者承担起专业责任。同样提出异议的还包括许多医院，因其依赖于住院医师的廉价劳动力，因这一规定会提高医院的固定成本。然而，所有人最终都接受了这项新规定，并尽量设法降低其对医学教育的潜在不利影响。

提升患者诊疗质量现已得到美国医学界的高度重视，并被纳入 ACGME 对所有住院医师所规定的能力标准。例如，在与住院医师相关的六项能力标准中有两条都与提高诊疗质量有关，分别是：基于实践的学习提升（从自己所负责的患者身上学习并改善其接受的诊疗质量）和基于体系的实践（在医疗系统中工作并改善系统的质量）。其他几项能力要求则是医学知识、临床思维、医患沟通以及专业素养。与此同时，医学院校也针对医学教育推出了类似的能力标准。这些标准不但确定了在不同培养阶段中的学员必须具备的通用、专科以外的能力，还带动了毕业后医学教育和医学院校教育的课程创新[15]。

专科化趋势

在 20 世纪 90 年代和 21 世纪头 10 年间，NIH 对生物医学研究的资助金额翻了一番，引起了人们对分子医学及其在诊断治疗方法上突破性进展的重视程度。随着知识和技术的进展，医生们开始缩窄其专注的领域，由此催生亚专科（subspecialization）和精细分科（sub-subspecialization）的问世。在 1970 年之前，美国医学专科学会（American Board of Medical Specialities，ABMS）仅设有 19 个专科和 10 个亚专科会员单位，而今天，其旗下业已开设 24 个专科和 121 个亚专科[16]。

专科化的快速发展产生了弗莱克斯纳无法预料的新型临床职能和关系。医生们在诊疗患者时必须与麻醉护士、医生助理以及临床药剂师等其他卫生专业人员合作。专科化的普及还带来了跨学科患者诊疗团队和科研团队。尽管全科医生（generalist physicians）的职能过往多被界定为承担基层保健门诊工作，但由于他们具备判断患者病情的轻重缓急和整合专科医师见解的能力，也开始在医院里发挥更重要的作用。而那些只在医院工作、治疗患者和协调各类专家诊疗工作的医生，则被称作"专职住院医师"（hospitalist）。

医学教育产业

不管是从事专科还是亚专科，医生们都是在医疗卫生系统内接受教育和执业的成员。从宏观层面来看，虽然美国的医疗行业年营业额高达 2.1 万亿美元，占国内生产总值的 16%，但这一巨型行业内部却缺乏统筹兼顾而处于各自为政的状态。尽管美国在医疗卫生方面的投入是其他发达国家的 2 倍，但效果用各种标准衡量都难以令人满意[17]。即使患者有商业医疗保险或公立医疗保险，其实际效果也会因为医疗卫生系统的运作缺陷而大打折扣，遑论还有 4700 万美国人根本没有保险覆盖。在如此环境下，大学教学医院既要为没有保险的人承担大额治疗费用，又要给下一代的医生提供教学环境，还要进行临床科研。因此，教学医院所承担的多重职能与资源严重失衡：既要承担医疗工作，还要兼顾贫困患者诊疗以及教学科研等任务。这种局面使得这些医院在医疗卫生市场上的处于竞争弱势地位，使得医学生和住院医师往往在一个无法提供最好医疗质量的医疗体系中进行学习。

在更广义的文化层面上，消费主义的兴起以及人们对医疗责任和信息透明度的更高期望，也对医疗行为和医学教育产生了重大影响。今天的医院、诊所和医生本人的工作表现等各项信息都会被收集并对大众公开。人们也在制定评价其表现的各项标准，并且公布评价结果，尽管这些标准未必总是合理的。

鉴于美国又将迎来新一轮"医生荒"，新一轮的医学院扩张即将来临。尽管新的医学院在建立，已有的医学院在扩招，但是这些举措可能依然无法满足未来的需求。不仅是医生总量不够，而且医生的地理分布和专科分布上高度失衡。乡村和市内贫民区很难吸引医生就职，同时学生们涌向各个医疗专科（procedural specialties）而不愿从事基层保健工作。所有这些问题都会影响医生资源在美国按需分配。

当代医学教育模式

美国目前拥有 130 家获准颁发医学博士学位的医学院。4 年制的医学院校教育旨在完成医学的普通专业教育，并让处于训练阶段的准医生们为住院医师培训阶段做好准备。

医学预科教育和录取

医学院招生录取的入门条件包括获得学士学位并修读完成规定内容的理科课程。这些标准化理科课程的设置拜《弗莱克斯纳报告》所赐，其中包括 1 年生物学、2 年基础化学和有机化学以及 1 年物理课程，有些学校可能还包括 1 年的数学课程。长期以来，这些理科背景都被认为有助于学生们顺利完成医学院课程，因为医学院前 2 年课程中理科所占比重相当大。然而，进入医学院前究竟应该完成什么课程这个问题仍有颇有争议[18]。美国医学院协会（Association of American Medical College，AAMC）和霍华德休斯医学研究所的近期研究结果建议，应改变对医学预科生和医学生的科学素养要求，将其扩展为对基础科学、临床医学和社会科学等领域的要求，因为这些才是医生们更应该具备的核心能力[19]。

2007 年，申请入读美国医学院的总人数上升到了 42 000 人，竞争 8000 个录取名额[20]。医学院的录取依据大部分取决于学生们的理科课程学分成绩和医学院入学考试（Medical College Admission Test，MCAT）成绩。MCAT 倾向于考察医学预科生的理科知识和逻辑推理能力。尽管这些标准可以预测医学生们在第一二年级的考试成绩，但与其见习期成绩和之后执照考试的相关性不足[21]。为了评估申请者是否具备行医必备的同情心、可信度和可靠性等个人品质，医学院招生录取委员会和住院医师遴选委员会成员们都会对考生进行面试。然而这些面试往往时间过短，而且其判断众所周知得缺乏可靠性[22]。由此而促使人们推出了不同的面试手段，以期更准确地在选取过程中评估考生的非认知性因素[23、24]。

医学院所录取的学生会发现同班同学们各有所长且各有不同。这种生源多元化的现象为弗莱克斯纳时期的医学教育所罕见——尤其是在报告发表导致一些录取女性和非裔美国人的医学院倒闭后。甚至到 20 世纪 60 年代初期，几乎所有的医学生都是白人男性。当代医学教育（生源）的多元化正在提高教学质量，并让医学生将来能更有效地服务于日益庞大的文化背景迥异的患者群体。另外，少数族裔的医生更愿意在缺医少药的地区工作，而且因为熟练掌握非英语语种而能克服语言和文化差异造成的隔阂，提供高质量的医疗服务。

医学院校教育
（Undergraduate Medical Education）

医学生们在被医学院录取后，就开始了为期 2 年的以课堂为主的课程学习，为之后的临床实践准备好充分的基础理论知识。大多数医学院在此阶段的不同时段内，提供按照器官、系统或科目（心血管、肾脏、呼吸、遗传和癌症）组合的整合课程。2 年基础课程之后是为期 2 年、按专科分组的临床实践课程，即见习期（clerkship）。在第 3 学年，学生们要在不同专科分别轮转 4 ~ 8 周，特别是家庭医学、内科、神经科、妇产科、儿科、精神病学和外科等主要科室。在完成规定的见习和准实习（subinternships）（高级实习课）之后，第 4 学年主要用于选修课程。

在医学院校教育的整体框架下（详见第三章），部分医学院自

15

行设计了独特的培养方案以体现其办学理念。例如，有些医学院专注于为乡村社区的基层医疗单位培养人才，有的关注公共卫生问题，也有些医学院致力于培养未来的研究者和学术人才。有的医学院在其课程里设置了专科化发展路径，让学生能够涉猎生物技术、临床和转化研究、分子医学、全球健康等不同领域。这些重点突出、目标明确的培养方案，让学生们能将学习经历和个人兴趣有机结合，满足个性化需求。

毕业后医学教育
（Graduate Medical Education，GME）

医学生的第 4 学年，要依据其所选专科选择一个住院医师培训项目接受面试。住院医师培训项目又称毕业后医学教育，也是本书第四章的主题，其培训内容主要包含全面深入的临床经历，旨在帮助住院医师在所选专科领域中掌握更多的专业知识和能力；每个专科都包括一定数量的面授式课程。住院医师培训期依具体专业分为 3 到 7 年不等，比如内科、家庭医学、儿科是 3 年，而外科和放射科至少要 5 年。

住院医师项目也像医学院一样设定了具体培训目标，比如培训医生要达到某个特定具体专业领域的标准、培育学术领袖或是为科研生涯打下临床基础。住院医师教育完成后，毕业生们就具备了独立执业本专科的条件，也可以选择在亚专科内继续进修。事实上较大的临床专业都设有亚专科，在亚专科内的能力培养还需要 1 至 3 年的时间。绝大多数内科住院医师会继续在心脏、胃肠、老年医学、血液 / 肿瘤等亚专科发展。专科进修则依然沿用二战后形成的框架：通常包括 1 年临床实践和 1~2 年研究工作。

目前，基层医疗专业的住院医师培训项目，尤其是其中的家庭医学和内科医学专业，很难填满空缺。医学生们之所以更倾向于选择专科培训，是由多种原因造成的：包括医学专业之间收入差异较大，学生贷款负债额的增长（2008 年平均每个学生从医学院获得的贷款就高达 14 万美元）。此外，还有部分学生追求工作和生活的平衡，希望不仅工作时长可控而且收入足以还贷。结果就是愿意选择基层医疗专业的医学生日渐稀少，而该专业的住院医师培训项目自然很难吸引到足够的美国医学院毕业生就读。

2008 年时，ACGME 认可的 8490 个训练项目中有 107 851 名住院医师[25]。尽管住院医师培训项目大多位于社区教学医院，但大部分的美国住院医师是在规模更大的大学教学医院培训出来的（加拿大与此不同，其大学医学院负责培训所有住院医师）。住院医师的地理分布情况与医学生不同，其原因在于第一年住院医师岗位数是美国医学院毕业生人数的 1.3 倍。举例而言，2003 年有约 2.4 万个住院医师岗位，却只有 1.5 万个美国医学院毕业生。其间差额由美国整骨疗法学院毕业生（6%）和国际医学生（27%）填补。赴美行医的国际医学生主要来自印度（20.3%）、菲律宾（10.7%）、墨西哥（6.2%）、巴基斯坦（4.5%）、中国（3.3%）和韩国（2.7%）[26]。越来越多的美国公民从外国医学院毕业归国，其中多数来自加勒比地区的营利性医学院。由于乡村和条件较差的老城区的住院医师培训项目难以吸引足够的本国毕业生，故尤为倚重于海外医学毕业生填补空缺。

由于医疗行业日新月异的发展变化，医生们必须能够不断更新知识贮备，学习掌握新的技能和治疗方案。医学继续教育（continuing medical education，CME）项目可以提供继续教育的机会，而接受此类培训是美国许多州医师执照以及许多专科证书续展的前提条件。本文未涉及此部分内容，但是医学继续教育领域相关的研究文献为数众多[27, 28]。

医学教育面临的主要挑战

弗莱克斯纳所倡导的医学院校教育改革，从实习到专科进修等毕业后医学教育项目的阶段性发展，NIH 对生物医学的资助，对老弱病残患者医疗的政府资助等诸多因素，共同塑造出了美国今日卓越的医疗卫生体系，同时也为美国打造出一个无与伦比的医生教育培训项目。尽管如此，这个医疗卫生体系在 21 世纪的头十年中依然暴露出了种种广泛且严重的问题[29]。植根于此体系中的医学教育，也有极为不足之处，急需采取有效措施予以纠正。

在实地调研中，我们发现了不少基础理论脱离实践的实例：有些是精心设计的整合课程被不当评估所否定，有的是让学生错失了参与体验医生在医疗卫生系统和社会中担任重要非临床工作机会。当然，我们也看到了振奋人心的创新：让学生和住院医师作为主导，改进所学课程以及患者治疗效果；也观察到了令人鼓舞的情况：体制文化支持并加强人文情怀和学生的专业价值观。

我们对医学教育的审视和回顾，同时深受学习科学和医学教育研究的影响。本次研究中的诸多内容都提炼自美国国家科学院的《人是如何学习的：大脑、心理、经验及学校》(*How People Learn: Brain, Mind, Experience and School*)[30]。在医学教育中，对于医生知识、思维和行动的研究以及对工作场所学习的调查，都佐证了我们对改革的呼吁。在第二章里，我们在实践探讨的部分回顾了这项研究，并以之为镜，来评价当今医学教育实践，并为未来前进方向提供建议。

正如导论中所述，我们进行的实地考察和对学习科学的研究明确了医学教育的 4 大目标：①标准化和个性化；②整合；③追求卓越；④形成专业认同感（professional identity）。尽管这 4 个目标符合《弗莱克斯纳报告》的理念并可被理解为其观点的扩展，但它们其实已成为全新改革路径的基石。因此我们也将以其为基础推进对医学教育多面性的描述性研究。

表 1.1 描述了与 1910 年弗莱克斯纳所指出的这些目标相关的主要挑战及其提出的建议。表 1.2 以我们的研究结果为背景阐述了这些目标，并概括总结我们对未来医学教育所提出的建议，详见第七章和第八章。

表 1.1　1910 年，弗莱克斯纳对医生教育提出的建议

目标	挑战	建议
标准化	缺少标准化、严谨的教学计划 学生未完成入学前教育 学生课业成绩差异过大	4 年制大学学位必须成为医学院录取标准 把 4 年制课程标准化为 2 + 2 设计 制定医学院认证程序
整合	课程设计中理科部分过少 科学与实践脱节	将实验室科研进展与临床实践相结合 在大学教学医院提供临床训练
养成探索精神与自我完善的行为习惯	过多强调死记硬背而非从实验室和医院的实践中学习 师资囿于传统而非尊崇科学	训练医生像科学家一样思考 规定医学教育的师资必须为大学中接受过科学训练者
专业素质培养	师资队伍欠缺教学资质 诸多私营营利性医学院的带教医生能力良莠不齐，带来不良榜样影响	让医学教育融入大学文化 让学生与有科学背景的模范教师保持密切、长期接触

医生的培养

表 1.2 2010 年，本书对医生教育提出的建议

目标	挑战	建议
标准化和个性化	医学教育 ·未以成果为导向 ·僵化呆板 ·周期过长 ·未以学习者为中心	通过能力评估规范学习成果 在整个学习过程和各个学习阶段内推行个性化学习方法 提供选修课程以促进学生掌握探索精神与自我完善的能力
整合	正规知识和实践学习脱节 对患者体验认知碎片化 缺乏对医生的非临床和普通民众角色的认识 对于在复杂医疗系统中进行有效团队合作重视不足	将正规知识与临床实践相结合，包括早期临床接触、给高水平学生提供进行反思学习的充分条件 整合基础、临床和社会科学等学科 鼓励不同水平的学生从更全面的角度了解患者对病痛与诊疗的体验，包括与患者建立更加纵向的联系 让学生有机会体验医生所承担的全方位职业角色，包括教育者、倡导者和研究者等 把跨专业教育和团队合作融入课程
养成探索精神与自我完善的行为习惯	过分注重掌握当前已知的技能知识，忽视建立知识结构和坚持追求卓越 科学探索精神和实际改进的机会有限且流于形式 缺乏对患者群体、健康促进和实践型学习和改进的重视 缺乏参与对其学习和工作所在的医疗系统进行管理和改进的机会	让学生掌握常规型和其他类型的专业能力 让学生直面挑战性问题，真正参与到医疗研究、创新和改进中 让学生参与人群健康、医疗质量改进和患者安全的计划 让学生置身于高质量医疗水平的环境中，而不仅局限于大学教学医院

目标	挑战	建议
专业素质培养	缺乏对职业价值观的认识和重视 无法正确评估、认可和提升专业行为 缺乏持续提升专业使命感的期望值 职业价值观受到医疗体制的工作节奏和营利思维的侵蚀	推行正规伦理学教育，采用讲故事和象征符号（例如荣誉准则、誓言和白衣典礼）等形式 了解隐性课程中的核心理念，努力奉行临床医生们所推崇和践行的价值观 以纵向监督指导的方式，提供反馈意见、创造反思条件，以及对专业精神水平的评估 加强学生们与那些既能帮助学生又能保持高水平的医生导师之间的联系 创造追求卓越、持续进步的合作性学习环境

标准化和个性化

为提升学术标准，弗莱克斯纳坚持认为标准化必须基于结构化要求之上：医学院录取标准要求医学生必须经过严格科学训练并且获颁大学学士学位；入学后应在大学修读为期 2 年的基础理科课程，然后在大学教学医院接受 2 年的临床培训。另一实现标准化的途径则专注于毕业生的学习成果和整体能力。而以重视能力为核心的措施引发了两大问题：如何界定和评估复合型能力，以及如何在能力培养目标仅为"合格"或成绩仅为"达标"时，鼓励学生们追求卓越。

尽管弗莱克斯纳提出的结构统一化提高了学术标准，但问题也随之出现：培训时长不够灵活。在弗莱克斯纳时代到 20 世纪 40 年代之间，大多数医学生在毕业后 5 年内就可以执业行医，即医

21

生们的职业生涯在 26、27 岁时开始。但是根据目前规定，大学毕业至少 7 年后才能行医，而参加较长时期住院医师培训的医生和准备以学术为主的医生，完成正式教育后可能已过而立之年。尽管现代医学复杂程度已远非弗莱克斯纳时代可比，但还有其他因素导致医学教育周期不断延长。医学院校教育以"时间 – 进程（time-and process）"计算：一般为期 4 年，而如果学生选择做科研、辅修其他感兴趣的课程或需要补修则要延期毕业。一般而言，无论是本科所修专业还是医学预科成绩，都无法全面检验学生以往的知识水平。而对于能提高医学教育效率的方法，目前未见长期研究。仅内科存在"快捷通道"，即表现好的住院医师可以跳过第 3 年轮转，直接进入专业进修阶段。此外鲜有医学生获得跳级许可。

与此相似的是，住院医师项目旨在让尽可能多（最好是全部）的医学生在完成了特定时长的培训、经历了指定的临床工作和环境之后，能够无须指导独立行医。而采纳这种方式意味着部分住院医师进度较快，能够在规定时限之前符合具备全面能力的标准。一项研究表明，住院医师如果参加过一期设计严谨的能力培训项目，耗时将比目前这种固定时长的轮转制度节省三分之一 [31]。我们在此语境下探讨的个性化，其内涵是教育培训项目能够进行调整，以满足医学生和住院医师的学习需求；而且培训项目的教育流程可以适应学员们在背景条件、准备程度以及掌握概念和技能的速度之间存在的差异，而非时下的"千人一面"模式。

在提高医学教育效率和缩短周期方面还遇到另外一个问题，即有志从医的学生们大多债台高筑，沉重的债务负担对他们进入医疗行业构成了重大障碍，而且会让那些本已选择成为全科医生的人们不得不转而选择成为专科医师。医学生毕业时的平均债务水平，已经从 1998 年的 8 万美元飙升至 2007 年的 14 万美元；而其中还不包括医学预科阶段的支出[32]。毫无疑问，受过良好教育的医生不仅是社会所需，也是社会福祉所在[33]。因此，全社会均应高度重视医生的人力资源构成能否满足民众需求这个问题。尽管职业选择是复杂而多层面的问题，但是妥善解决医学生的债务问题，对于确保不同社会背景经济条件的毕业生都能拥有选择专科和亚专科的权利，具有十分重要的意义。

整　合

作为医学实践基石的正规知识（formal knowledge），并未与教育全过程中持续获取的经验知识有机整合。医学预科教育过分强调物理等理科领域，而忽视了社会科学和非科学领域（nonscience domains）。即便是拥有较多临床接触机会的医学院，也鲜有学生能够在入读医学院初期就承担起内容明晰真实的临床角色，而学生们在课堂所学正规知识也几乎无法与其在临床环境中的体验相结合。如此脱钩带来两大问题：一是低年级医学生们很难将其从课堂教学获得的正规知识与临床工作相联系并理解其含义；其二是一旦进入临床环境后，又很难由患者症状回溯课堂所学，往往觉得要再学一遍才好。课堂教授知识和患者实际情况脱节，导致学生们在进入临床时业已损失 30% ~ 50% 的知识记忆。此外，学生们还不得不重新理清记忆的知识，由原来的基础科学视角转换到以患者为中心的临床视角[34]。而学生们还必须学会组合运用多种临床思维（批判性和创造性思考方式和模式识别），以及各类知识（正规知识和案例知识）。

尽管情况不断有所变化，但是如何平衡与整合正规知识和经验知识依然构成住院医师培训阶段的一大困扰。在毕业后医学教育阶段，虽然住院医师们获得了更多的临床经验，但总是苦于缺乏时间和动力去深入思考在患者诊疗时所见所得，进而去阅读、讨论、思考。缩短患者住院天数加大了住院患者产生的临床紧迫性，而且进一步影响了导师、住院医师、医学生、医院职工以及患者之间联系的连续性。此外，患者整体构成的压力加快了住院医师的日常工作节奏，加大了他们工作的复杂程度，破坏了他们的学习环境。纵向关系的缺位让学生和临床教师面对的环境低效无序，也无法实现患者诊疗最优化。如何取得整个医学教育期间的临床学习环境以及正规知识与经验知识间的平衡，必须引起足够重视。

整合的第二个特色，在于帮助学生们理解和认识医生在一对一诊疗之外需要扮演的多重角色。入读医学院校的学生大多参与过国际卫生、健康宣传和研究工作；有些人还对人文学科兴趣浓厚，希望探索在医生工作和诗人或音乐家之间的精神关联。不仅如此，医生们在医疗卫生体系中承担重要领导角色，小到管理普通诊所、医院，大到管理医疗机构甚至保险公司。我们认为，医学生和住院医师应该了解这些医疗卫生界和社会中的诸多角色，并且持之以恒地探索如何将临床工作和这些林林总总的角色实现整合。而这些问题大多被时下的医学院和住院医师项目所忽视，不利于学生们全面了解和体验医生职业的全面内涵。

探索精神与自我完善

医学教育过分强调事实型的医学知识，既忽视了临床难题触发的探索精神，也忽视了医生所在医疗系统的复杂性。求知欲是督促人们终身学习的动机。无论医生在住院医师阶段课程中表现多么优秀，他们都必须不留情面地自我探究，以怀疑的态度面对所了解的事实和自认为已经掌握的知识，而且在面对每位患者时都认真思考，可否找到新知识或新疗法。如果一个教育制度能够持续培养毕业生以这种方式思考，学生们就不会机械学习、死记硬背、忽视事实间的联系，反而会具备好奇心、探索力、怀疑精神和探究欲。与其填鸭式灌输科学概念，不如将对科学前沿知识的探索和医学界争议问题的讨论融入医学教育。受训医生可以通过掌握研究领域的学术工具（比如分子医学、临床和转化研究、医学教育、全球卫生、健康差距等），技能以及能让他们终身保持提高医疗水平的思维习惯，来面对临床工作中涉及的问题和挑战。

医生的工作环境非常复杂，所在的医疗卫生体系存在诸多弊端。医学教育应该培养医生们未来能够理性面对、分析和改进其所在体系。有些改革进展拜大型研究项目或各州乃至全国性政策所赐，但是医生们依然需要在日常行医时为满足患者需求做出必要调整，并将其视为促进医学进步的重要途径[35]。这些基于实践的点滴进步，需要医生们具有独创性、使命感、奋斗精神以及行医技巧，这些因素也构成了改善医疗工作的重要环节。

专业素质培养

以教学和评估考核工作为主要内容的课程设置，往往忽略了医学实践和医学教育至关重要的伦理道德内核。应该说，近30年来伦理教育取得了较大进步，医学教育和住院医师培训中都设置了伦理课程。但是医学教育在观察和纠正（医学生的）伦理道德行为方面，依然过于步履蹒跚、谨小慎微。医学的人文教育依然得不到足够重视，尤其是在培养熏陶学生更加富有同情心、更加无私、更加人性化等方面。而追求卓越其实也是医生道德素养的重要一面。

价值观是医学专业的基石，而且影响涵盖医学教育的各个阶段——但是初来乍到的医学生们往往对这一点似懂非懂。虽然人们以为通过直接教学、榜样示范和社会化等方式会同化这些价值观，但实际上效果并不明显。比如，团队成员之间对于治疗存在分歧，或指导医师在手术室里出现违规行为时，应该如何运用职业价值观去面对？抑或是，一名男学生被住院医师叫去给麻醉状态下的女性患者做盆腔检查，而这位患者之前已经对男性检查者表示过拒绝，他这时该怎么做？一般来说，临床环境可供学生们观摩医患关系和医疗同事关系，而这种关系有时融洽，有时不佳。

令人遗憾的是，在医学院和住院医师阶段，未来医生们的道德培养工作经常遭遇不进反退的局面[36,37]。学生们反映，很难适应或融入医院环境[38]，他们经常发现自己在本身的道德理念和所在团队的尺度、价值观和行为之间进退维谷。学生们缺乏表述分享自己道德选项的渠道，倍感孤独，又无法解决身份认同和伦理之间的矛盾。此类问题都会导致他们出现抑郁、丧失同情心和道德水平下降等问题[39]。

医学生成为住院医师时，至少已经在临床环境中熏陶了 2 年，基本适应了医院的文化。即便如此，住院医师阶段仍是重塑准医生的熔炉。住院医师岗位的三要素——教学、团队领导和团队合作——反映了这个医学教育阶段的重要性，以及住院医师角色的本质。

住院医师被安排执行教学任务，代表着他们在这个学习社群中地位的转变；虽然他们还不能独立诊疗患者，但已有足够的知识经验来监督和帮助年资更低的学员。如第四章所述，医学生们在住院医师阶段就应努力掌握领导力及管理技巧，以满足团队领导者的角色需求。虽然团队的临床决策是由主治医生负责，但团队互动的质量、工作的性质和学习环境如何则大多取决于住院医师的表现。住院医师在扮演领导者角色时，与其下属、同侪或上级间的互动既可以积极正面，也可能产生负面效果。但无论如何，他们对整个团队的互动气氛都发挥着强大的影响力。最后一点，住院医师在患者照护中的角色也不同于医学生和大多数培训项目中的实习生；因为在实际工作中，大部分住院医师做出的临床决策不会被实时审查。如果四年级医学生发现了一处意料之外的体征，他的检查结果会被重复核对，其发现几分钟或几小时内就可以被证明或证伪。与之相似，当实习生接收一位患者、想出诊治方案并开好入院医嘱后，合作的住院医师要检查、修订甚至改正前者书写的入院单和医嘱。相反，虽然主治医生每天都会巡视患者，但是在住院医师反应评估病情的临床发展与主治医生的确认之间会有几小时间隔。尽管一个电话就可以得到指导，但是住院医师必须识别自己在什么时候需要帮助。那种患者安危悬于一线，医师判断重逾千金的感觉，有力地塑造了年轻医生的品质。

当然，有些负面因素也可能抵消承担教学职责产生的正面效果，当带教医生无法在场监管时，他们需要作为团队的领导，负责了解何时需要提供帮助。任何主要环节的失误都会动摇住院医师的信心。不仅如此，住院医师也和学生们一样会接收到关于医生职业核心价值观的各类表述，并发现许多不值得效仿的例子。近期研究表明，学生们在医学院就读和担任住院医师期间表现出的专业精神欠缺，与其在后来的医疗工作中出现的职业疏漏（professional sanctions）密切相关[40, 41, 42]。因此，医学教育者们面临的一个重大且常被忽视的难题，就是如何在医学院学习和住院医师培训阶段以最佳方式提升医学生的专业精神[43]。

促进专业素质培养的主要方式之一，就是让学员沉浸在能够体现医疗行业最高职业价值观的环境中，其中的人们追求卓越、互相合作、彼此尊重、充满恻隐之心。置身于如此环境中的临床教师能够使得医疗实践臻于完善。不同的师资培训项目和医学教育者团体，也致力于创建一个教师们可以分享教学和学习心得的平台。此项工作包括创建一种重视终生学习的文化，以及面向教与学的奖助金项目，即一个通称"教学公社"（teaching commons）的公共空间[44, 45]。正如《反思奖助金项目》（*As Scholarship Reconsidered*）[46]一书中所阐明的，教育者承担的专业职责就是"研判其教学质量，教学工作是否符合其天职，及其对于学生在知识、实践和道德层面会产生何等影响"[47]。因此，师生所处团队的价值观和行为，会对教师和学生产生十分强大的塑形作用。

昔日遗产、明日实践

医学教育和实践百年来历经沧桑。弗莱克斯纳即便能轻而易举地理解当代的医生教育模式，但也肯定很难看懂当代的医疗实践。他会为基础医学和人类健康状况的进步而抚掌击节，但同时也会对医学教育的"旧瓶"能否装下医学课程设置、教学法、教学评估等"新酒"而疑虑重重。因此，我们将在下一章里探讨医疗实践以及学习的内涵，这些内容是描述医学教育的现状和理想状态的前提。

参考文献

［1］Ludmerer, 1985.

［2］Ludmerer, 1999.

［3］Flexner, 1940, p.115.

［4］Ludmerer, 1985.

［5］Flexner, 1940, p.4, p.6.

［6］Ludmerer, 1985.

［7］Association of American Medical Colleges, 2008.

［8］Papa & Harasym, 1999.

［9］Watson, 2003.

［10］Association of American Medical Colleges, 2008.

［11］Ludmerer, 1999.

［12］Committee on Quality of Health Care in America, 2000, 2001.

［13］Committee on the Health Professions Education Summit, 2003.

［14］Association of American Medical Colleges, 2004.

［15］Irby & Wilkerson, 2003.

［16］http://www.abms.org/About_ABMS/ABMS_History/.

［17］Ginsburg et. al., 2008.

［18］Dienstag, 2008.

［19］Association of American Medical Colleges & Howard Hughes Medical Institute, 2009.

［20］Association of American Medical Colleges, 2008.

［21］Kreiter, Yin, Solow & Brennan, 2004.

［22］Kreiter et. al., 2004.

［23］Eva, Reiter, Rosenfeld & Norman, 2004a, 2004b.

［24］Eva, Rosenfeld, Reiter & Norman, 2004.

［25］Accreditation Council for Graduate Medical Education, 2009.

［26］Hart et. al., 2007.

［27］Davis, 2005.

［28］Davis et. al., 1999.

［29］McGlynn et. al., 2003.

［30］Bransford, Brown & Cocking, 1999.

［31］Long, 2000.

［32］Association of American Medical Colleges, 2008.

［33］Starfield, 1992.

［34］Custers, 2008.

［35］Mylopoulos & Scardamalia, 2008.

［36］Branch, 2000.

［37］Branch, Pels, Lawrence & Ark, 1993.

［38］Branch, Hafler & Pels, 1998.

［39］Branch, 2000.

［40］Papadakis, Arnold, Blank, Holmboe & Lipner, 2008.

［41］Papadakis, Loeser & Healy, 1999.

［42］Papadakis et. al., 2005.

［43］Stern & Papadakis, 2006.

［44］Huber & Hutchings, 2005.

［45］Irby, Cooke, Lowenstein & Richards, 2004.

［46］Boyer, 1990.

［47］Shulman, 2005a, p.VI.

第二章

如何成为一名医生——医学教育的基础

医学教育一向强调医学生和住院医师必须在实践中学习掌握大量医学知识，包括前沿科学知识、行医技巧以及能够高水平应用技术的能力。但是，临床教育所涵盖的内容，远远不止于给未来医生们配备些科学知识和技能。医生的临床工作和其他专业行为都属于社会性活动。医生们必须做好准备，以掌握如何在诊所、医疗中心和社会中与患者和其他专业或非专业人员互动。患者诊疗工作涉及医患之间合作的人际交往，即便是处置一次简单的临床状况也会涉及多人参与，遑论牵涉多学科专家会诊的复杂情况。

本章的重点是讨论医疗实践本身和如何为此开展学习。讨论首先由两名执业医师日常工作中的短短一瞬展开：一名医生是已经获得医师执照并具有五年临床工作经验的创伤外科医生，另一名则是已入行二十多年的家庭医生。我们通过这两个范本，来介绍与执业医师工作所涉及领域相关的各项活动和所需能力。然后我们会讨论与此相关的教学理论、概念框架以及研究工作，这些信息有助于我们理解医学生成长为相关领域熟手的过程，以及与此过程密不可分的专业素质培养过程。我们会在本文结尾处重点阐述课程、教育学和评估的含义，并且会在第三章、第四章中详述细节，而在第七章我们会回溯前述内容，探索未来医学教育的发展趋势。

临床医生的工作范围

38 岁的创伤外科医生山姆·考德威尔（Dr. Sam Calduell）接到呼叫前往急诊室，准备救治一名在车祸中受重伤的女性。他所获悉的情况是，这名女性在车祸中被困车中，被人用救生液压钳救出。现场的医务人员描述当时情况是：女性，约 25 岁，车祸中躯干受到重创，骨盆部位尤重。在救出她并准备转送至十分钟车程外的医院时陷入休克。

考德威尔医生青睐创伤外科的原因之一，是每个患者伤情各异。他需要在现场针对每个患者具体情况，根据自己住院医师期间和五年独立行医期间的临床实践，进行专业的判断处理。当他匆匆赶到急诊室时，已经对如何处理这名女士的伤情有了初步计划：他需要带领急诊团队、护士、呼吸治疗师、影像科室人员和其他工作人员，共同对患者做出初步病情评估并维持病情稳定；他需要运用专业外科技术来治疗患者创伤；并与其他专家共同协作，会诊可能存在的骨骼和泌尿系统损伤；他需要与忧心如焚的患者家属建立联系并进行有效沟通。

假若伤者能够安然度过这晚，考德威尔医生将需要与重症医学科医生和技艺精湛的 ICU 护士合作，以减少呼吸机相关性肺炎带来的伤害。之后，如果伤者恢复情况较好，他将请一名物理治疗师或者理疗医师来帮助治疗。

由于考德威尔医生所在医院位于一条高速主干道旁，所以他能大致统计出来院诊治的酒驾事故造成的伤患人数。因此他一向积极致力于在所在社区的各个学校里宣传如何预防受伤，尤其是宣传未成年人饮酒与驾驶所带来的危害。当他正在考虑是否应该加大社会宣传力度的时候，医务人员带着伤者抵达了医院。他下医嘱建立两条大口径静脉通路，然后开始评估患者的伤情。

◇--------------◇--------------◇

苏珊娜·阿尔瓦拉多（Dr. Susana Alvarado）是一名 50 岁的家庭医生，主要服务对象为拉美裔居民。早上 7 点 15 分，她抵达自己安适的办公室，看了下早上的日程安排：一共有 12 名患者，其中包括一名 6 个月婴儿的健康检查，一名近期于家中感觉不适的老年人，和一名想要进行避孕和性健康咨询的大学生。阿尔瓦拉多医生还注意到，她需要诊治 5 名糖尿病患者，其中两名患者来自于她的护士和医护助理一起组织的自我管理团体，此外还有一名下肢截肢术后 3 周的 63 岁男士。她沮丧地摇了摇头：为什么她没能让这位雷曼·古铁雷斯先生更好控制血糖并注意治疗足部呢？他本来可以避免截肢的。

几年前，阿尔瓦拉多医生开始关注由她和合作伙伴治疗糖尿病的成效如何。由于一些社区同事们也有和她类似的想法，他们一起找到一款能够满足需求的最佳电子病历系统。他们通过实践合作，说服该社区医院采用同样的技术平台，这样患者信息就可以直接通过平台进行共享。

这款电子病历系统有多种用途：可以帮助她建立哮喘患者的病历，并且系统会在患者开始使用药物治疗后的两周自动给患者打电话，此外还能提醒逾期患者预约复检。每个月她都会和合作伙伴们一起评审项目运行情况（包括常用指标和他们设定的人群相关指标）。此外也会邀请护士和前台工作人员参加评价，并一起积极讨论如何使患者获得更好疗效。研究中发现，很多患者的糖化血红蛋白（HA1c）水平持续升高——这项检测技术在阿尔瓦拉多当住院医师时还没有出现。护士和办公室主管同意增加小组随访次数，帮助患者加强自我管理能力并监督治疗情况。同时阿尔瓦拉多也在考虑，是否应该为病情控制不佳的患者加用西格列汀。这是美国药监局2006年刚刚批准使用的新药。而那时已经是她结束住院医师培训二十多年之后了。尽管有这么多先进的治疗手段，但还是有像古铁雷斯老先生这样的患者，治疗不能达到预期的效果。当她坐下来看着今早的表格，自问道，该和同事们做出哪些改进来提高这个实践项目的成效呢？

为什么要以这些医生工作的小场景作为医学教育讨论的开场白呢？因为这几个小场景包含了医生工作中的三个重要元素：患者诊疗、探索精神和创新以及加入专业团体。

考德威尔和阿尔瓦拉多等典型人物的日常工作包括大量信息，包括应当如何规划医学教育来帮助临床医生掌握这些关键技能，从而成长为一名杰出的医生。医学教育最根本的目标就是培育专业素养，其主要标志就是全心全意帮助患者改善病情，或是广义而言服务大众，致力于在自己的专业领域实现卓越。在我们看来，这就是专业素养的核心所在。

要想成为像考德威尔和阿尔瓦拉多这样的医生，医学生和住院医师必须能够全身心投入到陌生的社会中去，适应医生的各种角色，推断出各类医疗以外人士所掌握的专长和工作领域，体现出各类医学工作的重要性，并能熟练使用一系列的医学工具和仪器。成长为一名完全合格医生的复杂程度，可能会被医学教师和学生们所低估。从某种程度上来说，这既是因为过去40年里，医学科学和医疗技术的复杂性急剧增长，此外也是因为既往理念曾经过分强调，学生的主要任务是掌握知识和技能。

患者诊疗

正如我们对考德威尔和阿尔瓦拉多两位医生的工作所做的简短介绍所提示的一样，患者诊疗既针对个别患者，也囊括了对患者群体的诊疗和关怀。许多如同阿尔瓦拉多一样的医生，都必须一边执业行医，一边持续监测人群层面的诊疗效果。传统意义上的医学教育几乎将重心完全放在针对个体患者的诊疗上，强调的是数据收集（病史采集和查体技能，交流和人际沟通技巧）、诊断（临床思维和模式识别）、拟定治疗方案（患者治疗、教育和咨询），并强调操作过程的熟练度。不过，医生专业工作的效率同样有赖于坚实的知识和技术积累，以及致力于提升人群健康和持续改善医疗体系的价值观。这些方面如同诊断复杂疾病或者完成高难度手术操作一样，均具有合理性和重要性，且需要较高的智力水平。

探索精神和自我完善

弘扬探索精神和追求自我完善，是每个医生日常工作中的基本组成部分。从个人层面而言，医生们可以通过多种方式保证自己的知识技能与时俱进，其中包括浏览相关专业刊物；参加本地、所在地区或国家级会议；咨询同事；深入了解最新的治疗方式和技术；为演讲或教学研讨会备课；倾听和观察患者的反馈。他们的知识库会在获取每个新的见解和知识时调整更新。全职从事临床诊疗工作的医生们会跟进与其患者直接相关的药理学、遗传学和政策变化等领域，从而更新其知识库。因其也会涉及临床以外领域的活动，这些医生们也需要与关注其他临床专业一样，管理更新自己的科学、政策和教育学等领域的知识和技能。因此，及时掌握和整合自己专业领域的新知识和进展，已成为医生的专业职责和例行之举。除了满足日常工作所需之外，这一制度设计的深层次目标是让所有医生都能运用新知识，在临床实践中诊治更为复杂的状况或顽疾。

从人际关系的层面而言，医生们也都会为这一共享（又称分布式）知识技术库做出自己的贡献。虽然他们参与一些学术活动是出于个人学习的目的，但他们的举动同时也让其掌握的知识被更多同行所分享。此等共享方式往往能够推动医学实践、团队协作，以及提升业内所有同仁的认知水平。例如，当阿尔瓦拉多医生发现她平常给患者开的某种药物存在适应证缺陷（coverage gap）的问题时，就会给其诊所里的所有医生、护士、住院医师和学生发邮件，提醒大家留意；列出其他备选药物（也列出了这些药物的主要注意事项）；并请她的行政助理给软件系统支持部门发送请求，以便在有医生从药物列表里选用此药时，系统能够弹出有关该药存在问题的提示。随着她将自己的经验知识公开分享，也许能改进一项存在瑕疵的临床治疗方案。其实在此知识的完善和传播的流程中，很多人都做出了贡献并且合力将其让诊所的所有同事知晓。

在医疗体系或者社会层面，医生们可以通过不同方式改善某一措施或诊所、某一教育项目、某些健康中心政策或公共政策的运作。有些情况下，他们可以通过例如临床、教育、政策或者公共服务研究中心的学术活动来传播知识。不仅如此，他们还可以通过重构创新体系，或参加专业组织、学会活动，或发挥前瞻性的领导力来做出自己的贡献。问题的核心在于，医生们应当积极主动地提高业务水平或改善患者疗效，而不是对现状听之任之。

创新可以发生在个人、人际或制度层面，也发生在许多其他环节。例如，一位医生撰写了一本促使人们关注如何减轻体重问题的科普小册子供患者作为指南，他就是在通过日常工作推进制度完善。另一类典型的创新就是设计和落实新型教育实践，例如开展两周一次的多科临床治疗质量改进查房，撰写一项临床研究计划书，阅读了解心肌梗死疗法的新进展，以及参与当地或全国性医疗政策顾问委员会工作等。在所有这些例子里，都有一名医生或一批医疗专业人士在关注，或定期监测重要成果和工作，以期发现自我完善的新机遇。

参加专业社群的工作

正如考德威尔和阿尔瓦拉多两位医生的工作掠影中所述，医生们虽然身处专业性学术社群中，但同时也以专业人士身份参与众多社会活动。虽然在医疗机构中救治患者的是医生，但这个环境中也离不开其他专业和非专业人士的贡献。医生工作的社会性和医学专业的学术性都是医学教育实践中不可或缺的内容，应受到同样重视。医生们在庞杂的社会体系中行使自己的职能,与本地或异地的同事们共同合作,并跟从未谋面的利益相关方互动。他们需要借助种类繁多的工具以及其他物力资源。但如果未能找到令人满意的现成资源,他们就会自行创造。他们以医生的身份参与学术团体和社会生活,发现和解决医疗需求方面的挑战,而且凭借其专业能力和领导力满足社会需求。总而言之,医生群体不断地细化维系医生地位的社会契约,以适应其所在环境条件的各种变化。

从事某些宣讲和服务性工作也是医生分内之事;这些工作往往因其与患者诊疗关联紧密,而被视为实际生活中的麻烦事而非社会工作。举一个人们耳熟能详的例子:医生们经常需要致电保险公司或药品福利(pharmacy benefits)项目管理人,以争取支付某笔被拒付的保险理赔,或要求后者提供某一超标药物。医生们在诊室之外的角色,多与参与所在医疗机构的治理和管理有关;医院和医疗中心也依赖医生和其他成员主动参与诸多委员会,例如伦理委员会、危机处理特别小组等。这些角色的重要性在于,让医生能够从制度层面进行干预,从而改善对个体和群体患者的服务水平。

除此以外,医生们一向被视为应从当地社区、各州甚至是国家层面发挥领导作用。尽管这项传统在高度城市化的环境中业已逐渐淡化,但在不少乡村地区,情况依然如此。领导能力本来就构成医生工作的重要环节,而这一角色的弱化反映了人们对于医生的工作或还理应做什么,存在局限、简化和过度技术化的概念。

教育的重要意义

如考德威尔和阿尔瓦拉多医生的案例所述,医生的职责范围远远不止是在诊室、手术室、急诊室里诊治一个个患者如此简单。而且更广泛职责范围甚至不局限于医学研究人员、临床科室主任或医学团体领导者。像案例中的阿尔瓦拉多这样的全职医生必须随时准备为所在社区做贡献，其作用不仅是增进人群健康，还要承担改进医疗体系的职责。虽然让医学生们在完成正规培训后即可胜任医生工作的目标可谓颇具野心，但是现今的美国医疗教育体系却正在面对更为艰巨的挑战。社会需要那些有爱心和情怀的医生必须同时具备高超的专业素养，愿意坚持不懈地去提升完善自己的专业水平，而且应该在医疗行业和所在社区充分履行公民责任，致力于促进健康和改善医疗工作。除了这些目标外，医生还必须准备好对其他人进行培训和再培训。此外还必须随着医疗专业的改变和拓展，在其整个职业生涯中反复进行自我培训。如果这就是终极目标，那么该如何规划、实施医生的教育培训以实现此目标呢？

专业素质培养

医学院校教育和住院医师培训的过程，旨在将一个外行培养成为一名合格胜任的医生。尽管医学生和住院医师在团队中仍然被视为"学员"，但是其实已经担负起医生的责任，直接参与医疗过程，与患者及其家属携手应对危重病情甚至死亡。作为专业人士的医生们不仅拥有自身学习所得的知识经验，也得益于前辈们的知识、经验、信誉和职业声望。虽然他们作为个人或者专业组织成员会与社会各层面广泛接触，但是他们最本质的身份依然是医生。这种职业身份的塑造或培养过程，既是个人成长和社会事业，同时也是培养和奉献的过程。

医生的培养

如本章之前所述，我们通过强调将专业素质培养作为学习过程的根本目标，为探讨医生的三个学习方向做好了铺垫。我们所谓的专业素质培养，是指"一个不断反思的过程，包括养成思考、感受和行动的习惯"[1]。希望这种思考、感受和行动的行为习惯能帮助学生成为"富有同情心、善于交流、具有社会责任感的医师"[2]。我们想象中的医生，首先要对患者、同事、机构、社会和自身具有强烈的使命感和责任感，以及对自我完善的孜孜追求。这种使命感和责任感包括尽其所能地实现自我的全方位提升，而无论能够提升的幅度如何，也愿意为之投入精力制定计划并实行。如果考德威尔和阿尔瓦拉多医生仅是把自己当作普通的医生，而缺乏强烈的使命感和社会责任感，就很难想象他们会让"患者照护"的概念超越个体患者诊疗工作，而更不可能致力于通过发现社区和医疗体系中存在的问题，实现改善患者个人和群体健康的目标。

然而，如果仅仅限于通过观察具体工作来诠释专业素质培养，将很难全面理解我们所指的理念。事实上，专业素质培养和其他学习过程十分相似，与医生所处的人际关系和社会价值观息息相关。雷夫（Lave）和威戈（Wenger）对此有过清晰的阐述：

> "学习作为人们社会实践的一个层面，涵盖了我们每个人的方方面面：其内涵不仅关乎某些具体活动，而是关乎社会各界——意味着成为一名全情参与者、一个社会成员和一类人。从这个角度来看，从事新的活动、接受新的任务和工作以及掌握新的认知，都不过是学习这个概念的组成部分或附带内涵。活动、工作任务和履职并非孤立存在；它们共处一个庞大的关系网络中，在其中各有存在的价值……因此学习的内涵就是面对此关系

网络所产生的诸多可能性，让自己焕然一新。罔顾学习的这一含义，等于漠视学习与构建专业身份息息相关这一事实。"

学习患者诊疗

长久以来，学习患者诊疗一向被视为一个经验积累的过程。与此类似，提高诊疗不同患者群体的技能以及调整治疗方案以达预期疗效，也主要通过实际诊疗的经验积累实现。然而，学生们在治疗患者时的体验，远比"经验或体验"一词的传统定义要复杂得多。由于学生们之前主要通过课堂教学模式学习，因此在他们进入临床环境中学习时，就需要以新的方式预习、参与、反馈，从而融入教学实践当中。不仅于此，如果学生和住院医师将课堂学习能力转换用于临床环境都颇有难度的话，那么更具挑战性是如何面对患者群体以及面对完全陌生临床环境时的对策，如何运用群体层次分析和干预技巧以及借鉴管理、卫生医疗法律、系统规划等领域的知识来提高临床治疗效果。

正如考德威尔医生是先掌握外科基础技术才从事复杂手术一样，有效地将因层次差异而高度复杂的各类"患者诊疗"作为教学场景，需要教师有能力让教学体验与学生的准备程度相互吻合。若要通过在不同层次亲身体验来学习和进步，需要加以考虑的是让学生参与的活动类型、这些活动的社会文化意义以及相关的个人认知和情感过程。为了从带教医生和医学生、住院医师双方的角度来介绍我们所理解的患者诊疗体验，我们归纳出了以下四个相辅相成的维度：专业技能的渐进式培养过程，知识和专长的动态化与情境化变化，多种类型的知识和临床思维方式以及分布式智识（distributed intelligence）。

医生的培养

专业技能的渐进式培养过程。医学领域的专业技能可以通过不同方式习得，专家和新手在知识内容[3, 4]、知识框架[5, 6]、临床思维方法[7, 8]以及操作技巧[9, 10, 11]等方面多有不同。本文的目标是理解各个领域专业技能的构成要素，从而为医学教育的目标和期望效果提供有价值的信息。

然而从教学设计角度而言，对专业技能的上述观点所存在的局限性，首先是因其未能解答获取专业技能的方法和途径的问题，其二则是其将专业技能视为某种静态的、较为普遍的终极状态。人们通过研究那些成为专家的医生[12, 13]以及比较掌握了高水平专业技能者与经过多年积累仍然没有掌握者[14, 15]来解答第二个问题。

后者的研究工作之所以引起我们的高度兴趣，是因其勾勒出了一条学习的发展轨迹，有助于我们认识到高级人才或专家如何能够在日常的患者治疗中脱颖而出，还有这一过程的复杂与非常规层面。这自然就会涵盖各项诊疗活动的多个领域，例如收集和处理信息，礼貌地对待且重视患者，与患者及家属沟通可能采取的治疗方案以及观察治疗效果并提出相应改进措施。

我们仍以考德威尔医生为例，看看他如何使用现有的专业技能，应对由急诊室接诊而来的每个创伤患者。在医学院，他学习了创伤外科团队中每个成员的角色和责任，学会如何专注于创伤复苏流程的 ABC 法（A-airway 气道，B-breathy 呼吸，C-circulation 循环），他还观察过如何在患者的危急时刻安抚家属的各种方法。在实习生阶段，他大大提升了自己管理创伤外科术后患者的能力，借此机会观察创伤患者来比较不同疗法的效果，并通过临床思维开始琢磨疗效不同的可能原因。完成住院医师阶段后，他已经能够娴熟地治疗每位创伤患者，最终甚至可以达到不假思索就已经可以熟练操作的地步。

即便在其已获得行医执照后 5 年后的今天，他仍不时遇到工作中的新挑战，包括如何提高创伤外科团队的合作水平，学习新技术流程来拓展治疗创伤的方式，以及努力减少呼吸机诱发肺炎和其他并发症等。最重要的是他积累了经验；在他掌握了与主要或全部类型的创伤诱发肺炎的治疗方法后，就可以更加从容地关注和解决患者治疗中遇到的复杂情况和挑战。他的学习横跨很多领域，尽管最开始这些领域可能看上去毫不相干，但随着他开始承担更多的患者治疗工作时，才发现它们其实紧密相连。

知识和专业技能的动态化和情境化变化。正如我们在考德威尔和阿尔瓦拉多医生例子中所看到的，专业技能并非终极状态，绝非"一旦掌握，永远在手"。关于患者诊疗的专业技能本身即是一种动态现象，随时可能受到生物医学新发现、社会价值观和期望值、医疗卫生政策、医疗服务体系以及技术变化等因素的影响。阿尔瓦拉多医生 20 年前开始行医时，糖尿病发病率比现在低得多，监测患者症状的工具也少得多。更重要的是，当时的药品、支持团队和其他帮助患者控制血糖水平的资源都要匮乏得多。考德威尔医生也有同样感受。尽管他完成住院医师培训仅仅 5 年，他已经发现自己的临床工作正在由于新仪器、新手术方法、更完善的重症患者诊疗方案的问世而不断得到改善。

对于专业技能的这一动态化视角，源自人们认识到医生们的知识和获取知识的方法均处于不断发展变化之中，而且促使人们改变对于课程内容和学习目标的想法。阿尔瓦拉多医生所接受的教育和经验中的哪些内容，赋予她为患者提供高超的专家级诊疗能力？从认知角度来看，人们可能会认为她获益于其中的灵活性[16]、发现自我完善机会的主动精神和能力、多维度思考问题的动机，抑或是汲取其他行业知识的能力。她还能相对轻松地将新知识和技能整合到已有知识体系中。从社会文化的角度，可以说她在这许多年的训练和实践中，早已将服务患者和社会的价值观和使命感，深深烙印在脑海并落实到工作的点滴之中。阿尔瓦拉多医生和医生、护士和前台工作人员等人通力合作，携手投入时间、精力和资源，来审视治疗效果、发现自我完善的机遇，以及在即便付出并无必胜保证的情况下采用不同方法工作。广义而言，她所从事的工作获得了充沛的资源支持，而且可以借鉴先进的科技、生物医学知识、公共卫生和其他领域知识，从而推进对其临床工作实现重大（尽管可能代价高昂）的变革。

多种类型的知识和临床思维方式。医生们在患者诊疗方面需要运用各类知识以及不同的临床思维方式[17]。根据医学教育史的记载，对于知识类型和知识获取方式的重视，正在由完全以科学为准的生物医学模式转变为某种更加侧重实用的模式。原先的生物医学模式更强调事实上、概念上的理解和因果推理；现今的实用模式则旨在利用可以取自和与具体情况相联系的实践智慧来指导人们的行为[18]。此外，在医学生和住院医师的训练成长过程中，他们会根据其应用于案例临床情况的知识和经验，综合使用逻辑和非逻辑的临床思维模式[17]。

我们可以从考德威尔医生和阿尔瓦拉多医生的案例中，发现并推断出其所应用的多种知识。使用最为突出的是其掌握的通用型技术诀窍（know-how）：在患者前来就诊那一刻，考德威尔医生的应对之策业已成竹在胸了。其接诊初始阶段的观察结果，将会帮助他决定接下来的每一步行动。最有可能的情况是，他所见病情与既往相似；因此甚至可以在见到患者之前就预估出前几步诊治路径。他观察到的蛛丝马迹往往似有还无，难以准确描述。这是属于他个人的小诀窍，或称隐性知识。不过如果发生了不寻常的情况，难以用任何已知模式套用时，他就会回归到正统明晰的知识源，一一列举可能诊断，然后逐个排查（分析推理），或者聚焦于最困扰他的现象并寻找原因（因果推理）。阿尔瓦拉多医生在患者古铁雷斯先生的诊疗案例中的应对也是如此，她既用到了以往职业经历中获得的知识，也用到了实践智慧和推理方式。

医学教育的核心问题在于，如何才能最有效地帮助学生们掌握各类知识和临床思维方式，并且让他们能够恰如其分地调用不同方式？有经验的医生们在遇到问题时更倾向于回归因果推理或分析推理。然而，很多治疗过程中的错误疏忽都是由于未能发现病情业已偏离常见情况，或未能进行必要的临床推理分析而导致的[19]。尽管大学和其他学术机构擅长传授知识和提高学生们的因果推理技巧，但是对于此类技巧、临床思维以及学习过程的关系，以及如何提高医学生在实际患者诊疗情况下的临床思维能力等方面，仍然存在有待解决的问题。

某些人认为，医学生必须首先掌握扎实的事实型知识基础，然后方可通过学习概念型知识将事实型知识条理化，从而加深理解；只有当知识充分条理化并构建起体系后，才能够在临床思维实践中得以应用[20]。这个观点和按学科划分、以课堂教学为主的传统课程是一致的。还有人认为，医学生应该通过多种方式践行事实型知识，在多种多样病例中理解知识，从而构建起概念型知识的体系框架[21]。这个观点与学科综合和案例教学的课程模式是相符的。然而还有一种观点强调体验式学习，认为应当指导医学生观察参与日常临床场景，建立起全面的概念型认知、临床模式的识别能力和临床思维（或说是问题解决）途径[22]。随着时间推移，医生们在经历了越多越复杂的临床场景之后，逐渐通过实际情况、理论知识和更进一步概念理解来拓宽自己的概念型知识体系。尽管已出现朝向更为平衡模式的重大转变（将两者均视为重要与互补性的认知资源），但是传统型的医学教育依然更为侧重通过体验式学习掌握事实型知识。

医生的培养

分布式智识。我们认为，医学知识分布于患者诊疗的各类临床场景中[23, 24, 25]。与 100 年前，甚至是 50 年前的医生们相比，考德威尔医生和阿尔瓦拉多医生所处时代的特征，不仅仅是医学知识和技能数量的巨幅增长，更体现在知识的分布性也更为广泛。相比之前，社会上越来越多的人都掌握了一些知识和技能，而且能对个体或者群体患者的诊疗做出贡献。其中有些人通过正规的传统渠道获得信息（例如咨询心脏病专家或者物理治疗师），有些人通过专业但非传统的渠道获得信息（如养老院主管或者社区医院药房的药剂师），还有些人的信息来自非专业人士或者行外人（儿媳的妈妈有类似病情、配偶上网查询，或者热心的邻居建议）。这些人都有着自己的知识、观点和经验，或许能对患者诊疗有所助益。此外，他们的专业性还体现在仪器和物资的使用上，例如自带护套的静脉穿刺针、会诊的治疗安排表格，当然还有医疗信息系统。因此针对个体和群体患者的诊疗是否有效，往往依赖于集体的智慧，而不仅是医生个人具有的知识。当考德威尔医生领导着一支急诊团队的时候，他需要每个成员都明白自己的角色、发挥自己的专业能力、有效地交流信息，从而能够全面及时地初步评估患者病情。他人的知识和实践对医生所做决定的影响，不亚于医生本人掌握的知识和实践。

分布式智识这一概念的重要性体现在多个层面。首先，它解释了临床环境对不同阶段的学习者都是宝贵资源的原因，在于可以从其中获取的知识量是任何个人所知望尘莫及的。因此，学习者有无限多的机会超越自己在多个领域中的知识和认识边界，前提是学习者在充分的指导下，积极主动地让自己的学习变得重要且有意义，而且有机会去接触其周围的人或物中存在的知识库。在这个蕴含大量知识的患者诊疗环境中，学习的前提是知道从何处和如何获取有用的知识，以及如何以之为基础在未来工作中提

升自己。能否在临床实践中培养专业技能，其特点在于可以更具
慧眼地发现和使用遍布于临床环境中的能力，而这些能力包括非
医生同事、顾问医生、患者及其朋友圈和亲属、各种表格、仪器
设备，甚至是临床环境的平面图等形式。

　　承认智识的分布性，也意味着承认用于患者诊疗的知识、实
践和工具包括社会、文化和历史因素或由其所定义。例如，考德
威尔医生和他的急救团队在对每位新收治的创伤外科患者时所依
从的标准，以及阿尔瓦拉多医生和同事们所选用的评判尺度，无
不反映出与时俱进的患者诊疗标准，是经过经验积累、对诊疗过
程和效果的认真观察，和微调而获得的。这些临床工具未来还会
基于最新的知识和理解继续更新换代。当代的医学生、住院医师，
以及医生们都获益于在这些工具中多年积累的知识和理解，因此
他们必须尽职尽责地传承这份知识遗产。

　　最后要指出的是，可以在分布式智识概念的框架下研究医疗
体系、医疗安全和质量改进工作。凡是熟练掌握临床技巧的医生
都认为，患者安全和医疗质量改进的责任需要由集体来承担而且
需要团结协作。许多情境化和经验性的因素都被视为会对医疗决
策产生影响。就认知偏差和工作记忆受限等弱点而言，现已有可
能开发出一些方法，减少对记忆的依赖，培养人们能够发现常见
的偏见和判断失误，设计出能够进行实时信息和成果反馈的方
法[26]。熟练运用智识的分布性质以加强临床诊疗条件和体系，就
有可能保护医生们免于出现个人认知中经常存在的盲点所带来的
影响。

　　患者诊疗中教育的重要性。患者诊疗工作能否顺利，取决于
医生们在其医学院和住院医师阶段能否做好充分准备，并在整个
职业生涯中不断成长、挑战和进步。近百年来，人们始终认为科
学知识和生物医学概念是临床医学实践的核心支柱，而将临床智

慧和工作诀窍、人文关怀和诚信、医疗创新以及民众对临床工作的参与度等摆在次要位置。因此使得这些领域在医学教育中的发展相对而言缺乏足够的关注。其原因可能是因为其中大多源自隐性知识，而且多被人们认为应该通过体验而非正式课程和指导来获取。因此，教育体系中对于如何系统促进这些领域的教学付出的努力，远逊于教授科学知识。同时，尽管我们承认时下的课业已经因为要囊括 50 多年来的新发现而不堪重负，但我们依然坚持认为在院校教育和住院医师培训期间的医学课程设置有待添加新的内容。要创造出能够正确体现医生工作的动态性和情境性的学习体验，需要采用一种全新的视角，认识到医生能力的重要性要高于正规科学知识，并且高度重视课程内容管理的严谨性并对学习遇到的挑战进行合理排序。

正规知识和工作经验两者对于治疗个体或群体病患都是不可或缺的。学习者们需要的是设计全面、循序渐进的教学体验，以帮助他们掌握技能，并了解不同技能之间的联系，例如，在诊疗糖尿病患者时，就应该考虑其诊疗方案对改善相关糖尿病患者群体健康方面的疗效，并且发现全社区存在的已罹患糖尿病却不自知者，以及大力推动糖尿病的预防工作。对医学学习过程的安排必须经过合理规划，其培养方式应该发展合宜，且与堪称良师益友的教师和榜样人物为伍。还有研究专业技能的文献发现，提高学生们在诸多领域的学习效率和准确度，最有效的方法是在常规临床实践中将知识和技术应用于相似但并不完全相同的环境中，并辅以对其表现的重点反馈[27]。

探索精神与自我完善

广义上的专业技能多是指某些人在某一具体业务领域出类拔

萃。除非是属于研究型、竞争型或创新型的相关专业技能，一般不会将其与创新或者个人和集体绩效的持续进步相关联。我们的观点与这一观点相异之处，在于扩大了专业技能概念的内涵，将改善患者诊疗效果视为医生职业责任的组成部分，而且也自然而然地构成其专业技能的一部分。为了研究医生们掌握专业技能这一层面的方法，我们进行了理论和观点的研究，以资解释他们在面对困难局面时采用的不同对策以及他们发现改进契机的方法。

本文前面所探讨的学习如何诊疗患者诊疗的内容，重点在关注如何培养掌握具有以下特点的熟练技术能力：当诊疗个别或患者群体时，可以既能熟练实施通用或常规性措施，又能对完全陌生且超常规的局面做出有效应对。然而，成长为一名专业医师需要提高其的一系列核心能力，尤其是应对复杂情形的能力，拓宽自身广度和深度的能力，以及创新的能力[28, 29]。因此我们将研究的重点放在专业技能的"适应性"维度上，特别是制定可帮助医生个人和医生群体进行持续学习的策略。

适应性专业技能。医学教育的基本目标之一就是确保医学生和住院医师"为今后的学习生涯做好准备"[30]。其用意在于帮助他们运用知识和技能储备，以探讨和确定可应对困难、复杂或全新问题的解决方案，因为这些问题可能没有唯一答案甚至没有已知的解决方案。这一目标与医学教育的另一目标截然相反，后者强调的是培养面对已知问题的解决应对技能，让医学生能够应用已有知识来有效应对已知问题的新案例[31]。从本质上来说，两者之间存在诸多不同。前者通过创造性流程针对问题提出新方法或不同的思维方式，正如阿尔瓦拉多医生在研究造成古铁雷斯先生的诊疗方案效果不佳的成因时，除了参照医疗实践中业已取得的诸多进展外，还要考虑新的治疗方案或应该发明什么以帮助类似病患。而后者则偏重应用更为常规的专业技能去应对熟悉的病患类型或场景，正如考德威尔医生运用自己的能力应对每个创伤外科患者的特殊需求。

我们认为，如果培养出的医生只能熟练应对常规工作，但却无法在日常临床工作中发现新的机遇或探究更为复杂问题的话，那么这样的医学教育培训项目等于是推卸了一项极其重要的天职。当这样的"经验丰富的非专家（experienced nonexpert）"医生［这些人可能是循规蹈矩的熟手，但绝非能够随机应变或应对变局的专家；贝莱特（Bereiter）和斯卡达玛利亚（Scardamalia）之所以将其界定为"非专家"，是因为他们从不参与知识建构，或我们所说的从事探索精神和自我完善］在遇到新问题或条件局限的情况时，他们通常倾向于照本宣科，拘泥在现有系统和框架之内寻找最佳或"说得过去"的解决方案，循规蹈矩、应付差事；与之形成鲜明对比的是，如果一位具有高度适应性的医学专家在面对新问题或在条件受限的环境中，他们或是会对新问题进行重构，或者从更深层次去进行系统性的探究，以致力于提高疗效，即采用优化策略[32, 33]。

专家型学习和渐进式解决问题能力。什么样的学习方式和教育活动能够帮助学生们掌握适应性专业技能呢？换言之，就是我们应当如何帮助医学生和住院医师们灵活应对临床工作中的多变性，修正已有的流程和开发新的方法来提高治疗效果，跨越传统的学科界限去寻找新的视角，开发具有创新性的方案以解决某个领域长久以来未能解决的问题[34, 35]呢？

可以从多个视角看待上述问题。有一些元认知方式或是学习方法，能比其他方法更利于培养和保持人们适应性。而有些研究项目则试图通过比较不同个人解决极其深奥复杂问题的过程，来探索这些方式的奥秘。在经验丰富的医生看来，这些问题也许是某种长期存在、令人困惑和有待攻克的难题或挑战，它们一直在其医疗实践、所处专业群体或所在领域中影响着患者治疗过程和结果。也许是专家所谓的"专业领域的结构性问题"[36]，尽管此类问题无比复杂且从未彻底解决，但是人们依然在与其博弈中不断进步。医学领域中首要的结构性问题是消除疾病；医生们通过多种方式去治疗疾病，但是没人认为（有朝一日）能够消灭所有疾病。研究疾病病理学和开发新的治疗方法的努力，无不体现出业界拒绝故步自封于当下对疾病的认识，而且积极进取地攻克难题以积累新知识。不过，考德威尔和阿尔瓦拉多医生要克服的结构性问题不止于此：例如阿尔瓦拉多医生试图说服州议会，争取政策优惠来帮助那些保额不足（可能也缺少合法身份）的患者；考德威尔医生冒着风险，致力于提高所在社区的高中生们的健康意识。

　　贝莱特和斯卡达玛利亚认为，也有一些针对解决问题和学习的专家型学习方法即便是初学者也可使用。其中一种是当出现新的或者模式的问题状况时，适当给予学生在构建知识体系方面的指导。在这种情况下，那些专家型学习者们会觉察到自己知识上的局限性和不确定性。这样，他们就会知道自己的解读往往只是暂时可行而非最终结论，所面对的问题往往是开放的而非封闭的，应该追求对问题更深刻的理解而不仅仅自满于已经掌握的内容。最终，他们将理解到还有许多尚需学习的内容[37, 38]。此外，对知识体系构建产生影响的可能还有学生个人、社会或文化上的因素。学生们之间的差异可以体现诸多方面，比如自我认知、在对自己解决新困难的能力上的自信心[39, 40]，努力背后的动机——也就是责任感或是愉悦感、渴求利益或者恐惧失败——以及由同行、榜样或者评价体系建立起的规则和规范都是不同的。

　　另一种重要的专家型学习方法，就是当一些临床问题变得越来越熟悉和常规化、似乎不需要过多精力就能做到的时候，仍然能持续不断地寻求进步。当医生经过医学训练后，发现问题的模式、解决问题的、重构知识框架的水平都达到了一定高度，就有了更多的空间和能力去寻找新的挑战，或以更高层次、更全面的视角去考虑现有问题[41, 42]。例如，一名老年女性患者在家中摔倒后造成髋骨骨折，并且在受伤后很久才被人发现送医。当阿尔瓦拉多医生回顾这个病例时，她考虑的不仅仅是这个患者，还有如何能够更有效地去发现社区中可能有同样摔伤风险的人，以及如何向社会中潜在患者群体宣教预防摔伤，这些人中不少都是脱离社会者或贫困人士。

医学实践具有较强的动态性，而且其中的未知性或不确定性远超已知事实和循证最佳实践。正因如此，医生们时常有机会通过在某一领域内的熟练工作中积累的经验，转而用于另一全新领域，亦或用于解决本领域内更复杂或更具挑战性的问题。例如，第一年住院医师在接诊贫血症患者时，初期的精力可能局限于治疗此症的各类细节；在诊治过几个案例、与同事多次讨论并针对贫血症深入阅读文献之后，这位住院医师就能在诊疗贫血症时游刃有余了；在此阶段，其针对贫血症的关注点就会发生嬗变：他会更加关注如何从人群中发现无临床症状的贫血症患者（尤其适用于儿科医生）的策略，如何降低人群中导致贫血症的危险因素，搜索更深入探讨解决人群中贫血问题的论文，以及对于医疗体系来讲更经济的解决方法。这个例子提醒我们，在构建医生的探索精神与自我完善这一理念框架的时候，还要对其他两个问题进行探究和阐述。第一，住院医师或医疗从业人员该如何发现加强探索精神和自我完善的机遇，选择一条合适的道路深入了解，并发现合理解决问题的方法？要解答这个问题，学习有关自我反思、自我评价以及自我调节方面的文章应该会有所助益。第二，如何解释住院医师会希望从不同的角度去思考贫血症问题？换言之，为什么相对于已经熟悉的常用治疗策略，住院医师还在竭力寻找更优解？在本章稍后关于专业精神的广义概念部分会对此进行探讨。

反思性实践。贝莱特和斯卡达玛利亚模型中的"渐进式解决问题法"嵌入了一个隐性期望，希望医生们能够发现和捕捉自我完善或解决问题的机会（例如阿尔瓦拉多医生思考古铁雷斯先生的治疗结果，或者考德威尔医生思考如何降低酗酒相关意外事件的发生率），也希望他们能在非常规的复杂局面中理清头绪，表现得理性而从容。舍恩（Schon）《培养具有反思能力的医生》（*Educating the Reflective Practitioner*）一书，所研究的正是医学领域中需要使用非医学领域才有的解决方案[43]。借助舍恩的模型，我们可以发现当医学生初次涉足医疗环境时，其主要精力都用于"在实践中学习"（knowing in action），即在常规工作中获取经验知识或熟练掌握技术诀窍。舍恩强调，在实践中学习不同于专业学校里传授知识。尽管这两类知识间的关系尚未得到充分揭示，但舍恩认为，"一般意义上的在实践中学习，可以是将医学院中教授的研究型专业知识付诸应用，两者之间可能存在一定的重叠交叉，也可能毫无关系"[44]。

医学教育中的在实践中学习，一般都与学习掌握海量概念性知识息息相关。如果学生们的实践可以获得指导和帮助，他们就能完成更多的学习任务和各类活动，从而节省在建立基本概念和熟悉操作流程等方面投入的精力。在这个阶段，学生可以开始训练"在实践中反思"的能力，这也是专业实践和专长的精髓所在。医生们正是通过实践中的反思，才能像考德威尔医生一样由患者病程发展中发现蛛丝马迹，并且敢于偏离标准化诊疗指南来采取治疗措施。正如舍恩所说的，正是"这些疑难病诊断的案例，要求医生们不仅要遵循科学探索的规则，还要随机应变提出新的规则。这种反思性实践的意义在于，医生们能够对疑惑难解、独一无二或左右为难的病情提出全新的见解[45]。"然而有研究证据显示，很多所谓专家会随着经验增长减少自己的反思，而且不再愿意对有别于自己的鉴别诊断持开放态度[46]。这说明，我们不仅要让初学者认识到构建反思性的知识体系的重要性，还要在医生的整个职业生涯中反复予以强化。

舍恩阐明了训练学生进行反思性实践的三要素：第一是通过实践进行学习。根据学生的能力程度，这种训练方法包括在全程监控的模拟环境下完成各种任务（比如病史采集、体格检查、诊断和制定治疗方案）。第二是由导师和同侪提供指导、建议、批评和质疑；第三是反思性探讨——适用于学生遇到困难时，其教师或同学们选用反思性对话方式，帮助他发现其他方法或思路。上述三要素的重点都在于创造条件，让学生们尝试如何认识医疗工作中遇到的陌生、疑难或疑点重重的临床情况。

自主学习和反馈实现自我完善。个人或团队怎样了解自己何时需要改进工作表现或如何取得更好成效呢？他们又应该如何制定自我完善的方案？要实现探索精神与自我完善，就需要具备细致入微地发现问题的能力：例如发现自己对某些概念或现象理解不足［此刻可以自问："为什么一定要等患者的 CD4 + T 细胞数下降到 350 个 /μl 以下时才开始抗病毒治疗？"］；发现自己表现欠佳（可以反思："患者们和我在一起的时候为什么总是看起来不自在？为什么在提问患者时总需要变换好几个句式才能让患者明白并回答？"）；或发现工作还有提升空间（可以思考："为什么患者预约的随访日期总是晚于我建议的时间？"）。

尽管教师们热衷于培养学生掌握自我评价技巧和加强其在学习中的自主能力，但是针对医疗专业的自我评价和自我调整的研究文献却表明，他们可能只是一厢情愿，这种努力很难成为学生们持续学习进步的可靠动力。因此，如果不能指望学生们的自我评价能力，那就要更重视培养他们虚心接受、主动挖掘并积极回应外界对他们表现所做评价的能力。如果培养医学生的终极目标是养成他们的思维模式，例如拥有求知欲、自我和情景认知、灵活而坚持不懈地追求更好的患者和人群的医治结果，那么我们就必须深思熟虑，尽力高效地教会医学生们如何使用外部信息来源、标准和反馈来改进自己，并为他们提供多样化的途径来获取这类信息[47，48]。

在初期，学生们自然更多地倚赖他人的指导和反馈，方可发现在自己的知识体系或实践技能方面存在的漏洞，并据此制定一份旨在嗣后的学习和自我完善的计划表。随着他们在住院医师培训项目中逐渐成长，他们就应该在了解自身表现和制定学习计划方面承担起更多的责任。随着学生们日益熟悉临床工作的各个领域，他们必须养成思维习惯，能够发现在什么情况下常规措施无法应对某一病例（即反思性实践），从而促进他们针对自身短板和复杂问题采取措施（即渐进式问题解决法）。

培养探索精神与自我完善能力的重要性。必须在医学院阶段就鼓励医学生致力于在个人层面和所在小组、团队和系统层面进行自我完善，而且必须在住院医师培训及之后的职业生涯中不断强化这一理念。尽管学习如何稳妥高效地处理日常临床工作是教学的部分内容，但还有一个重要内容就是如何发现那些需要超常规措施或创新解决方法才能解决的临床状况。虽然医学生们在辨识上述情况时需要得到指导，但我们建议针对这两种情况都做相应训练，以便学生们在住院医师阶段之前就能够具备探索精神与自我完善的能力。而进入住院医师培训阶段，他们面临的挑战会高于医疗服务需求和日常规范，需要他们主动探索如何改进患者诊疗工作，以及主动收集信息以评估预期的目标或业绩是否实现。

加入专业社群

从经典认知视角来观察医学教育，尽管可以有效地分析医生如何诊断疑难病症，以及如何管理作为医学认知基础的种类繁多、不断改变的数据和观念，但却忽视了医生们成为专业社群的一名正式成员以及得到医疗专业同事们认可的过程。但更重要的一点是，上述视角所分析的只是医生本人与其患者所罹患病症之间的关系，却忽略了医生们的社会属性和公共服务属性。其结果是医学教育忽视了从医学生的角度关注其在这一过程中的体验，而且缺乏对以下两方面的重视，即医学生和住院医师们促进各类医疗机构间协作，以及他们以"医生公民"身份广泛参与社区活动所能发挥的作用。

从社会文化理论的角度来理解学习，可以凸显出医学实践和医学教育的社会属性。学习行为相关的社会文化理论强调了学习与实践的不可分割性、在真情实景下学习的真实性和及时性、学习的社会性（即便人们貌似都各行其是）以及团队学习的重要性。社会文化理论也提出，环境和相关资源在可为学习发挥一种重要作用，即通过协调（或组织和提供线索等）相关活动，以及分配物品以完成一项涉及众多人和物的工作来学习。这些理论有助于我们分析医生们如何合作诊疗患者，医生如何与非医生们（包括医疗卫生专业人员和非专业人士）配合，以及新医生们如何适应这个复杂的医疗保健体系和医疗工作环境。

此外，医生的职责除了其所在单位和本地专业社群外，还包括了社会和参与层面的角色，正如考德威尔医生和阿尔瓦拉多医生的案例所述。考德威尔医生在其所在社区高中发表（关于健康的）演讲；而阿尔瓦拉多医生则在她所在州的议会为很多只会说西班牙语的患者作证，证明这些患者很难享受到充分的糖尿病治疗措施，并呼吁为他们建立起一个与其文化相适应的医疗服务体系。也许这两位医生在从事这些活动时未必从属于某些医生社群，但他们的行动展示了医生的社会责任感以及医生职责的范畴。从某种程度上来说，我们希望所有或绝大多数医生都能在所在社区内积极服务或者利用特长加入服务团队。为了最终实现这个目标，我们必须在训练学生的时候不断灌输相应观念，并在住院医师阶段为医生们提供机会去履行这些社会职责。

实践社群。"实践社群"一词是指拥有复杂相互关系、团结协作完成共同目标的群体。参与实践者本身就界定了社群的内涵；而参与者、其经历、社会关系以及所用工具，界定了实践的内涵[49]。医生们也和其他人一样，可以加入各式各样的实践社群，有些与本职工作相关，有些则可能与个人兴趣相关，其中包括活动小组、兴趣爱好组和公民组织等。每一个实践社群都有如下属性：成员之间相互认可（即人们之间的关系网和紧密的相互联系）、共同的事业（即在达成共同的目标和有效问责机制监督下进行工作），以及一系列可共享的资源、工具、信念和方法[50]。一个社区诊所、一个住院医师培训项目、一个病区团队，甚至一个独立执业医生的诊所，包括其诊所管理人员和护士，都可以被称为一个实践社群。对于个体而言，熟练从事社群工作，代表其能全身心地投入到社群的核心活动或实践[51]。然而在实践社群的中心，并非所有人所做贡献都完全相同。由此考德威尔医生发现，对于一个重症监护室而言，呼吸科医生、重症监护护士和科室秘书是患者诊疗的核心成员，而相互之间并无越俎代庖之虞。

在实践社群中的学习，是一个从担任边缘角色逐渐向社群核心移动的过程，而且即便其中资深成员的位置也并非始终不变。社群里的每个人之所以持之以恒地学习的原因，在于社群具有多人合作的性质，社群成员与同事合作来提高业务水平的方式，及其如何开发、修改和淘汰工具、方法、术语和位置也都在不断变化。因此，实践社群往往是自发形成的。以阿尔瓦拉多医生的工作为例，她本人、她的搭档和他们的职员都坚持不懈地为实现糖尿病患者的治疗目标而一再谈判争取。当他们发现效果不如人意时，就制定另一套诊治模式——组团诊视——以改变前台职员、操作护士的参与度，从而改善他们与医生之间的配合程度。

因为所有运作良好的实践社群都是自发形成的，所以新成员可以比较容易地从抵达外围边缘然后逐步进入社群核心。然而，实践社群对于新成员的去留拥有同样的权利。新成员融入社群的前提条件，就是其必须具备合法待遇，即应该有权成为社群的正式成员。边缘角色——即便是微不足道或被动参与的如旁听和观察等，对新成员和中级医生来说都有极大的教育作用[52, 53]。初学者从边缘开始参与，逐渐参与工作，获邀参与，最终成为核心成员；"从新人到熟手的转变对于社群工作都是不可或缺的[54]"。获取社群中参与医疗工作全部资质的能力，并非主要取决于所掌握的高深医疗知识，而是取决于其是否能明白社群的各自角色定位以及如何完成工作。学习高深知识固然重要，但不熟悉实际工作流程也很难流畅有效地开展工作。虽然可以预先模拟和划分实践操作的各个环节，但是实际情形往往具有高度的复杂性、不确定性和紧迫性。在模拟训练时通常会减少或者消除这些因素，所以模拟本身就限制了训练效果。借助实践团队的架构，通过邀请熟练医师示范和对工作进行结构化、条理化拆分的方法进行教学，让学生们通过实践最终学会独立操作，这便达到了实践性学习的教学目的。

医生作为所在社区公共卫生事业的推动者和领导者。医生们必须以"医生－公民"的身份同时参与所在社区的活动及医疗专业的工作。这种参与的第一个层面与社会其他成员并无本质性区别，尽管医生们可能拥有更多的渠道、经济实力、领导力和教育水平等。在此层面，很多医生都会成为所在社区协会的成员，担任社区组织董事，而且在其所在教会或集体互动中发挥积极作用。

医生因其所拥有的独特视角和专长，而在社区里承担了不同于普通成员的角色。对于个人和群体来说，社会问题通常都会与医疗健康问题形影不离；因此医生们还要担负起其天职——提醒大众注意导致健康问题的社会风险源和不公平现象。面对罹患疾病的人们，医生们能够凭借其较高的社会地位而发挥更大的引导和推动舆论作用。考德威尔医生对于所在社区发生的酒驾导致车祸所提出的观点和建议，正是医生在此层面所承担的社区参与和社会责任的典型范例。

如何用正确方法解决社区中存在的健康问题，实际上像健康问题本身一样复杂且需要专业能力，而这正是医生的用武之地。例如，那个困扰着阿尔瓦拉多医生的问题，即她所在的拉美裔患者所在社区里存在的糖尿病发病率持续攀升问题，就对她构成了重大挑战。她必须深入细致地广泛搜集信息，比如导致糖尿病的遗传因素和后天因素、基层糖尿病预防措施的效果、改变相关社区中人们行为的科学依据、饮食和其他文化相关因素以及患者个人的社会经济条件，还有当地与全美的医疗卫生体系运作情况。没有专业医生的参与，无论社区的保健计划还是当地、本州乃至全美推出的政策，都无法化解健康问题。而医生们可以做出的贡献形式包括：就具体健康问题进行公众科普，在社区的宣传或者服务性组织担任董事会成员或顾问，也可以采取更直接的政治举措，比如像阿尔瓦拉多医生那样在州议会作证。

最后一点，医生们也可以像其他有关公民一样，团结合作以有效地实现政治目的。正如人们常说的："尽管独挑重担的行为值得称道，但团结协作才能真正体现专业精神[55]。"参与影响力更大的专业团体，可以获得在相关平台上探讨有关专业身份和目的问题的发言权，让医生们的意见影响力更大、更协调，而且能够让社会大众清楚无误地听到医生们的专业意见。所参与的专业团体，既包括成为美国外科医生学会等专业团体的会员并参加相关活动，也可以是加入例如促进人权协会等与社会事业相关的组织。医生们可以通过此类团体制定政策，从而澄清和宣传医疗界的价值观念；而（借用实践社群的说法）随着时间情境的改变与职业共同体（joint enterprise）性质的转变，这种做法能够对促进医生群体的凝聚力与团结发挥重大作用。而对整体职业价值观的重新界定和诠释的这一过程，必须先于公众对于医疗与健康重大事项的探讨，至少是与之同步。

加入专业社群对教学的意义。医生专业社群的内部交流丰富而多元。团体里的资深成员不仅具备新手应该学习和模仿的专业素质和行为范式，他们本人也可以成为学习榜样，让学生们了解自己距离专业素质培养的预期目标所存在的差距。如果我们将医生职业视为以实现最佳的患者治疗效果为目的的合作性社会实践，则意见反馈对于医生作为群体和个人来说都具有核心性的作用。这一反馈在下述两个层面构成其中所有成员本人所承担的责任：首先，成员们可以相互协同、竭尽所能地实现社群的目标；其次，成员之间可以彼此监督、共同进步。

医疗工作的核心问题，在于可以为患者实现何种疗效。将关注重心放在个体和群体患者的疗效而非医生所拥有的品质或资质这一点所体现的是，胜任医疗工作的前提条件，是娴熟地参与复杂体系的运作并与系统内其他成员间进行有效沟通和合理调配资源。这些资源包括技术、护理人员、社群资源以及患者的亲朋好友。医学生们只有参与临床工作才能熟练掌握技能。他们最初扮演边缘性角色然后逐步进入核心层，但始终都需要亲身参与患者诊疗工作，得到资深教师和榜样人物的指导，后者期待学生们利用其临床经验促进学习更多的正规知识，而且会帮助他们深入思考。与此相同，医学生和住院医师也可以从临床医师身上，学会以医疗体系成员的身份做出贡献，如何成为所在社区的积极成员，以及如何利用发展合宜的机会作为健康倡导者。这种重视其社会和文化层面意义的学习理念，所构建的框架有助于我们思考如何组织医生的教育工作。

专业精神的广义内涵

我们的讨论，就从将培养专业精神视为指引医学教育和推动学习过程的主线入手。在此之前，先要回顾一下我们之前提出的问题：社会对于将医学生或住院医师培养为医生提出了哪些指标？有哪些过程可以支持和促进他们实现身份认同的转变？

公众对于医生的期望不仅限于他们的医疗工作层面，其缘由在于人们因罹患疾病所付出的代价和经历的苦痛。医生职责的广义内涵，业已从诊疗个别患者延伸到应该参加专业性组织和医学或非医学团体，以及通过实验和创新来研究健康问题并取得更好的疗效。医生必须竭尽所能地全方位提升自己，方有可能最终实现这个几乎无法完成的任务。出类拔萃的专业人士，拥有对于救治患者和改善人群健康的强烈使命感和强烈的个人责任感。为大众健康做出更多更大贡献的使命感，涉及医生工作的三个方面，而孜孜不倦地在这三个方面完善自己，便是具备专业精神的体现。

医生的培养

尽管专业精神的养成既可能是悄然成型也可能是有意为之，但更为明晰地表述培养过程和理念有助于对其提供全面监控和精心指导。我们建议用自我意识[56]、人际关系[57]和文化适应[58]这三个方面作为专业素质培养的三要素。尽管诸如道德、伦理行为准则等外部规范以及沟通、道德推理等技巧都对专业精神培养起着重要作用，但我们更为重视的依然是专业精神培养的核心，而非探究相关的知识、技巧和行为。我们发现对于救治患者和改善个体和群体健康的使命感，构成了医生工作的基础理念，而且能够指导和激励医生们的工作。医学教育者们一定会问：这种使命感出自何处？如何养成和保持？

自我意识和反思性实践。当学生们进入医学院时，自然会事先就对医生职业应该具备何等专业兴趣、使命和概念存有自己的想法。初学者们正是带着这些"良善初心"开始了专业学习[59]。随着不断接触到新知识、新技术和新观点，他们在医学的海洋里可以发挥才智的空间就变得越来越大。在他们聆听患者倾诉之际（其中既有喜悦忧伤，也有恐惧感动）；在他们体验到被患者或患者家属视为医生之际；在他们开始见习医生的日常工作之际，学生们才开始理解作为一名医生的复杂内涵和感受。他们开始重视医生所使用的各类信息，认识到医生可以带给患者和公众的力量和局限性以及医生所承担的责任。学生们还必须学会直面在对医生职业的最初预期和信念，与置身其中所产生的新认识之间的差异，并且在其间找到平衡点。

学生们的自我意识产生的时刻在于能够发现和包容有别于己见的观点，并且运用不同的观点来检验自己的信念、假设和情感。这种自我意识能帮助专业人士与他人交流，对棘手问题做出清晰理性的决定，理解他人的强烈情绪，能遇事即付诸行动而不是空谈抱怨。自我意识之所以被认为是医生必须具备的能力，是因其可以体现医学的核心价值，即同情、怜悯和利他[60]。这就是说医生必须学会暂时忘记个人的情绪和想法而只关注于患者，学会带着同情心与患者交流，理解患者的需求，并从患者角度着想来回应患者的问题。

自我意识亦指对自身优缺点的清晰认识。这种能力有助于寻求他人反馈、指导自身学习并参与到能够自我提升的活动或实践中去。学生们在进行反思和接受外来评价的过程中逐步产生这类自我意识。总体来说，这些认知技巧可以帮助学生们批判性地审视自己的思考过程和学习方法。初学者必须客观认识到医学现状和个人存在的局限性，并意识到年轻医生必须经历漫长的成长过程，才能最终学有所成。在医学教育中除了积极培养学生的自我意识外，也不能忽略对抗压能力和宽恕精神的培养，因其正是组织和教育文化的要义和特点。

社会关系。在医学生的职业发展中，社会关系发挥着极其重要的作用。尽管医患关系在医学教育中得到了高度重视，从以患者为中心的沟通方法、问诊和查体技巧，以及诊断推理等均可见一斑，但是今天又出现了值得高度重视的、对于专业素质培养工作具有重要意义的其他社会关系。皮尤·费策尔（Pew-Fetzer）工作组为了改进社会心理健康教育，首次提出了"以关系为中心的诊疗"观点，正式明确了社会关系在专业素质培养中的作用。这种关系包括医疗从业者之间的关系，医疗团队间的关系，医疗系统间的关系，以及医生与其医疗机构等之间的关系。

专业素质培养过程与医患关系相伴而行。这种关系从医学教育初期一直延续覆盖从医执业全过程，涉及如相互依赖、情感冲击以及如何解决观点相悖或进退维谷处境等问题。这些经历会形成人们的价值观和使命感，从而培养一种作为患者代言人的意识，以及一种为患者争取利益最大化的愿望[61]。布雷克利和布莱更进一步指出，"医学生与患者之间深入的合作性关系"应被视为"知识形成的原点"，因为这样的关系才是同时从患者角度，以及从生物医学与社会心理学角度共同理解患者状况的动力[62]。此外，这样的关系可以增强学生的探索精神，促使他们丰富自己的知识和改善治疗效果，而这两点恰好是医生工作的重中之重。

专业精神也形成于医生与医生和其他医疗从业者的关系之中。考德威尔医生一直记得当他还是实习外科医生时，一位主治医师有一天问及他会如何救治一位术后病情意外恶化的患者；他也依然记得前一晚一位技术高超、经验丰富的护士与自己的长谈。那位护士耐心地帮助他理解患者的病情是何等危急，而未来十二小时内的正确决断又是何等重要。他在极端疲惫的情况下尽可能多地学习了关于患者情况的知识，最终以一个三年级医学生的身份提出了一个救治方案。那时的他即便是个初学者，也十分期望能够为患者救治做点什么。

当今的医疗工作所涉及范围早已超出医患关系的范畴。包括多层次医学生的专业医疗团队必须通过相互配合、有效沟通来提供高质量的医疗服务。这些专科间的关系不仅会影响学生们对于不同种类的医疗从业者的角色和职责的理解，也会影响他们对于各个专科所做贡献的评价，以及对于自己作为团队中一员的身份认同。

在与其他医疗从业者合作以携手治疗患者的同时，医学生和住院医师们会逐渐培养和扩大其作为专业认同感（professional identity）[63]、自信心，以及学习和提高专业能力的积极性[64]。医学生和住院医师作为实践社群的成员，双方都具备了共同的价值观、使命感、社会资源和知识，以及所在社群的社会责任，并为之做出贡献。这些社群中有的成员担任引路人、导师和行为榜样，帮助同仁坚信自己能够做出更大成绩，并且在面对不利局面或挫折时展示出自我调整的能力。类似这样的关系具有强大的影响力，能够影响初学者进行专业判断、职业规划以及未来个人生活的选择。

最后一点要指出的是，专业素质培养过程也与社群和体系之间关系密切相关。为什么阿尔瓦拉多医生选择独立执业，可以接诊那些只有联邦医疗保险的患者？而她的诸多医学院同学和住院医师期间同事们却在大型医疗系统就职，薪资有保障而且在可以收治何类患者方面必须遵从从所在医疗机构的政策？早年在医学院读书时，她就发现自己热衷服务于那些缺医少药人群，而她最为仰慕的榜样人物也都是那些不遗余力设法改善这些人群的医疗水平和生活质量的医生、护士和社工们。

医生的工作和训练性质决定，他们将会遍布天涯海角，工作地点从社区卫生机构到大型医疗系统，所从事的工作从进入与自身居住环境截然不同的社区进行家访，到供职于接诊自费特需客户的私立医院和诊所，而他们也会在发展中国家的偏远乡村行医。学会如何在不同环境中作为专业人员高效工作，需要他们乐于倾听、善于观察，而且能够因地制宜，尽管这些环境有时会与医生原本的理念和观点相左。在性质不同的地方行医的经历，让医生们能够独具慧眼地发现，需要怎样进行改革以提高当地人的健康和福祉，虽然所提出的改革措施可能会因为缺乏资源和能力而被搁置。医生们可以采用不同的方法，扮演"改革宣传员"的角色，并且赢得与其并无直接关系的地区人们的信任。培植这样的关系，以及设法让医学生和住院医师们试着扮演此类角色，对于培养他们具备社会公民的责任感和践行自己的价值观也尤为重要。

文化适应。除了自我和人际关系之外，社会以及大型医疗机构（包括医疗行业本身）所奉行的行业规范和价值体系，都会对专业素质培养发挥作用。大多数医疗环境和机构所推崇的价值观，都鼓励人们致力于重视医疗质量、安全和继续医学教育。然而，透过这些表面现象，学生们也会遭遇表里不一和令人失望的情况。医疗专业人士们时常会在遵守政策或行政规定与满足具体患者提出的需求或最大利益之间进退两难。例如，患者过多时往往不得不缩短问诊了解患者的意见和主张的时间，从而影响患者眼中的"医疗质量"。医疗系统的低效和运转失灵也会诱发医疗从业者们的挫败感和消极情绪。

初出茅庐的医生们大多会接纳所处临床环境的主流价值观，并将其内化为自身的价值体系。人人都希望所供职的医疗机构奉行崇尚高质安全的医疗服务，以患者为中心的诊疗环境以及和继续学习和自我完善的价值观，但遗憾的是并非所有人都能如愿以偿。如果学生们身处的环境所信奉的价值观或正规教学课程中教授的价值观有悖于既有的价值体系，会产生严重的后果，因此必须予以足够重视。哈佛提（Hafferty）曾将这种价值观念，特别是背离主流价值体系的价值观，描述为"隐性课程"，而且此类文化对于专业素质培养造成的恶劣影响业已由诸多文献证明[65]。尽管阿尔瓦拉多医生和考德威尔医生都曾经历过一些氛围不佳的学习环境和文化影响，但是他们依然未受影响地成为信誉卓著的专业人士。其原因何在？

其中一种解释认为，这两位医生如同许多其他医生一样都形成并维持了一种强烈的目的感和使命感，能够让他们面对极其困难的情境。尽管如此目的感和使命感究竟从何而来尚不清楚，但是似乎来自于结合了个人经历和上文所述人际关系的某种体验。另一种解释则是虽然他们在医学训练过程中有时也会迎合当时的主流文化或权力架构，但是他们并没有将其内化和成为自己的习惯，他们从中学习，验证了后果，然后继续前进。

我们认为（让医学生实现）身份转变应该成为医学教育的最

高目标。设想一下，如果一个纯粹地怀抱着一腔热情投身医学事业的学生，能够在医学教育中将个性打磨得温和可亲，能够将患者和大众的利益奉为人生信条，能够在工作中与人合作进行一些前无古人的创新，能够在失望或失败中凭借强大的韧性始终坚持，那么其他那些我们耳熟能详的医学教育目标（是否实现）其实无须多虑。强烈的止于至善的志向，辅之以使命感和个人责任，势必能促进医学生不断汲取知识和完善技术，而这样的促进作用会贯穿其医学训练和人生的全过程。除此之外，因为减轻病痛而不仅仅是预防或减轻发病率是医学的重要目标，我们培养出的医生对患者"以人为本"式的关怀共情和重视程度也会同步增长。如同前文列举的阿尔瓦拉多医生和考德威尔医生一样，为患者谋取更多利益的理念会促使医生们以更多更灵活的方式运用各类社会关系，借此加强医疗服务，提高当地社群健康水平，自觉抵制"敷衍了事"的医疗工作。这才是专业精神的灵魂所在。

学以致用

在此之前，我们所讨论的学习和实践集中在医生工作和专业素质培养的三个方面（提供优质医疗服务、致力自我完善和创新以及参与社区工作）。现在让我们重温本章开始时提出的那个问题：既然医学教育的终极目标是患者福祉，而且专业精神的内涵包括上述三个方面，那么医学教育应当如何设计和实施呢？对高水平医生的成就以及学习科学所做贡献的研究，揭示了医学学习的三大前提假设，以及这些前提对课程设计、教学方法和评价体系的意义。

前提一：学习是一个渐进的发展过程

我们曾经介绍过专长培养的正规知识、经验知识、临床能力和创新层面，其含义就是对知识动态性的认知，其通过持续重塑、整合、扩展、完善的方式，在诊治个别和群体患者和公共卫生等领域不断创造新的知识或提高医疗水平。例如，一个初学者可以严格按照程序准确地完成肺部查体，却可能完全忽视对于高年级学生而言非常显而易见的一组体征。那个高年级学生也许会就此对喷雾杀虫剂的使用和外来务工人员的呼吸系统疾病的联系产生兴趣，最终这也许会促成一项健康政策和卫生宣传相关的研究项目。不论是二十一岁初入医学院的大学生们，还是那些三十多岁转行进入医学界的人们，很多人都对于疾病、患者诊疗或医生的工作性质都缺乏了解。当他们四年后毕业时，已经做了约五百次体格检查，写了超过三百份住院病历，助产了十至三十个婴儿，三次在床旁目睹自己的患者辞世。这些经历对人生的影响和转变是难以估量的。

与此相比，在住院医师培训期间发生的转变更上层楼。虽然在选定的专科有过至少八至十周的临床经验，但刚刚成为住院医师的医学院校毕业生们还毫无疑问是个新手。正如医学院第三年的教育让学生们对在不同环境中以及不同临床专科中的患者诊疗有了比较全面的了解一样，住院医师阶段在前几年也只能大致掌握某一专科及其诊疗环境和具体工作，当然医院还会提供给低年资住院医师一些机会来完成些基本任务，并使他们熟悉这个专业的基本技能。在住院医师培训阶段结束前，住院医师们将有机会独立工作六至十二个月。在此阶段，他们更为关注的是高级手术技巧、洞察秋毫的鉴别诊断能力，以及由经验积累所赋予的判断力。一个完成培训的住院医师必须能够面对绝大多数临床情况合格地完成诊疗工作。不论是针对其所在专科的简单直接还是复杂困难的疾病，他都必须能够准确而快速地发现何时请求更有经验的同事协助，方可提供最优医疗服务的情况。他也需要能够凭借同情心、奉献精神和利他主义，将自身与坚实的知识背景和技术能力相结合，达到物我合一的境界。至此，这名即将能够独立执业的医生业已迈过了关键的职业门槛。

最终，一名医生的知识和能力的高度取决于其此前掌握的有关专业的知识和理解，以及可供其增进知识和加深理解的某些特殊情况。持之以恒地积累新知识和加深对医疗实践的理解，对于提高医生个人和团队的效能都是至关重要的，此等有目的、坚持不懈的知识积累就是我们所说的进步的过程。符合这一前提的医学教育包括以下内容：

课程结构：将正规知识和经验知识相结合并实现纵向内容整合。尽管有许多课程设计的特色都有助于专科新手成长为独立专科医师的进步，但其共同主题均为如何将有待学习的知识技能与临床环境中的教学机会进行有机匹配。而两者的有机匹配，需要做到选择适合的教学内容和责任，并且将其与合理安排教学顺序相结合。教师们若要帮助学生实现高效的学习轨迹，就必须在医学生和住院医师所提出的学会如何面对逐步增高的风险做出决定和完成更高难度手术能力的需求，与符合严格监督与保证患者安全的标准之间取得平衡。而更具有挑战性的做法，则是让不同学生们在一段时间内拥有较大的灵活性，而这段时间的长短取决于不同学生掌握某一具体知识、概念和技能的能力之间天然存在的差距。

运用长期指导和监督的方式，创造条件让学生们深度参与专业方向的工作，提供适应个体学习需求的教学方法。尊重医学教育的渐进性和发展性的教学方法，会鼓励每个学生深入到其专业方向的临床工作中去。但是由于医学教育的目的是培养出一个能够独立判断哪些情况是自己能够应付的，而哪些情况是超出自己能力范围的医生，因此教学方法的要义在于创造一个学习环境，可供学生们以优质诊疗服务为准绳，思考和判断其需要何等水平的帮助和如何获取应对某一临床状况所需的专家。同理，能够通过构建和使用患者诊疗模型来激发探索精神的教学方法，可以帮助学生们养成有利于其逐步掌握专长的学习习惯。

整合评价体系：长期跟踪学生在多个专业领域的学习进展。多种支持渐进式学习方式的评价体系，都强调学习者对未知事物所持态度与其所掌握的事实性知识同样重要。医学生们必须逐步学习掌握的各领域知识，都必须使用可靠的方法进行明确的评估。学生们也应当积极参与到评估结果反馈的过程中，从中发现有待继续努力而提高之处，从而帮助他们高度重视所收到的成绩评语。

前提二：参与式学习

价值观、身份认同以及熟练操作是在参与专业社群工作过程中逐渐形成的。社群的每个人都参与到一些意义明确、目标导向的集体工作中，比如在一个病例中发现重要的学习目标，确定一次患者家访中需要优先安排的工作，协调一个急诊创伤患者的救护工作，或是在一次查房中解决患者的关注和需求。学生们可以通过观摩技能有别于或高于自己的同事们操作，通过承担挑战自己能力和技术上限的任务，以及通过得到他人的指导和反馈，从而提升自己的患者诊疗和与同事有效沟通能力，并且在医疗实践中满足伦理和文化层面的标准。

医学院毕业后医学教育的最大特征在于全面转型，从成为住院医师伊始到结束住院医师培训，学习者们在个人诊疗能力上会历经一个质的转变，而与此同时，他们与医疗团队内同事们的关系也会有所转变。新的住院医师大多数时间只是观摩更高年资的医生操作存在一定风险的诊疗手段，而他们自己只能承担一些常规的诊疗项目；等到住院医师的培训即将结束时，他们就可以应用自己的知识、判断、技术和同情心在各自专科独立地进行诊治。尽管他们还在不断观察和模仿那些更高年资的医生，但是他们现在已经可以和其他同事并肩带教低年资的住院医师了。正是由于他们历经了住院医师培训全过程，从专业里的新手逐渐成长为合格的医生，他们与其他临床同事之间的关系和诊治患者的合作性质也发生了重大改变。此外，由于住院医师全神贯注于住院患者诊疗，鲜有机会接触医生工作的其他方面，比如一些院外环境中进行的临床工作。这一前提对于医学教育的课程结构、教授方法和评价体系具有以下意义：

课程结构：合理安排学习内容的顺序，逐步提高学生们所参与临床工作的重要性和价值，着重培养协同合作和沟通交流能力。这样的课程结构应当为学习者创造获得足够的正规指导和技能提升的条件，帮助他们高效参与医生们的非临床工作，并且取得良好成果。

教学方法：邀请学习者加入社群，给予辅助和引导，明确指出他们所应扮演的角色和负担的责任，同时对他们的表现给予反馈。此外，贴身接触堪为师表的医生可以产生榜样效应，教会学习者们如何与医生同事和非医生同事互动和合作。

评价体系：多角度的评价体系，比如知识理论、逻辑推理、交流沟通，以及对医疗系统的改善，同时应当涵盖个人表现和团队表现两方面。能够促进学生参与到医疗工作各个方面的评价方法，应当涉及对于工作内容、参与程度、与医生和其他同事的交流合作以及合作结果等多个方面。

前提三：情境化和分布性学习

临床环境中拥有丰富的学习资源，时常有机会需要学生们调用学过的知识，进行深层次理解、完善自身表现，同时形成个人价值观和职业价值观。正是在这样日复一日的临床工作观摩中，医学生和住院医师们获益良多。他们运用患者诊疗技能，也参与到一些支撑临床医生工作的复杂体系中。但是由于临床环境中拥有如此海量的信息和资源，学习者们（特别是低年资的学习者们）非常容易感到漫无目的和不知所措。因此对于帮助学生们集中精力获得急需的学习资源而言，由经验丰富同事所提供的学习线索和示范就显得非常重要。尤其是在当今医疗技术飞速发展的大环境下，提高临床教育的效率和效果在很大程度上依赖于能否发现和充分利用蕴藏在特殊环境和医生之中的隐含性临床知识。

医疗机构运作的一个层面，就是充分认识到非医生工作人员的重要性，尊重他们的知识和工作。在这样的前提下，医生们需要能够熟练地诊疗过程中与非医生们合作。随着接受临床培训的医生们操作益发熟练、知识益发丰富，随着他们日益承担起核心环节的工作，他们益发有必要深刻地认识到应该以如何筹集和协调资源来完成那些超出他们经验和能力范围的诊疗任务。尽管与理疗师或社工等进行高效合作的能力之重要似乎不言而喻，但是却并未得到医学教育的足够重视。相反，医学教育的核心理念依然是重视个人所掌握的能力和成就。在临床实践中，这种将临床医疗工作的意义分出高下的做法弊端甚多。它不仅会导致轻视非医生人员在患者诊疗工作中的作用，也会影响住院医师们培养其在临床工作中整合资源的能力。此外，这种做法还会导致医学生们躲开那些高度依赖与不同类型的非医生工作人员合作的专科。

如果能够认识到知识在同事或团队成员间的分享性和分布性而且嵌入常规手段和技术之中，同时能够将（个人的）表现视为团队合作的成果，就会对现行的医师执业许可制度和资格验证标准提出重大质疑。尽管这些制度和方法依然是衡量个人能力的重要尺度，但（知识的）分享性和分布性这一前提，凸显了有必要采用多种方式，对小组、团队和系统的表现进行全面充分的监督和验证。符合这一前提的医学教育设计包括以下内容：

课程结构：为学习者创造机会面对困难、解决问题，经历不同的复杂情境；科目上侧重于解决问题和利用信息的方法而不是背书；方法上侧重于教会学生发掘临床环境中潜在知识的能力。符合这一原则的课程结构设计应当涵盖在各类医疗环境中涉及患者诊疗的学生们，帮助他们深入了解在千差万别的临床场景下可供利用的资源。我们并不是刻意要干涉学习者们个人能力发展的轨迹，但是在不同临床环境的工作经历会帮助他们懂得非医生专长人员的重要性，有时甚至是决定性的重要地位。

教学方法：这种方法倡导教师指导下的观察和思考，鼓励质询提问和创新发现，吸引学生们参与到与专家们的交流讨论中，从而帮助他们提出合理的假设和建立正确的认识。酌情弱化教师所掌握知识的地位，同时模拟出一个自己以外的许多人分别掌握所需知识的场景，有助于推进学习的这一层面。

评价体系：关注学生们能否快速有效地利用实体资源、社会资源和人际网络，并且重视团队表现以及个人对团队合作的贡献。重视临床信息的情境化和分布性的评价体系，能够衡量学习者在复杂环境中与他人合作的效能和作用，例如能否及时、熟练地获得来自非医生工作人员的辅助，筹集所需物质资源和信息资源。

未来目标：为行医做好准备

如前文所述，医生工作主要包括三个方面：提供优质医疗服务、探索和创新，以及参与专业社群工作。因此，医学教育应该筑基于相关学习理论和研究成果之上。这些理论可以解释医生如何精通这三个方面工作，以及与此进步过程密不可分的专业素质培养。为了进一步解释为什么这样的教育理论在以后可以优化医生培养以及如何实现优化，我们将在下文中阐述美国医学教育的现状。第三章和第四章将介绍医学生和住院医师阶段的医学教育，其重点在于指出学习具有渐进性、发展性和参与性，以及情境化和分布性。在依据这些前提研究现今的医学教育模式的同时，我们提出了符合医学学习和临床实践本质的新型教育模式。

参考文献

［1］Wear & Castellani, 2000, p.603.

［2］Wear & Castellani, 2000, p.603.

［3］Boshuizen & Schmidt, 1992.

［4］Schmidt & Boshuizen, 1993.

［5］Bordage, 1994.

［6］Bordage & Lemieux, 1991.

［7］Norman, 2005.

［8］Lemieux, 1991.

［9］Hatala, Brooks & Norman, 2003.

［10］Grantcharov, Bardram, Funch-Jensen & Rosenberg, 2003.

［11］Megali, Sinigaglia, Tonet & Dario, 2006.

［12］Dreyfus & Dreyfus, 1986.

［13］Benner, 1984.

［14］Bereiter & Scardamalia, 1993.

［15］Ericsson, 2002, 2004.

［16］Feltovich, Spiro & Coulson, 1997.

［17］Eva, 2005.

［18］Montgomery, 2006.

［19］Croskerry, 2005.

［20］Anderson, 1980.

［21］Feltovich et. al., 1997.

［22］Billett, 2002, 2006.

［23］Greeno, 2006.

［24］Hutchins, 1995.

［25］Salomon, 1993.

［26］Croskerry, 2003.

［27］Ericsson, 2007.

［28］Hatano & Oura, 2003.

［29］Schwartz, Bransford & Sears, 2005.

［30］Schewartz et. al., 2005, p.32.

［31］Schwart et. al., 2005.

［32］Bereiter & Scardamalia, 1993.

［33］Mylopoulos & Regehr, 2007.

［34］Hatano & Oura, 2003.

［35］Alexander, 2003.

［36］Bereiter & Scardamalia, 1993, p.97.

［37］Bereiter & Scardamalia, 1993.

［38］Scardamalia & Bereiter, 2006.

［39］Dweck, 2000.

［40］Grant & Dweck, 2003.

［41］Gust, Regehr & Tiberius, 2001.

［42］Regehr & Mylopoulos, 2008.

［43］Schon, 1987.

［44］Schon, 1987, p.40.

［45］Schon, 1987, p. 35.

［46］Eva & Cunnington, 2006.

［47］Eva, Cunnington, Reiter, Keane & Norman, 2004.

［48］Eva & Regehr, 2005.

［49］Wenger, 1998.

［50］Wenger, 1998.

［51］Lave & Wenger, 1991.

［52］Billett, 2001.

［53］Rogoff, Paradise, Arauz, Correa-Chavez & Angelillo, 2003.

［54］Lave & Wenger, 1991, p. 122.

［55］Gruen, Pearson & Brennan, 2004, p. 97.

［56］Epstein, 1999.

［57］Haidet et. al., 2008.

［58］Hafferty & Franks, 1994.

［59］Benner, Tanner & Chesla, 1996.

［60］Epstein, 1999.

［61］Ratanawongsa, Teherani & Hauer, 2005.

［62］Bleakley & Bligh, 2008.

［63］Forsythe, 2005.

［64］Dornan, Boshuizen, King & Scherpbier, 2007.

［65］Hafferty, 1998.

第二篇

·

了解医生的工作

第三章

医学院校教育中的学生体验

医学院的经历会让学生们脱胎换骨。他们在刚入学时既兴奋又不安，满怀着对医生职业的诸多未经验证的憧憬。而毕业之际，他们已具备较充分的知识和自信，能够在指导下做好医生的具体工作。那么，他们的理解能力、操作能力和性格是如何蜕变的？为了解答这个问题，本章将详细描述美国医学院当前的课程模式、教学实践和评价方法。

在弗莱克斯纳时期，学生毕业后即可开始行医，所以院校教育阶段的目的就是培养医生的临床工作能力。而今天的医学院校教育，旨在帮助学生顺利进入接下来的专科医师训练阶段，即为毕业后医学教育阶段做好准备。但是医学专科之间存在巨大差异，难于取舍哪些通用知识和技巧是不同专科都需要掌握的。不仅如此，正如之前第二章中所提及的，无论从事何等专科，医生的职责需要他们具备照护患者和患者群体的技能，而且能够积极从事探索精神与自我完善和参与专业社团的工作。因此，医学院校教育的任务就是让学生们掌握基础知识技巧，并培养专业价值观，促使他们在其所选专科工作中孜孜不倦地追求卓越。

本章在介绍美国医学院当前的课程模式、教学实践和评价方法时，也始终关注着今日医学实践提出的需求，即如何满足未来的实践和趋势要求。我们的关注点还在于（详见第二章）学习的渐进性、发展性、参与性，以及情境化和分布性。因此，本章会在多处介绍面向今日医学实践和学习性质的创新方法。

医学院校教育的课程结构

为了保证毕业生能够进入面向专科医师的毕业后教育阶段，大多数医学院采用以下三种课程模式之一来组织安排见习前教学：基于专业学科模式、基于器官系统或整合医学科学模式，亦或基于问题或案例的模式。见习或临床教学通常采用专科模块轮转式见习模式、纵向整合式见习模式，或是混合模式。这些教育模式历经多次改革[1]，而每次改革均在保留原来精髓的基础上添加新的教学设计、教学方法以及评估系统内容。重点探讨这些教育框架的原因，在于其在今日美国医学院校教育中的普遍性。（虽然我们在实地考察过程中见识了所有各类结构，但我们无意介绍任何一所医学院的课程。）

见习前课程结构

弗莱克斯纳所设计的医学教育模式，旨在保证所有执业医生都拥有扎实的生物医学科学基础。他认识到，必须着重培养学生的解决问题能力、批判性思维和自我教育能力，把生物医学领域的前沿知识与临床实践结合起来，而不单单是要求他们掌握那些即将过时的无用知识[2]。然而，随着与临床医学相关的科学知识不断拓展，医学教育者们遇到一个难于取舍的问题，即究竟让学生们在临床实践之前掌握多少科学原理和临床信息，才能让他们在临床实践中这些原理和信息对于患者诊疗的实际意义？此外，既然解决问题能力和批判性思维在情境学习的条件下更容易培养，这就意味着学习是个需要将理论和实践相结合的过程，不能随意将知识和技巧生搬硬套。这一诠释角度促使我们思考学习科学原理和医学知识的最佳顺序。而学习的渐进性和发展性，也要求我们必须认真设计课程以协调和排序教学内容和教学体验，从而提升医学生对最新和尖端知识的理解力并提升其临床能力。为此目的，见习前教育运用的各类课程结构采用了不同方法来组织和安排科学原理的学习，并在这些理论知识与临床实践之间实现平衡。

医学学科模式。弗莱克斯纳倡导的"基于医学学科"的课程结构直到 19 世纪 60 年代依然是主流方式。学生们通常以学科为基础学习正常的人体结构功能，并按照一定顺序进行学习，例如学习了解剖学、生理学、微生物学、组织学、生物化学等课程后，紧接着学习病理生理学和治疗。某一特定学科课程通常与其他学科课程同时授课，但是我们发现，这种方法往往存在脱离临床实践的弊病。渐渐地，例如循证医学、遗传学和医学伦理学等崭新的学科也被纳入课程而成为独立、同步的学科。

根据弗莱克斯纳的建议，提高医学生科学素养的目的不仅是了解人体，而是让他们学会科学的逻辑思维或是掌握临床思维方法。尽管其建议对于学会如何研究解决某些类型的具体疑难问题有所帮助，但是医学知识量的持续拓展和多元化业已构成了一大挑战。海量涌现的各类资讯有待其了解，而其中哪些资讯会派上用场却是未知之数，这些因素都给今天的医学课程和教学带来了很大困扰。面对接踵而来的沉重课业负担，学生们大都会采用死记硬背的学习策略，而这种方法却与科学推理和探索精神大相径庭。

因此，当今很少有医学院完全根据不同学科来安排课程。首先，一个最主要的问题是课程设置本身并未将内容有序地整合起来，需要学生将不同学科内容关联起来并灵活地运用到临床实践中去。学生们需要成为知识的整合者，主动将知识用于实践。这种课程结构的设置和安排并不遵循循序渐进的学习过程。课程之间缺乏协调性，例如有些课程会重复学习以前学过的内容，有些课程脱离了学生现有知识基础或是缺乏相关的临床实践，对于这样的课程设置，学生们表示并不满意。

这种课程设置方法的第二个弊病在于效率低下。学生们被要求用两种完全不同的方法来学习相同的内容：第一种方法是围绕基础知识展开的；第二种方法是围绕患者的体征和症状展开的。因此，学生们刚进入临床的时候只掌握了抽象的知识，很难立即应用到临床实践中。这种课程设置有悖于情境化学习的理论，不能让学生们及时地把他们丰富的医学基础知识和技巧应用于临床实践中。

第三个问题在于，基于学科的教学方法严重依赖课堂教学，无法调动学生们参与实现概念性理解的积极性。例如生物化学实验课程与基础知识课程的教学完全脱节，很多学生无法理解其所学知识的背景条件，也不知道如何使用各种方法将此刻所学运用到临床实践中去。

最后一个问题就是，评价系统局限于科学知识内容，却忽视了学生们在诸多重要领域的表现，例如合成、整合和信息评价能力，以及生物科学之外的专业精神、临床技能、信息整合以及自我评估的能力。

器官系统和整合医学模式。在 19 世纪 50 年代，凯斯西储大学设计出了一种崭新的课程结构，旨在让教学更贴近临床一线医生所掌握的知识。课程的目标是按照器官或人体系统来设置见习前课程，从而整合基础医学和临床医学教学。这一课程设计的初衷是通过早期整合的方式，让学生们在进入临床实践阶段时更好地运用正规知识。这种模式要求学生投入一段时间来认识一个人体系统，例如通过解剖、生理、生化、病理生理、药理和流行病学等课程，学习如心血管或骨骼肌肉系统等具体内容。

这种按照器官系统的课程设置目的是鼓励学生们整合所学概念，促使不同学系的教师们互相协作，以确定哪些内容最有用、重要，以及这些内容教学的深度和如何衔接。但是这种模式耗费过多的人力和时间来安排与协调课程，很多在20世纪60和70年代开始采用器官系统课程模式的医学院，在第一年医学教育中又重回之前的学科模型，在第二年才采用器官系统模式。这种课程设置在第一年教授人体的正常结构和功能，在第二年接着教授人体的异常结构和病理生理过程。这种混合模式一直延续到20世纪90年代，其被取代的原因是医学学科模式中同步课程间脱节现象日益严重且整合医学模式再次成为主流。当今的医学院中，除了少数依然沿用医学学科模式，主流课程设置都是按照器官系统和综合医学模式来培养医学生。

最新模式的整合课程结构设置通过紧密联系临床实践，大大促进了学生们的学习积极性。学生们在一段时间内只专注学习某一个问题或是某一个器官系统，从分子化学到社会学层面来了解人体系统的正常和异常状态。这种课程设置让学生们学会了分析对比的学习策略，从而提高学习积极性并培养清晰的理论知识结构[3, 4]。

此种课程设置模式之所以远远优于先前的学科模式，是因为其能指导学生们整合知识，在以临床为导向的知识框架里开展情境学习。但是，在大量的基础科学知识和临床实践知识之间，这种模式也暴露出有欠平衡的问题。尽管学生们大多很喜欢前见习阶段开设的临床技能课程和导师制体验，但是他们往往认为这些课程属于"软性"内容，从而予以轻视和忽视。低年级的医学生们在医院见习期间，只是作为被动的旁观者而并未承担起医生的职责。这种临床参与度难以调动学生的积极性，而过于重视知识获取的评价系统，更会影响学生对重点的考虑并且促使其将重心完全放在知识获取上。不仅于此，临床经验不足还会影响到学生们对所学知识的理解。学生们缺乏必要的临床意识来将课堂所学知识应用到具体患者诊疗。而最终结果就是学生们缺乏可与正规知识学习同步进行并予以佐证的实践知识。从学生的角度可以清晰地证明，这种做法的效果与真正的临床环境所能取得的效果相去甚远。不仅如此，这种教育模式容易造成结构僵化，基本没有将学生自身的发展需求和能力考虑在内。

问题导向型和案例导向型学习模式。问题导向型学习模式（problem based learning，PBL）最早在 20 世纪 60 年代末期和 70 年代早期由少数医学院率先引进，特别是麦克马斯特大学和新墨西哥大学。这些大学基于教育学和认知科学推出了新的课程模式[5, 6]。这种模式在 20 世纪 80 和 90 年代被多个医学院采用，而许多大学则将 PBL 模式用作一种教学方法。

PBL 是启发式教学的精髓[7]，而且完全吻合学习的参与性和分布性的理念。PBL 中的案例可以促使学生们以小组形式和自主形式进行学习。所谓的"问题"就是患者案例，而学习的方式就是由六至八名学生、一位教师主持人（faculty facilitator），有时还包括一位准导师（near-peer tutor）的小组成员们共同进行一周到几周的研究。这些精心设计的案例可以给学生们创造机会，学习更为传统的课程中也涵盖的基础和临床科学。这个模式的核心本质是"超越学科分野限制的渐进式问题框架"[8]。其优点在于学生们在接触所有案例时，并不了解案例的核心所在，而且即使是从课程标题本身也找不出任何线索（例如"既然这是心血管部分，这个案例一定是心脏的问题"）。尽管老师们在准备 PBL 的过程中对某些要点必然有所侧重，而且学生们也往往侧重于那些要点，但是学生们在初期并不会得到提示，因为此举有悖于启发式学习的初衷。

在 PBL 模式下，学生们首先得知的是患者的当前病情或状况，然后逐步获悉其他情况。比如，"史密斯先生为 22 岁男性，遭遇摩托车车祸，送来急诊室时处于昏迷状态"。小组成员从这些有限信息入手，开始提出关于患者病情的各种假设，确定学习目标，决定需要哪些临床信息及其重要性（病史、体格检查、实验室或影像学结果），然后确定小组需要在哪些方面合作改进其对相关基础医学、临床手段或医疗体系的认知。这种对案例一步步抽丝剥茧式的解读，辅以参与者反复提出假设（attendant iterative hypothesis），促进了成员间共同讨论和解决问题。

PBL 学习班通常每次一个半到两小时，每周开展两到三次。在小组聚会讨论时需要学生们进行自主学习，每个学生可以和其他小组成员在下一次讨论之前分享自己的学习成果。这样就可以集中集体讨论时间专门讨论患者的案例，而不是展示每个人从这个案例中学到了什么。这个过程一直持续到最基础的学习要点和案例学习完成，一般情况下一个案例需要进行两到三次小组讨论聚会。一些医学院的 PBL 过程，从手写案例开始，推进到使用数字化视频光盘中的视频案例，直到最后使用标准化病人案例。面对标准化病人，学生们能锻炼问诊、交流和体格检查的技能，同时也能学到基础医学知识。麦克马斯特大学和加利福尼亚大学洛杉矶分校等医学院会在每个案例之后提供更多的小型案例，来帮助学生概括从个案中学到的医学知识。

PBL 学习的目的是鼓励学生们积极进行自主学习、进行与临床结合的学习并相互分享知识。在学生们按顺序进行案例学习的过程中，他们可以从上一案例中总结知识和理论来理解新的案例。这种学习模式也能促进学生们掌握科学推理思维能力，掌握这种医生们临床实践工作中的必备利器[9, 10, 11, 12]。

PBL 课程模式与其他基于学科类别以及基于器官系统或整合医学的课程设置模式类似，更关注培养学生们获取正规知识和临床推理思维的能力，而非偏重培养患者诊疗技能和专业能力。如果不高度重视将正规知识和推理思维与相关的临床实践和技能相结合，整合知识并使其与真实的情境融合依然十分困难。即便专业精神的培养并非 PBL 的亮点，但它依然属于 PBL 小组讨论的非正式课程。因此，这些小组可以构成讨论有关专业行为、沟通和身份认同问题的绝佳平台。

大多数使用 PBL 教学模式的医学院在评价学习过程时往往偏重学生个人的表现，而错失了评价集体表现和加强参与性及分布性学习的良机。1991 年由卡尔加里大学率先推出了一种被称为临床能力模式[13, 14, 15]的课程模式，其后逐步被其他医学院所采用。这种课程模式与众不同之处，在于将教学层次下沉到针对 125 种临床表现，研究其临床体征和症状（例如胸痛）。老师们为每种临床表现制作了概念框图，列出了理解、诊断和治疗必须的要点和概念。学生们需要借助这些概念框图学会解决临床案例。这种方法的优点是学习过程的结构化和高效率。因为学生们可以亲眼见到基础知识和临床表现之间的关系，更真实地理解基础和临床，使得他们真正进入见习阶段时可以节省调整知识结构所需精力。

研究者们利用了多种结果测量指标来评估所有这些课程模式，

发现其间差异甚小，这一点也许要归功于学生们的高素质和未来将参加高标准严要求的医师执照考试[16,17]。但是，也有将问题导向型学习模式与其他不同模式进行比较的研究证据显示，这种模式对于人们成长过程中的自我认知和医疗行为产生了积极的影响，提高了他们的团队合作、自我约束和交流技巧等[18]。

见习课程结构

拜弗莱克斯纳带来的改革所赐，医学院校教育第三年的重点在于住院患者的诊疗及其临床症状的研究；只是科室轮转的时间长度发生了改变，并在原先的内科、外科和产科三科的基础上增加了很多新轮转科室。弗莱克斯纳提出，见习是学生把科学思考和推理模式应用到临床实践中的机会。在教学医院里，医生们把以实验室为基础的最先进的科学知识运用到临床实践中去。患者住院治疗期间，学生们比较从容地在一段时间内在导师指导下进行学习创造了良机。

如今医学院的第三年完全用来进行临床教育，学生们通常用4~12周在各个专科科室轮转。见习科室主要是内科、外科、儿科、妇科和精神科，还有例如家庭医学、神经科等其他专科。这些必选的轮转科室，其轮转时间长度由所在州的医师资格委员会决定。

无论所在医学院设置何种模式的见习课程，学生们初入见习阶段时都是缺乏临床实践经验的。因此，很多医学院在结束基础课程之后都设有一门"见习过渡期"的课程。这些课程提供更多与临床实际相关的实践性指导，比如学生们一进入临床环境中就需要操作和掌握的临床任务。其中包括如何使用电子病历、书写病历记录、了解病房团队怎么工作、弄清楚几点上班几点下班、向谁报告和在紧急状况下呼叫谁。这些实用信息通常是课业负担沉重的见习前课程所缺乏的。为此目的，过渡期课程旨在为以学生为主的教室环境和以患者为主的临床工作环境中搭建一座桥梁[19]。

临床见习经历的核心目的是通过正确的指导、帮助和操作让学生们逐渐承担起病患诊疗的责任。在见习课程全过程中，学生们都要理解和承担医师的角色和身份，培养在评估和治疗常见病患时必备的专业能力，拓展他们的临床技能和团队协作的能力。

由于见习工作主要位于住院病房中，其学习环境更具挑战性。今天的医院多有危重患者，他们住院周期很短且由众多专家诊疗，学生们很难在患者病情复杂且充斥着高新技术装备的医院环境中学到知识。患者被收治入院时，通常在门急诊已做出诊断，这就使得学生们很难见到未被诊断的患者或观察到病情的自然发展过程，他们也几乎没有机会看到疗法在患者身上的效果。由于临床环境住院周期短暂、氛围紧张，学生们很难真正参与病患照护。

学生们对其患者病情一知半解和住院周期短暂已造成学习的困扰，再加上教师们缺乏时间引导、指导、观察和评价学生让问题更是雪上加霜。带教医师们很难在与日俱增的临床工作压力下，兼顾科研和教学工作的职责。如此繁多的职责大大压缩了老师们参与临床教学的时间（从一个月缩短到一两个星期），也影响了他们了解学生的机会。因此，师生间的导师关系变得脆弱甚至名存实亡，结果导致学生们在课程全过程中无法获得良好的指导。尽管见习环境存在着各种各样的问题，学生们还是能够从第三年中获得更多的知识和技能。但是，学生们为此所付出的高昂代价，促使人们思考如何改进见习期的关键体验。

临床见习期的核心课程结构可分为循序渐进地专科模块轮转

式、纵向整合式见习以及混合模式（包括部分纵向整合式和一些学科轮转式）。在我们实地考察的医院中，可以观察到所有三种模式。

专科模块轮转式见习模式。按照专科模块进行见习轮转是大多数美国医学院采用的模式。在这种模式下，学生们通过加入住院患者诊疗团队以及参加教学医院或社区诊所的门诊工作，获得在一段时间内专修某一专科的机会。他们在 1～3 个月的时间内全职参与某一具体临床专科的工作，轮转结束就转去下一个专科。教学课程的内容主要来自所诊治的患者和（教师给予的）与病情相关的指导。这些专科模块轮转使学生得以充分接触医院环境，专注于该专科住院患者的临床工作，从而获得与住院医师团队合作的机会并且丰富了临床经验。

然而，专科模块轮转模式使得学生们必须周而复始地承受快速转换的巨大压力，他们得学会如何从一个专科转到另一专科，从一个患者群体到另一患者群体，从一种环境到另一种环境，从一个团队到另一团队，从一套专业术语到另一套专业术语，从一种文化到另外一种文化的快速转变。正如在一个焦点小组访谈中的一个学生所描述的那样，"我才开始转科的时候总是在琢磨：'我今天会降落到哪个星球？'因为每过 2 周、4 周或 6 周就要转科，会遇见期望值不同的各色人等，承担不同的角色和责任，需要考虑不同类型的诊断、不同的体征、不同的病史、不同的形式、不同的护士。"

学生们面对繁重的任务和外部压力，时常感到焦虑和紧张，却甚少得到带教老师的体谅[20]。学生们通过全身心投入临床实践来积累知识[21]，其临床参与程度差别很大的原因，在于其受到患者调查（patient census）、医疗环境的时间敏感性，以及工作中住院医师、教员和职员组成的多样性和职业目标复杂程度的影响[22, 23]。这种不断转科、从一个医院到另一个医院的节奏，打乱了最初的工作小组安排，妨碍教师与学生间建立纵向关系。这些问题影响了教师正确指导学生的发展并对其表现进行反馈的效果。

为了增强学生与教师之间的联系并降低住院病房与门诊经历的不平衡，一些医学院开创了纵向临床体验来拓展学科轮转。一个典型方式是在见习期每周花半天时间跟随纵向的临床带教老师进行临床实践[24]。这些经历拉近了教师与学生之间的关系，建立起更多的个人工作关系，以便教师们指导学生的职业选择，帮助学生更多接触临床患者。这种安排对教师恰当地指导学生的学习进展并且对其表现进行反馈构成较大挑战。

为了加强师生之间联系并减少住院病房与门诊体验之间失衡问题，有些医学院开设了跨板块轮转式的纵向临床体验课程。其典型做法就是在一年的见习期内，每周安排一名纵向临床导师上一次半天的课程[25]。此类活动可以在师生之间建立起更加密切的人际工作关系，创造专业指引和辅导机会，并能够帮助学生们逐步学会更好地与患者建立关系。尽管这些方法可以增进纵向关系，但会与住院病房见习工作产生冲突，而学生们会发现这些见习工作其实对于自己的分数更为重要。

为保证课程连续性，有些医学院会在第三年安排多次"短期返校"，一般以每年三到四次，每次为期一周的间隔定期让学生们重返校园，以加强其核心知识和技能，并且对其临床实践进行反思。短期返校的课程设置目的是保证所有学生都能掌握以下领域的必备知识，例如医疗体系和医疗政策、质量改进和误差减少、循证医学实践、医学科学最新进展、伦理和专业精神，还有沟通和程序性技能。短期返校安排可以加强渐进式学习和教学内容的有序性，而且可以成为整合不同临床体验中所产生创意的有效途径。

纵向整合式见习。有为数不多的医学院摈弃了按专科模块进行轮转的模式，创建了纵向整合式见习模式。这种课程设置的目的是加强学生们见习期的连续性，在整个第三年的课程中加强整合性，提供适合发展的教育经历以及对核心能力进行纵向评估[26, 27, 28, 29]。在这种模式中，学生们在六个月到一年期间编入一个由各专科医师组成的小组进行学习，以便学生们积累一组患者供其纵向跟踪。

纵向综合见习委员会（Consortium of Longitudinal Integrated Clerkships）规定了纵向整合模式的以下核心要素：

◎ 长期持续参与患者的全面诊疗工作；

◎ 与这些患者的主治医师保持学习关系；

◎ 通过这些活动安排，同时跨学科学习该学年中的大部分核心临床技能。

学生们每周都会被安排会在同一组教员们的指导下，在多个专科参加半天的病患诊疗工作。每周一晚在急诊科或急救中心接诊患者，每周参加教程，以及与一个指定的带教老师沟通，后者负责监管该学生的学习进展并且审核其所做的自我反思和案例日记。有的医学院也安排学生们参与为期一年的临床操作课程。

学生们被纵向安排参与出诊工作，分别在内科、神经科、心理科、儿科、产科、妇科以及外科学习。学生们接诊的患者均经过指导老师精心挑选，帮助学生们尽可能接触到各专科最主要的病种和症状。让学生们的临床经验侧重于门诊而不是住院患者的做法，可以让学生持续接触患者并参与诊断、治疗和管理各科室最重要的临床问题。一组通常为 50 ~ 100 个患者，其中可能 15 人为内科，10 人为儿科，5 ~ 10 人为外科、心理科、神经科和其他科室。

如此整合模式可以帮助学生们更全面地了解各专科如何诊疗患者；学生们通常会参与患者从专科门诊就诊到住院的全过程，而且在相当长的时间内与指定老师密切合作。学生们可以了解各专科的临床医师所从事的具体工作，及其与该科住院医师工作的不同，从而帮助他们形成一些自己未来所处的内外专科的概念。

整合见习模式符合我们在第二章所介绍的对学习的理解。这些模式中的学习是在教师指导下循序渐进的，学生们长时间地融入一个实践社群，使得其角色益发重要，而且认识知识的情境化和分布性。但是，随着主要的教学和监管责任从住院医师转移到带教老师身上，这些见习工作需要获得更多的教学资源，特别是老师的时间投入以及教学与指导的熟练程度。

混合见习模式。我们的观察和研究也发现了一种纵向整合和学科板块轮转的混合模式。医学课程将多种见习模式融合成一个规模较大的模块，通常是把神经科、心理科或大外科与外科专业，以及内科、家庭医学、儿科和妇女保健等专科急诊轮转融为一体。

混合模式旨为有志从事某专科的学生们提供一个持续参与具体临床工作的体验（多是农村的医疗环境）。实现这类模式需要压缩学生们在住院病区的核心学科轮转的周期至三到六个月，然后将一年中其他时间融为一个整合的、门急诊和纵向的临床体验期[30, 31, 32]。这类课程通常是以师带徒模式进行，学生们被指派由多为家庭医师的带教老师负责，同时也与其他专科医师们保持紧密的工作关系。

无论是顺序进行专科模块、纵向整合模式或是混合模式的见习课程结构，都会对体验的性质和学习支持同时产生影响。在这三种模式中，整合见习模式具有教师、患者和学生之间最佳的纵向关系，以及渐进性、指导性学习的最佳机会。

第四年的高级见习课程结构设置

在医学院的第四年，学生有机会通过在医院照顾病患来增强其知识和技能以及探索自己的专业方向，考虑职业选择，进行科学研究和准备成为一名实习医师。第四年的大多数课程是选修性质，不同学校要求各异。除了一些必修和选修的课程，所有的医学院都提供准实习期课程（subintenship），其主要内容是病患照护。期间准实习医师们会作为基层一线临床医生，在住院医师直接指导下治疗患者，由主治医师进行监管。

医学院第四年的其他目标包括提高临床技能、探索职业选择和参加住院医师培训项目的面试。为参加上述活动预留充足时间的重要性与充分利用其他非核心临床专科见习机会不相上下。这种个性化发展学习计划的主要挑战在于给学生们提供合适的职业咨询服务，以便于学生们做出最佳的课程和职业选择。然而，第四年的这种选修性质也给了学生们自主安排课程和探究感兴趣领域的机会。同时学生们也可以利用这一学年休养生息并选修一些相对轻松的课程。

各医学院均尝试采用各种方式来提高第四学年选修课程的连贯性。例如加州大学洛杉矶分校开设了针对急症护理、应用解剖学、医学科学和基层医疗等内容的第四年课程，关于商业管理和公共健康的硕士学位课程，以及德鲁城镇医疗扶贫计划的第四年学习系统[33]。这些课程覆盖的专科领域包括：急症护理针对急诊医学和病危病患诊疗，应用解剖学针对外科和外科专科等。医学院所举办的活动包括介绍高级临床技能和决策的课程，为期一个月的系列晚间讲座，属于教学或学术性质的纵向科学活动，以及定期举办咨询会，对学生们在综合临床考试中的表现进行反馈。各医学院也被动员创新选修课程，保证学生们继续将临床实践与前沿基础科学进展相结合。

另外一种方法是鼓励学生选修与其所选专科不相关或是可能存在互补关系的领域。例如加州大学旧金山分校所开设的"专业领域选择"课程，就十分类似于本科阶段的辅修专业。这门课程在医学院的整个第四年期间，在七个专题领域持续提供跨学科的结构化教学内容。根据这种安排，学生们可以选定一个项目，然后在导师的指导下完成项目的准备和探索工作。学生们还需要在毕业前完成和提交一个作品，其形式既可以是发表传统型学术文章，亦可是一件展品、演示、课程模块或是患者病历。这一做法现已进化为"探索路径"（pathways to discovery）课程，其重点在于探索精神，纵贯院校和毕业后医学教育，这类课程也接纳其他卫生专业的学生参与，同时还可选修硕士学位。这些探索路径课程指向分子医学、临床和转化医学、公共健康教育、健康和社会以及全球卫生科学等领域。

杜克大学、哈佛大学医学院、麻省理工学院、凯斯西储大学和克利夫兰医学中心以及斯坦福大学等一些研究型医学院，鼓励其学生专注科研工作以培养有志于医学研究的临床科学家。而华盛顿大学、加州大学圣地亚哥分校、斯坦福大学和耶鲁大学等，则要求学生在校期间全程投入时间和精力进行科研项目，并且在第四年结题。有些医学院的学生可以选择多读一年进行科学研究；而杜克大学等医学院则通过把基础科学课程压缩至一年，在四年院校教育期间挤出一年时间来进行科学研究。

很多医学院给学生们提供了攻读双学位的机会。虽然各大学的学位课程本质不同，但通常都包括如公共卫生、公共政策、全球卫生、商学、法学或临床和转化研究的硕士学位。这些双学位课程类似于科研领域的专科进修性质，为学生们未来从事医疗卫生领域工作拓宽了视野，受到少数学生青睐。

课程设置对教育与评价的影响

尽管课程模式因层次而异，但是我们发现大多数医学院都在见习前阶段采用围绕器官系统、焦点问题或主题内容的整合模块模式。在见习阶段，大多数医学院采用系列的按专科模块的轮转方式，只有少数医学院采用纵向整合见习模式或是两者的混合模式。课程结构安排对学生们的学习环境会产生深远影响，我们将在本章的后两节探讨他们所接受的主要教育方法以及其学习和表现的评价方式。

医学院校教育的教学方法

以在课堂授课方式为主的课程和以着重临床情境中实践的课程之间的区别也体现在两者所采用教学方法的差异中。在课堂中的学习体验体现出更高的结构性、可控性（PBL例外）以及教师指导水平。而在临床工作场所，学生们的信息体验主要被真实病患诊疗工作所左右，而且教师所承担的职责与其团队领导者、临床导师和患者主治医师角色融为一体。因为学生们在此环境中接收到来自患者、住院医师、护士和其他医护人员的多方反馈，他们能够同时向不同的人学习。结果使得在见习前阶段学年里使用的主流教育方法，会呈现出与截然不同于临床见习和培训阶段的特点。

如果用舒曼的术语来说，病例报告和讨论属于"典型教育方法"，属于医学专业教育和学习的一种特殊形式[34]。在见习前阶段，学生们通过学习病患诊疗的引导性课程来掌握病例报告的标准模式。他们根据一次接诊患者或模拟患者的体验撰写病历，然后将其展示给同学和教师。而他们所收到的反馈，一般是关于其信息定位是否正确、常规术语、具体情况的相对重要性和程度是否符合标准，以及其对信息的诠释和综合的准确性。尽管这些活动能帮助学生们培养包括信息的诠释和分析等临床推理技能，但却往往错失病历报告的主要目的和内容：病例报告是一位专业人士与同行之间沟通患者信息的唯一文体。如果将病例报告的作用理解为如此局限的教育目的，会使学生们误将临床环境中沟通的核心要素仅仅视为一次学术活动[35]。

以下案例介绍的是一个三年级医学生如何对临床导师报告病例：

学生：弗林特太太 34 岁，女性，主诉右胸出现历时 4 小时的非劳累性刺痛。胸痛起病急骤，深呼吸加剧疼痛。自从疼痛发作以来，她有些轻微咳嗽，否认发热史。查体心率 100 次 / 分，呼吸 20 次 / 分，无发热。肺部听诊发现右侧呼吸音低于左肺。心脏、腹部检查正常。

我考虑可能是肺炎或胆石症。她的年龄正是胆石症的高发年龄，疼痛位置也疑似胆囊。但是她的检查结果无法印证我的假设。我也考虑过肾结石，但是她没有任何血尿和腰痛。我认为她还不到发生心血管疾病的年龄。我还需要考虑什么其他方面吗？

指导医师：你提到她的肺部检查结果异常，有什么肺部疾病可能导致这样的疼痛？

　　学生：我猜测是肺炎或气胸，甚至肺栓塞都可能有这样的临床表现。她有没有可能是这几种疾病？

　　指导医师：我觉得所有这些想法都有道理。基于你所说的一侧肺呼吸音降低，气胸的可能性最大。肺炎如果到了实变期或是胸膜浸润时，呼吸音也可以降低，但通常会同时存在干湿啰音。同时在她胸痛之前，我们预期也会有咳嗽和发热的病史。然而肺栓塞通常肺部听诊检查可以正常。既然有可能是严重的情况，我们现在就去检查患者，然后决定下一步的对策。

　　这个例子可以说明如何简明扼要地以标准化的方式进行病例报告。学生阐述了自己对病例的理解，咨询指导医师的建议和指导，并且能够掌握关于患者疾病的新知识，来帮助他选择下一步的措施。这样，师生之间的信息交流就帮助学生学会以简洁清晰的方式讲述患者病情并以医师的思维方式来思考问题。这样学习的挑战性在于如何根据背景和位置（急诊室与诊所），病例的复杂程度、分享信息的目的（请求确认诊断或治疗方案）、专科特色以及有关各方来调整报告方式。然而，由于直到见习阶段均未与学生们讨论过这一沟通的背景信息，给病例报告的学习过程增添了本可避免的麻烦[36]。

　　病例报告不过是在一项工作中综合了病患诊疗和教育策略的一个案例。类似这种将情境化、参与式的学习过程与临床实践紧密结合的教育方法适用于医学教育的任何阶段。但是，如果考试取得优异成绩和在某一见习阶段获得荣誉的重要性高于高水平诊疗患者这一目标，教育方法也会由此出现偏差。这可能也是病例报告在见习前期几年如此脱离临床实际的原因。在见习前阶段，学生们重视的只是掌握知识点和技能，从而在考试得高分。因为他们没有真正承担起病患诊疗的责任，所以大多数知识和内容在他们眼中都不是重点，除非教育策略使这些知识成为重点。

正如我们所探讨的医学院校教育的教学策略时所说，我们将下述内容视为专业教育的目标：掌握基础概念、提高临床操作和实践能力、探究医学相关知识、提高专业精神。尽管教育学一般提倡向实现多个目标而努力，但是通常都会设定一个最基本的发展方向，因此我们讨论的重点也与此相关。我们也会讨论教育学的其他重要方面，比如如何提高学习积极性，增强学习内容的实际性以及遵循学习循序渐进的本质。

重视概念理解的教育方法

我们将首先讨论有欠主动性和真实性的教育方式，然后再讨论更为主动、真实的概念性教育——后者能够引导学生们在真实临床环境中运用所学概念。

讲座教学。讲座和其他课堂教学方式一样，都是目前的见习前课程里的主流教学形式。其用途涵盖十分广泛的教学内容，从克氏循环（Krebs cycle）等基础科学概念到体重控制的目标设定等行为科学概念均有涉猎。授课式教学（didactic instruction）也适用于见习期以及之后的临床培训工作，但学员小组规模通常较小。就学习环境以及学生获取教材和信息的方式而言，讲座方式与临床实际的距离是最远的。然而，即使在可以将正规知识与实践联系更为紧密的临床学年中，人们也并未竭尽全力将课堂所学的正规知识与学生们在轮转期间接触的实际患者联系起来。近期才有部分医学院对此加强重视，采用的课程充分利用各种机会加强理论和实际的联系[37]。

尽管优秀教师的讲座可以激发学生的学习兴趣，可以让学生整体连贯地感知需要学习的内容，但是讲座终究是一个被动的教学经历，不易将临床实际与医学理论相结合。我们注意到，大多数医学院已不再将考勤率视为强制要求，也许这意味着其他教学方式对学生更有吸引力也更为有效。各医学院逐渐开始采用诸如观众反应系统（audience response systems）、播客和在线学习社区等技术，给教师和学生在课上甚至课下创造更多互动机会。

小组教学。有些医学院在最初两年的课程设置里，严格地将正规课堂教学时长限制在 50% 以内，而在一些实行 PBL 导向型教学方式的医学院，则完全摒弃了大课授课方式[38]。小组学习可以更好地调动学生的积极性，让学生更主动参与讨论，而且在这种互相依赖的学习氛围里，每个人的角色都会促进讨论，让大家更好地理解所学内容；通过所有人参与案例讨论、问题分析解答、教学相长，学生可以对医学概念有更好的理解，也更容易去理解复杂的课题和案例。在小组里，学生需要明白自己知道什么、不知道什么，需要向既定假设提出探究，努力摆脱自己和小组其他成员理解的局限，决定哪些信息与解决问题相关，并且思考如何将所学到的东西应用在临床上。通过这种教学方式，课程更加贴近临床学习环境，而且比"上大课"的方式更有益于医生在整个临床生涯中持续学习。

学生们对小组学习方式的评价普遍好于大课教学[39]。然而，应该高度重视小组讨论的目标、小组历程（包括组内成员的分工）、任务或活动的性质，用于监督学生表现的方法，以及向学生们反馈信息的方式。我们实地考察时经常发现，有些医学院也开设小组讨论学习课程，但未对小组学习的目标和内容予以足够重视，由此降低了小组讨论的效率。

但是由于小组教学方式占用较多资源（例如教学空间、辅导员的时间和能力），新问世的团队学习方法旨在有效激发学生们在大型研讨会期间的学习兴趣和积极性[40]。这种教学方法要求提前安排阅读材料，每堂课开始前测试学生备课情况，对测试成绩进行讨论，然后分成多个小组讨论一个应用案例，最后进行大型群组讨论。这一方式将针对个人的测验转变为小组讨论，以至全体同学参与的复习和点评。虽然这种教学方法目前仅限于少数医学院，但正在日益普及，而且已开始在 USMLE 考试、见习前期和见习期教学阶段中证实其具有加强学习效果和后期表现的作用[41]。

技术。线上课程模块可以帮助学生们以更灵活的方式学习各类概念。对于线上学习方式在医学教育方面应用的研究结果表明，在课程教学中使用这些技术和素材一般（并非绝对）有助于掌握知识，其效率高于传统授课方式[42]。尽管学习材料的使用频率比教师预期要低[43]，但是这种方式常常更受学生欢迎。不仅如此，学生们可以根据自己的节奏学习，根据自己的兴趣和需求更深入学习某些方面的知识。一些研究表明，学生们采用计算机辅助学习方式，仅用不到课堂教学三分之一的时间即可掌握相同的内容[44, 45]。这一发现出人意料且发人深省。由于这种教育技术会减少师生和学生之间交流的水平，有的医学院开发出了虚拟学习环境，以便学生们提出和解答问题并且参与讨论。学生们对线上学习体验也提出了加强互动性的建议[46]。

新型在线学习资源和授课系统，灵活和技术强大的线上教室，以及创建学生和教师间的联系网的能力，加强了医学教育的参与性，更加充分地体现出临床知识的分布性。这些技术大大提高了学生个人和小组学习的效率，即便他们并未同时身处同一地点。

凡是试图在真实临床环境之外加强学生的概念性理解的教育方法，均可以让学生们在无须面对临床环境压力的情况下，对知识和技能进行分析、解构、练习和重组。课程的设计初衷当然是希望学生能够在将来身处临床面对真正患者时，能够随心所欲地调用所学知识。但是正如我们在以下教育方法中所述，也有些教育方法旨在从真实患者诊疗环境出发，教授临床推理和概念性理解。

面向医学实践和临床能力的教育方式

就在我们发现教育方法能够创造条件帮助学生正确运用医学概念之际，与此相关的趋势是以更为切实可行的方式，支持学生们掌握临床技能并提高学习成绩。以临床实践和表现为中心的教育方法，一般都会帮助学生们在更为真实的临床环境中实践临床技能和操作，而同时预留时间更多，面对风险更小，而且让学生们可以当场获得反馈以便重新练习。在见习前期的数年间，这些教育方法主要用于模拟中心或小组讨论课中，构成诸如行医或临床医学简介课程的组成部分，其重点在于病史采集、体格检查和患者沟通技巧。

模拟训练的范围涵盖从学生间相互操作的基础级别，直到使用标准化病人的复杂环境和使用人体模型仿真器等高新技术的层次。在医学院校教育阶段，模拟仿真器特别适用于学习常规环境中的基本心理运动技能，熟练掌握设备和具体技术的使用，以及练习患者沟通技巧和学会在跨专业团队中承担任务[47, 48, 49, 50]。而对于进入见习期的医学生来说，模拟练习的重要性在于让他们可以从复杂、快节奏的实际临床环境中抽出身来，重新学习和细化那些即便高年资临床医生也鲜有机会使用或直接观察的技能。模拟训练还可用于度身定制学习体验，通过在患者诊疗环境中鲜见的方式匹配学员的需求，尤其适用于在必须优先考虑效率和患者安全的场合。

标准化病人广泛应用于培养沟通和人际能力，培养学生在问题表述、鉴别诊断、病情评估和制定治疗方案时所需的临床思维能力。标准化病人所接受的训练并不仅仅是为了扮演某些角色，他们还要观察学生的表现，并且根据实际表现提出针对性的意见。此外，全程视频录制学生和标准化病人的沟通过程，可以让学生重温和评价自己的表现，而且也可以对同学们的表现提出建设性意见。临床教师们也可以和学生一起回看视频，以指导学生或提出结构化建议。这种学习方式可以让学生观察自己的操作和表现，而视频材料则提供了讨论其表现时使用的实际证据。

从时间紧迫程度和安全性考虑，加上其他临床学员的优先排序高于医学生等原因，学生们在实际患者身上实时运用操作性技能的机会越来越少。因此，实验室或模拟中心给医学生们提供了更为全面的机会，练习例如缝合、打结、骨盆检查以及静脉留置针等技能。而旨在加强技能获取的课程，其组成部分包括辅以反馈的刻意训练、明确的学习目标、严格的结果评价以及较高的成绩标准[51]。

当学生们与病区团队合作或在门诊见习时，可以定期与医生、护士、医院职员以及患者和家属进行正式或非正式的沟通，从而加强其对医学概念的理解，并且提高病史采集、鉴别诊断、医疗管理、确定治疗方案和沟通技巧等能力。更为正式的学习技巧如下，《一分钟指导医师》(One Minute Preceptor)[52]或 SNAPPS(S: summarize the history and physical examination，总结病史和体检发现；N: narrow the differential diagnosis，缩小诊断范围；A: analyze the differential，通过比较可能性分析诊断；P: probe the preceptor，与教师探讨病因；P: plan patient management，规划治疗方案；S: select a case-related issue for future learning，选择一个病例进行自主学习)[53]。这些技巧可以快速评价学生理解病例的水平，也可以为学生和老师提供积极和正确的反馈，给学生提供大致诊断思路、指导模拟训练和自主学习。

在医学生的临床见习阶段初期以及见习期内，学习的重要方式和内容就是观察。即便在学生已经开始深度参与患者诊治工作之后，依旧可以通过观察外科医生、住院医师和护士的操作进行学习[54]。在有些环境中，学生们会对与患者、操作和与同事间沟通有关的方式进行评估，然后对其欣赏的方式进行模仿。而有时学生们会直接简单地将别人的做事方式视为理所当然。学生们在鉴别区分和反思何为可行的各种操作模式方面往往无法得到足够的帮助。

随着学生们参与实际临床工作的能力日益增强，他们在患者诊疗过程中的作用也越来越重要。他们可以承担的具体工作，包括收集、整理和汇报实验数据，联系亚专科医师会诊，与患者讨论病情以及了解患者对治疗方案的理解，在收治患者入院前与随访护士一起讨论患者的家庭情况，或安排患者随访事宜。给学生们匹配其能力范围且符合患者需求的具体工作，可以有效提高学生们诊疗患者的能力。然而，如此教育方法关注的纵向重点，因此需要找到可靠有效的方式来让学生们记录自己的进步，同时记录其与指导医师之间的长期关系，后者会在为期数月的课程期间观察学生的表现。临床环境中采用的教育方法，通常缺乏在培养轨迹中的序列性、连续性和引导支持，而后者恰好是提高临床环境学习效率的教育方法的必备因素。

重视探索精神、创新和自我完善的教育方式

重视探索精神、创新和自我完善的教育方式，有助于学生培养定好的思维习惯、积极进取和追求卓越等医生必备品质。强调此三方面素质的教育方式尚属新鲜事物，尤其是在医学教学领域，其核心是将元认知与合作方式相关的原理融入学习过程。在医学

教育中，此类教育方法主要体现在 PBL 课程的设计、鼓励支持学生参与科研和其他学术活动的导师关系、医疗质量改善项目，以及促使学生全方位考虑问题的临床讨论会和教学会议。其目的在于让学生突破自己知识的瓶颈，为疑难或不确定的临床案例寻找新的治疗方案和替代方法。一般来说这种教育方法主要是针对学生个人的，而非整个年级或班级。

见习前期教育的课程结构和嵌入式教育法（embedded pedagogies）中，部分内容有助于提高学生培养探索精神和自我完善的使命感，这些内容包括小组讨论、PBL 式学习、合作课题以及在专用时间内钻研某个学术问题。见习前期采用的此类教育方法，重点在于培养学生的批判式思维，帮助学生进行自主或自我指导式学习以及反思。如果将以上学习能力视为技能，则传授方式一般是通过结构化活动，例如在小组里研究和评价学术刊物的文献，以小组学习或加强型案例讨论等形式分析病例，以及完成书面作业。而教师或辅导员所扮演的角色和能力、讨论任务的质量以及组内同学间互动的性质，对于学生养成自主思考、创新和自我完善的习惯至关重要。例如如果小组讨论或 PBL 活动完全由教师指导；如果学生写的反思总结完全无人审阅和讨论或用于指导今后的学习；所完成的课业如果没有得到同学评议或实施，则对培养探索精神、创新和自我完善的习惯毫无裨益。医学生进入见习期后，依旧可以通过多种渠道培养自己进行探索精神、创新和自我完善的能力，例如通过病例问题和讨论进行反思，和同事探讨临床问题，质量改进项目，以及在专用时间内钻研某个学术问题。所有上述方式都可以促进学生们在平时进行探索精神、创新和自我完善。

近年来许多医学院都将小组讨论方式引入循证医学课程以及与临床案例相关的伦理、法律、医疗卫生政策，以及医疗保健实施体制等课程。此类活动的真实性是个值得重视的问题：教师们设计相关教学活动的目的，是让学生们能够将所讨论的案例与自己的临床体验相结合，再独立或与同学合作研究相关案例并提出解决方案。但是教师们的设计水平存在较大差异。但就是这些实用的教育方法，能够引导学生们将学习存在问题与日常临床实践相结合，让学生们将其视为未来场景而非一次普通的课堂教学。学生们进入见习期后会经常遇到各种体制差异、流程差异、服务差距和错误等问题，这种环境也催生了大量机会，促使大家在值班时抽空讨论所遇到的问题和可供其他团队成员借鉴的头脑风暴型自我完善方法。

医学生们无论身处何等环境，都必须高度重视发现和获取对于自己表现的反馈方式。虽然对学生表现的反馈渠道众多，但医学教育中的反馈主要还是来自住院医师和主治医生或指导医师。效果最佳的反馈，可以鼓励学生重视其实践和表现在哪些方面有待改进，促使他们深入了解实现改进的方式，以及调动学生们致力于自我完善的积极性。鉴于有证据显示学生们与患者沟通时，很少得到主治医师、指导医师和住院医师的指点[55]，所以在见习前期和见习期还引入了不同渠道收集对于学生表现的反馈，例如患者和标准化病人可以给学生的沟通能力和整体满意度打分，护士和其他医护人员可以使用核查表和评价表、同伴评分、学生与标准化病人沟通的视频回顾，还可以在当日或一次轮转结束后，安排反思活动让学生们整理归纳所收到的反馈。视频资料和资料卷宗可供学生们纪录他人对自己表现的评价并进行沟通。在理想情况下，反馈应该构成所有教育方法的基本组成部分，但这些反馈必须结构化、循序渐进地从教师主导和启发型的反馈，转变为学生主导的内在驱动型反馈以实现自我完善。

尽管学术项目和集中课程（concentrations）的目标（无论是选

修还是必修的）均以探索精神、创新和自我完善为准，但是这种活动本身并不属于教育活动。就教育方法而言，这些学术项目的关键还是在于加强建议、指导和反馈。尽管大多数医学院都为学生配备导师，但是并未出台正式的指引或标准可供顾问和导师依据和遵循。个别医学院采用专业领域选择或学术项目等工具，开发出了综合性的教育方法以帮助学生的纵向学习。这些课程不仅包括课堂授课和指导，还包括为学生创建情境化学习体验，可供学生们与相关社群成员互动，这些成员可能是卫生政策的促进者、科研人员，或是热衷于医学和与学生们的项目相关艺术活动的业外人士。

如果以探索精神、创新和自我完善为核心的教育方法出现了弱化的趋势能够引起社会和学习型环境文化的重视，则学习的社会性和参与性功不可没。"社会教育学（social pedagogies）"一词所恰当描述的一套策略，旨在创建一个学生们可以参与向他人传播知识的教育环境。社会教育学的重点，在于培养一组或一个社群的成员的共同价值观、伦理和临床思维能力，而这些因素推动人们持之以恒地努力改进程序、理解程度和效果。

面向专业素质培养的教育方式

正如我们在第一章结尾处提到的，我们认为专业素质培养以及标准化、个性化、整合以及培养探索精神和自我完善的习惯，应该是医学教育的中心目标。如同我们在第二章中所解释的，我们强调指出了应该将专业素质培养视为"一个不间断的、反思的过程，其要素是培养独立思考、感知和行动的习惯[56]"。医学教育界必须认识到，培养独立思考、感知和行动等习惯的终极目标，在于让医学生们能够以自己独特的方式体现"富于同情心、善于交流和拥有社会责任感的医生人格"[57]。

　　然而和我们所期望相左的是，多项研究显示越是高年级的医学生，其同理心和利他精神越弱，而其同理心在第一学年初和年尾之间以及第三学年年初和年尾之间出现的落差最大[58]。医学生对于患者的同理心和医院团队成员往往格格不入，表现出明显的缺乏同理心。学生们反映很难融入医院的文化氛围[59]。而且随着学生们逐步完成见习期，其道德水平出现停滞不前或倒退的情况[60, 61]，还会发现在自己的道德原则和对于患者的感知，与其被所在医疗团队的规范、价值观和行为所接受的期望之间，似乎存在一堵无形的墙[62]。

　　尽管学生们的同理心、利他精神和道德水平下降这种现象无法用一个简单的理由解释，但通过我们的采访和观察得出了以下假设：医学院的竞争性学习环境；临床训练设置中非正式和隐藏课程的负面影响，即学生能够发现医疗团队成员一些有欠专业的行为；医学院和教学医院不愿处分道德品行不端者和制造工作环境中敌视情绪的人员；学生们缺少对专业精神相关问题进行反思和学习的机会；学生们欠缺与秉持业内最高专业素养的模范医生之间的接触机会。尽管学生们期待在以上各种环境中看到正确的行为和态度，但令人遗憾的是他们看到的多是有悖医生最高专业素养的现象。

　　专业素质培养是一个与以下各领域的学习与培养同步进行的合成过程：概念理解、实践和表现、探索精神，以及创新和自我完善等内容。当然这并不是说针对专业素质培养的教育学就无用武之地了，与此相反的是，学生们必须在学习和体验的全背景下理解专业素质培养的意义。医学教育过程的重要组成部分，就是造就有爱心、同情心、关心他人、坚强和无私的医生。

　　过去的医学教育由于缺乏重视，并未考虑如何"教授"专业精神的问题。在深度临床环境熏陶，医生师徒式带教和对患者进行团队式诊疗，以及树立模范行为典型等做法，被人们想当然地视为培养专业人士的最佳方式。然而，由于最近三十年来医疗环境中发生的重大变化，社会对医生责任感提出的更高要求，以及对于隐性课程及其负面影响的认识益发深入，现已提议和实施了许多措施以直接设置专业素质培养课程[63, 64, 65, 66]。

与专业素质培养有关的教育方法包括诸多途径，例如传授与伦理、专业标准或预期表现相关的正规知识；培养道德推理和反思判断力等技能；树立典型和弘扬诸如同理心和关爱患者等行为，以及共同决策医疗行为，让学生参与到反思型实践；还有帮助或加强学生培养专业价值观。

正如我们讨论正规科学知识时所述，有些专业素质培养方法主张让学生们首先学习作为专业实践基础的正规的道德伦理原理，然后在实践中利用这些理论知识去推理和解决日益复杂和不确定的案例。最后，只要学生们的认知能力培养完成，他们就可以在临床实际工作中根据所学的道德和伦理知识去解决问题。我们调研所涉的很多医学院都采用大同小异的教育方法。学生们可以加入纵向小组，根据在阅读作业或课堂上教授过的伦理和法律原理讨论相关案例。辅导教师可以为讨论内容限定框架，酌情解释或深入解读案例，或按照组内成员的准备程度提高讨论的难度。此类活动的难点，在于如何在符合学生的专业发展水平的前提下，为讨论设置有意义的情景。但是由于很多学生在此阶段的临床经历十分有限，很难将所学到的知识和概念应用于实际，从而难以达到培养专业素质的目的。为此可以采用一种更为有效的教育方法，即将学生在初入医学院阶段的（临床或非临床性质）亲身经历用作讨论的案例。在理想情况下，这种做法可以通过结合有意义的情景，帮助学生提高道德和伦理推理能力。随着医学生们的临床经验日益丰富，辅导教师可以为他们设计出更多可以参与讨论的机会。而且临床体验对于学生的重要性，不仅在于可以应用认知技能，而且有机会尝试可能与其对原理的概念理解相同或相悖的行为。学生对于自己行为的反思及来自同学、住院医师、主治医师和其他临床人员的反馈，都可以在辅导小组讨论时的丰富案例内容。

然而，专业素质培养工作并不限于培养道德水平和伦理推理能力，还需要熟悉其他领域，例如对自身理念、情感和价值观的认知，以及这些理念、情感和价值观如何影响人际互动。如果医学生们认知能力得到全面培养，他们就可以有意识地将这些信念、情感和价值观用于帮助患者，也可以帮助学生们朝向预期的专业水准发展。可能是因为专业素质培养的这一特点更加因人而异，相关的教育方法有欠明确具体。有些医学院目前开设的专业发展课程分布在院校教育的大部分甚至全过程。通常做法是将学生们分为小组，成员在整个课程期间保持不变。这就使得同组成员有机会建立良好的关系，从而可以建立起一个安全的互助性平台，讨论专业素质培养相关问题。在见习前期阶段，小组形式的讨论一般用于帮助学生们厘清有关专业和非专业行为的理念和意见。例如成为医生意味着什么（所承担的不同角色），或是医生与社会之间的社会契约的意义，而且大家可以听取同伴们的观点。这种教育方法的成败；关键就在于保持小组讨论的内容和学生的水平和经历之间的关联性[67]。学生们可以通过建立合作和相互支持的同伴关系，学习如何设定规范、边界和期望值，而且同学之间还可以互相评价和进行开放式讨论[68]。

现在大多数医学院都在见习前期的几个学年期间，为学生提供在临床环境中与患者沟通的机会。以下多种教学方法可以丰富和加强学生的体验：撰写关于体验的意义的反思作业；观察伦理、法律、专业相关活动；其他与学生个人和专业发展相关的活动。在实际体验期间，带教医生和其他相关人员可以给学生安排明确实际的工作，让学生们从中了解医生工作重点环节的目的感、任务感和自信心。学生们可以利用这种承担医生角色的机会，来反思所产生的情感、对患者体验的新见解，并反思改善患者体验的机会和照护的方式。其次，有些医生会做出明确的示范或表率，或让学生参与关于最佳行为和做法的讨论，例如患者中心理念或以患者为中心的诊疗工作。再次，讲故事的方式可以成为一把打开临床医生们所拥有的经历、智慧和专长宝库的金钥匙。其中包括案例知识和重要教训的故事，被人们视为可以给初学者留下深刻印象，虽然这些故事对学生实践中的行为产生的影响尚难以确定[69, 70]。

见习期间，专业素质培养的教育方向大多处于隐性而非明示性质，并未重视专业素质培养的情境化特质。学生们完善其对于专业或外行行为的认识的唯一办法，只有依据自己在临床实践中观察到的榜样，以及目睹的实践中为人称道或贬斥的思想、感觉和行为。最佳的学习环境是让学生们有幸与堪为正面行为榜样的住院医师和指导医师一起工作；鼓励和强化学生们在专业领域的发展；或让学生们可以明确表达自己关于患者、同事、组织和专业的理念、观点和意向。而较为不利的学习环境，则让学生们无法判别临床上观察到的负面行为，也没有机会与可能针对所发生的情况提出睿智观点的人们讨论其发现的问题。所以专业素质培养的关键就在于，如果专业素质培养缺乏系统和明确的重点，保证教学不致脱轨就几乎无从谈起。

在今天的临床环境中，创造有助于学生成为宅心仁厚、善于沟通和拥有高度社会责任感的医生的学习氛围依然面临重重挑战。鉴于这个现实，有些医学院会采取一种象征性举措作为专业精神教育的起点。诸如白衣仪式、荣誉集体等各种仪式和活动，表彰人们在卓越服务、领导力、教学和科研等领域对医学专业所做贡献。另一类象征性却高度实用的措施也向学生传递关于行业价值观的重要信息，其中包括让学生加入教育、课程、质量改善和医学中心等委员会，以及鼓励学生参加当地、地区或全国性专业组织。印第安纳大学等医学院正在通过此类肯定式探寻的方式，表彰宣传医学专业的最高荣誉模范。而有些医学院则另辟蹊径，致力于消除隐性课程造成的负面影响，颁布了明确的专业行为标准，而且所有涉及患者诊疗的人员均可通过一个系统举报不专业行为或不当行为和态度。

医学院校教育评估

　　鉴于评估可以激励和宣传未来学习的方向，评估系统必须符合期望结果，而且能够记录专业能力方面的进步。爱泼斯坦（Epstein）和韩德特（Hundert）将专业能力界定为"能够依据所服务个人或社群的福祉，习惯性和判断性地将沟通、情感、价值观和反思等方式运用在日常工作中"[71]。评估系统的两大目标，一是给学生提供形成性反馈，帮助他们创建具体学习目标来指导自己的学习；二是作为总结性评价，证明学生已达到规定表现水准，符合进入下一阶段训练或执照考试的条件。

　　无论是形成性反馈还是总结性评估，都可以从正规知识、临床表现和专业素质培养这三个核心层面促进学习，而且可以与ACGME规定的以下能力相联系：医学知识和临床推理能力、患者诊疗技能、沟通能力、专业精神、基于系统的医疗实践以及基于实践的学习提高[72]。如果将专业能力锚定为评估的基石，就可以对学生进行全方位评价[73]。由于各家医学院一直综合利用多种评估工具，因此在选择工具时必须重视以下几个层面：评估环境的真实性（保真度）、评估的目标（形成性或总结性）、评估的时机、评估如何与学生专业能力发展过程相适应以及进行评估所需资源。如果学生评估系统可以将以上层面考虑在内，不仅可以改善评估过程，还可以提高学生的专业能力[74, 75]。在表 3.1 里，我们总结了医学院校教育阶段使用的多种评价方法，既包括学生们在医学院课程中所体验的内容，也包括校外的医师执照考试的组成元素。

表 3.1　医学院校教育应用的评估方法（形成性和总结性）

	第一年	第二年	第三年	第四年
正规知识评估				
多选题测试	S	S	S	S
USMLE Step 1 和 2		S		S
临床表现评估				
计算机辅助患者管理考试			S	
重点观察［迷你临床评估考试（mini-CEX），简化结构式临床评估考试（BSCO）］			F	
客观结构化临床考试（OSCE）、临床水平考试（CPX）	F	S	S	S
完整病史问诊和查体结果记录与讨论患者病情	F	F & S	S	S
学术期刊论文评论	F & S	F & S	S	S
教师的全面评价	S	S	S	S

114

	第一年	第二年	第三年	第四年
住院医师的全面评价			S	S
同伴评价	F	F	F & S	S
医院员工对学生的评价	F	F	F & S	S
患者日志			F	
档案（portfolios）	F & S	F & S	F & S	S

注：F＝形成性评价，S＝总结性评价。

正规知识评估

医学知识与理解和临床思维能力直接相关，属于认知范畴。这一方面的评估长期以来都是医学教育评估过程中最重要、最基础的部分，也是设计课程和教学的硬性指标。基础知识考试通常是以多项选择题测验的方式，其优势在于我们可以在相对较短时间内考察诸多领域的知识。题目的背景设置可以加大复杂程度，以测试学生对概念的理解水平而不仅是事实性知识[76]。

这些考试可以根据课程的组织结构，可以在基础、临床、社会和行为科学等领域主要沿着学科路径测试学生所掌握的知识。随着学生培训阶段逐步深入，考试会更侧重于考察学生对于更加复杂知识系统的理解，而不是单纯考查知识点。美国医学院校中的这些考试通常设置在整个课程中多个分布时间点上（例如课程收尾时），而且在多个时间点上的考试内容并不一定系统性地测试相同的内容。结果就是无法跟踪学生所掌握知识和理解水平的变化。而一个重要的例外情况是每年两次针对所有在校生的阶段成绩考试，而不同学生在校四年期间的考试成绩会与小组以及全校学生的表现一起标注在图表上[77]。这种方法在加拿大和荷兰应用广泛，但美国医学院则鲜见使用。

如第五章中详述，USMLE 也会测试学生的正规知识。很多医学院也会从 NBME 购买定制考试产品，用于其基础科学课程以及面向见习期的专科考试。这些高质量试题也可供有关医学院根据全国性标准，对学生水平进行比较。

最近正在开发出一些针对医学知识和概念理解的形成性评价方法，尤其值得一提的是概念图[78, 79, 80]和使用高保真计算机模拟实际患者诊疗工作的实时性知识评价[81]。

临床能力评估

医学生胜任临床工作的基本标准，就是既掌握实用水平的基本医学知识又能够准确完整地从患者处采集病史[82, 83]。临床能力标准要求学生们知道该做什么，什么时候做以及为什么要做；还要求学生在自己独立工作或作为医疗团队一员时候，能够将自己所学知识用在患者诊疗中。这一部分内容是学生评估的核心。鉴于评估临床表现所涉及的广度和复杂程度，已开发出多种评估工具。

在学生接受医学教育的初期，其诊疗患者的能力一般由多个细分部分组成。若无此划分，则学生们在面对数不胜数的细节和外部因素时势必无所适从、分身乏术。所以对这一层次的医学生来说，能力的范围包括检查各个人体器官（例如检查腹部和神经系统）以及采集重点病史或病历回顾等分散任务等方面的表现。这些评估工作通常采用标准化病人这种可控的模拟环境。

客观结构化临床考试（objective structured clinical exam，OSCE）的目的，是测试学生在人际沟通、操作性技巧和临床思维水平。

这种方法通常是让经过训练的患者或标准化病人去表演某种特殊的临床表现或问题。学生们被安排进入考场房间查看患者，根据要求完成具体任务。例如学生可能被要求向患者告知严重病情，向一位母亲解读健康婴儿的检查结果，或接待一位主诉急性腹痛或头痛的患者或进行查体。考官们评判学生在完成这些任务时成绩的方法，包括列明具体行为的评价清单、关于人际交流质量和沟通技巧的主要指标（ratings），以及当场查看或事后观看回放录像进行打分评判。学生们既可以通过视频回放检视自己的表现，也可以从教师处得到其他形成性反馈。为保证总结性评估的可靠性和有效性，一次考试通常设有 10 站（或房间），学生在每一站都要完成一套患者诊疗工作，时长建议为 10 到 20 分钟以保证总结性评估的可靠性和有效性。这种评估方式也可根据具体教学目标进行修改[84, 85]。

当学生拥有了更多临床经验后，其患者诊疗能力水平则主要体现在能否完成更加复杂的临床操作和具备更高的临床思维能力方面，所以围绕病史的考试题目主要是针对某一问题的更深层次理解，以及能否更高效地完成鉴别诊断工作。换言之，总结性评估学生在完成如此复杂程度的考核项目，亦即高度接近真实患者情况的考试，也颇具挑战性。在实现和提高这些能力评估方式的可靠性和可信性方面，依然任重道远[86]。

在考核学生在手术打结、缝合、使用呼吸面罩或休克复苏等操作的正确性或规范性时，模拟中心的辅助作用不仅在于提高教学效果，还在于评估学生们在流程、沟通和团队合作方面的能力。

进入见习期的学生们会由身边的医生和住院医师依据全球通用标准对其表现进行评估。然而，由于医生们无暇时刻关注学生们的具体操作，所以他们通常会根据学生能否清晰汇报病例、能否与团队合作或能否出色完成一些基本任务来对学生进行评估。为了鼓励医生们仔细关注学生病史采集和查体的过程，开发出了一种高效的观察系统，即迷你临床评估练习题系统（mini clinical evaluation exercise，mini-CEX）。根据这套系统所建立的架构，学生们要在 10 分钟内完成一位患者的问诊和查体，由带教医生全程在场观看。之后学生们需要对患者做出诊断并提出治疗方案，最后由带教医生给学生进行反馈。这种测试结果的可靠性和之前提到过的 10 站式 OSCE 结果是等同的[87]。这种简单结构式临床观察方法（brief structured clinical observation，BSCO）的目的与OSCE 类似，均为通过快速观察提出具体反馈。

其他评价技术包括同侪评估[88]、患者满意度评分和对学生的作业、反思和所完成科目的综合评分[89]。因为没有任何单一方法能够全面评估学生各方面的能力水平，所以通常酌情采用多种方法。

专业素质培养的评估

AAMC 和美国毕业后医学教育委员会将专业精神与沟通和人际能力列为医学生教育的学习目标和毕业后医学教育的核心能力，此举表明必须对专业素质培养进行正式评估的立场。然而，我们之所以使用专业素质培养（professional formation）而非专业精神（professionalism）一词，是希望强调人才培养结构具备发展性、多层面性特质。阿诺德（Arnold）和斯特恩（Stern）所提出的框架，与我们对于专业素质培养的理解不谋而合[90]。他们将临床能力、沟通技巧和伦理及法律认知，视为所有医学生在任何阶段都必须掌握的基本专业能力。当然，仅仅具备以上素质并非全部，因为专业素质培养还应包括培养学生们具备追求卓越、人文关怀、责任感和利他主义的情怀。每个学生在掌握其中任何一项品质的过程都会因人而异，也由此很难用一个能力本位框架衡量[91]。也许在将学生进行相互比较或与标准比较时，用各种方法长期追踪记录其进步，并且确保他们能够与顾问或导师进行讨论或反思具有同等重要性。

对于专业素质培养基本要素的评估，有部分需要借助于此前在关于正规知识和临床表现的探讨部分提及的评估方法。然而，正如爱泼斯坦和韩德特所指出的，因为专业能力的组成具有综合性和整合性[92]，所以需要具备跨领域（领域无关）的视野而不能局限于孤立的领域。因此即便现有方法也可评估学生的事实性知识、解决问题能力、查体技能、操作技巧和沟通能力，人们往往疏忽了对于专业能力和患者治疗效果更为重要的领域进行评估，其中包括临床推理、医患关系、科技应用以及基于系统的患者诊疗等。这些要素中有些完全契合阿诺德和斯特恩所提出的关于人文情怀、追求卓越、利他主义和责任感的框架[93]。我们发现有三种方法可以评估学生的专业素质培养过程，即进行要点观察或"快照"式评估、使用发展基准点进行评估；以及对学习环境进行评估。

快照式评估。对于专业行为进行短期观察或即时评价，所针对的是不符合基本标准和期望值的显性行为以及隐性或显性态度。观察患者沟通和人际关系处理技巧是评估医学生专业精神的一个重要环节，其中包括观察在告知坏消息、患者教育及咨询、建立和谐的医患关系及就治疗方案取得医患共识等方面的表现。虽然这些评估通常是在使用标准化病人的模拟场景中进行，但目前也已开发出重点评估医学生在实际临床工作中表现的工具。标准化病人对医患沟通情况的评分可体现医学生的行为或态度，以便后期进行督导和纠正。

学生的态度和其他可以观察到的可靠性、诚实度和组织纪律性等行为表现的书面评价和全面评估，一般由与之相处的住院医师、主治医生以及其他专业人员所做。针对严重违反公认专业行为标准的情况，有些医疗机构会使用专用的正规举报系统，予以记录存档和处置[94, 95]。近来，在轮转期间全程与医学生相处的医生、住院医师和其他专业人员，开始采用座谈会的形式研判他们在专业操守方面存在的不足之处，而且发现这种方式的效果优于此前使用的清单式或书面评语方式[96]。

在对（医学生的）行为和态度进行快照式简评的基础上，有人还建议使用认知评估方式，了解其掌握的法律和伦理基本原理的事实性知识，以及在研判复杂病例时运用知识和推理的能力。因为在正规课程中一般会涵盖这些科目，所以此类评估方式通常用于见习前期课程中。目前，对医学生的知识掌握水平及其在真实临床环境中的应用能力进行系统化评估尚属空白领域。

发展基准点式评估。这第二种方法侧重于发展的角度。尽管人们已尝试针对不同层次的医学生制定评估基准点，但这种方法主要用于形成性而非总结性评估。基准点式评估方法适用于专业素质培养的基础性内容，例如沟通能力与人际交往能力，以及对道德伦理的理解及判断能力等。评估专业精神的情怀性因素一般无法使用通用型能力评估框架，尽管这些因素对于医学生保持重视和随时进行反思非常重要[97]。目前的评估方法会要求学生们对其个人和专业发展进行反思，采用的方法包括完成反思型书面作业、定期与导师或信赖的小组同伴开会讨论，或是提交一套其视为记录了自己培养专业精神中具有重要意义的活动或项目的文件档案[98]。虽然过往多采用患者满意度调查或更为通用的反馈卡给学生提供形成性反馈信息，但是这些工具的敏感度和翔实度都不足以得到总结性评估的目的，而且这些评估工具的目的通常都是给予积极的鼓励。

学习环境评估。第三种方式检测的对象是学习的环境而非学生个体。尽管其并非直接性评估方法，但是我们都知道，学习环境也可以构成功能强大的社交媒介，对学生的专业培养产生重大影响[99, 100]。近期推出的一种方法可以从学生的角度评估学习环境以患者为中心的程度。这一工具可以了解到在以患者为中心的情况下，学生行为的模范人物、体验和所获支持的认知情况。运用这一工具测试心理量化特质，发现其内部一致性和可信度达到良好甚至极佳的水平[101, 102]。部分机构现已开始采用无死角的报告制度，助力全院的文化转变。这种制度如果得到足够重视并应用得当，可以让发生在全院任何层面（从管理层到主治医生，再到护士、住院医师和学生）的相关情况得到重视。此外，这种制度还可弘扬值得褒扬的榜样人物和事迹。

总而言之，今天的临床表现评估方法，已提升到可以更全面培养所有医生必备的各种能力的水准。尽管多项选择题式的书面考试依然是评估知识掌握程度的标准模式，但人们手中已拥有众多其他形式的评估工具，其中包括阶段性测试、客观结构化临床考试、模拟方式、资料档案、自我和同侪评估以及由带教医生和住院医师有时甚至包括患者所做的评估。尽管为数不多，但已有些医学院创建了基于发展性的评估方法以及指导方式，可供长期监测每位学生的能力发展。

医学院校教育：任重道远

医学院校教育依然任重道远。鉴于医学院校教育必须与时俱进的性质，此处所述的课程结构、教育方法及评估方法可能也应该被视为一项永无止境的任务。每一种教学模式都旨在提高教育和学习水平，而且无一不在实践中遭遇挑战。然而，随着我们借助于学习科学提高了对这些模式的认识，而且了解了学习的渐进性、参与性，以及情境化和分布性，我们认识到医学院校教育需要进行彻底改革。因此，尽管今日的课程模式中已经孕育着未来教育模式的种子，我们仍需认真反思现有的教育方法以克服其弊端。整个院校教育结构的最基本层面，依然筑基于弗莱克斯纳模式，即两年基础学科教学和两年临床见习体验。而且，学习的正确步骤依然是先掌握基本科学知识和临床思维能力，然后直接、无缝地应用于患者诊疗工作。然而，因为临床思维能力的基础是抽象的知识和具体临床体验，所以渐进性掌握知识和技能的最佳方式，就是周而复始地将基本知识与具体病例相结合。专业人士特有的模式识别能力，就是将全面的患者诊疗体验筑基于正规知识基础之上。两类知识缺一不可，对于专家都是必不可少 [103]。

　　临床思维能力出自正规和体验性知识，这个认知对于课程设置具有特殊意义，并且指出了在院校教育期间的临床和课堂教学重要性不相伯仲。时下的教学模式要求学生在缺乏临床背景的情况下吸收海量的抽象知识，势必导致死记硬背和随记随忘（"狼吞虎咽与置诸脑后"正是见习前期的学习过程和嗣后模块式见习一年期间的常见问题）。循序渐进地传授（正规的和体验性的）知识辅以主动参与临床，有助于学生们结合这两种类型的知识。早期接触临床可以帮助学生获得与具体情境相结合的临床知识，并且认识到知识是分散在各个临床情境下的。当然，形成性的反馈指导及总结性的能力评估也会帮助学生们顺利完成医学院校教育。

　　因此，尽管医学院校教育业已取得长足进步，但改进空间依然巨大。学习的渐进性和发展性特点，需要教师、学生和患者之间建立更为长期的联系，而且应该贯穿四年院校教育全过程。医学教育的临床参与长期以来就是其根本所在，现也正面临经济压力的考验，尤其是一些将教育和学习边缘化的医疗机构，正如第五章所述。因此，有必要找到教学评估和资助临床教育的新模式。最后一点，学习的情境化和分布性要求在具体环境中的临床学习与医疗实践的基础性正规知识之间建立更为紧密的联系。这一特点揭示了早期接触临床和持续性地将正规知识教学与临床体验结合的重要性。这些问题还会对医学生毕业后教育的课程设置、教育方法和评估系统产生影响，详见下一章。

参考文献

［1］Papa & Harasym, 1999.

［2］Ludmerer, 1999.

［3］Bordage & Lemieux, 1991.

［4］Nendaz & Bordage, 2002.

［5］Neufeld & Barrows, 1974.

［6］Johnson & Finucane, 2000.

［7］Sweeney, 1999.

［8］Maudsley, 1999, p. 180.

［9］Albanese, 2000.

［10］Koh, Khoo, Wong & Koh, 2008.

［11］Sweeney, 1999.

［12］Vernon & Blake, 1993.

［13］Mandin, Harasym, Eagle & Harasym, 1997.

［14］Papa & Harasym, 1999.

［15］Woloschuk, Harasym, Mandin & Jones, 2000.

［16］Colliver, 2000.

［17］Norman & Schmidt, 2000.

［18］Koh et. al., 2008.

［19］Poncelet & O'Brien, 2008.

［20］O'Brien, Cooke & Irby, 2007.

［21］Lave & Wenger, 1991.

［22］Dornan, Hadfield, Brown, Boshuizen & Scherpbier, 2005.

［23］Hoffman & Donaldson, 2004.

［24］Schneider, Coyle, Ryan, Bell & Da Rosa, 2007.

［25］Schneider, Coyle, Ryan, Bell & DaRosa, 2007.

［26］Hirsh et. al., 2006.

［27］Hirsh, Ogur, Thibault & Cox, 2007.

［28］Irby, 2007.

［29］Ogur, Hirsh, Krupat & Bor, 2007.

［30］Hansen et. al., 1992.

［31］Ramsey, Coombs, Hunt, Marshall & Wenrich, 2001.

［32］Schauer & Schieve, 2006.

［33］Coates, Crooks, Slavin, Guiton & Wilkerson, 2008.

［34］Shulman, 2005.

［35］Lingard, Schryer, Garwood & Spafford, 2003.

［36］Lingard et. al., 2003.

［37］Cohen, 2009.

［38］Shuell, 1996.

［39］Springer, Stanne & Donovan, 1999.

［40］Michaelsen, Knight & Fink, 2004.

［41］Bell, Krupat, Fazio, Roberts & Schwartzstein, 2008.

［42］Levine et. al., 2004.

［43］Chumley-Jones, Dobbie & Alford, 2002.

［44］Bell, Fonarrow, Hays & Mangione, 2000.

［45］Lyon et. al., 1992.

［46］Chumley-Jones et. al., 2002.

［47］Issenberg, McGaghie, Petrusa, Gordon & Scalese, 2005.

［48］Kneebone, 2005.

［49］Robins et. al., 2008.

［50］Stefanidis, Scerbo, Sechrist, Mostafavi & Heniford, 2008.

［51］Wayne et. al., 2006.

［52］Aagaard, Teherani & Irby, 2004.

［53］Wolpaw, Wolpaw & Papp, 2003.

［54］Kenny, Mann & MacLeod, 2003.

［55］Holmboe, 2004.

［56］Wear & Castellani, 2000, p.603.

［57］Wear & Castellani, 2000, p.603.

［58］Newton, Barber, Clardy, Cleveland & O'Sullivan, 2008.

［59］Branch et. al., 1998.

［60］Branch et. al., 1993.

［61］Branch, 2000.

［62］Branch, 2000.

［63］Cruess & Cruess, 2006.

［64］Hafferty, 1998, 2006.

［65］Wear & Castellani, 2000.

［66］Wear & Zarconi, 2008.

［67］Cruess & Cruess, 2006.

［68］Arnold et. al., 2007.

［69］Cox, 2001.

［70］Greenhalgh, 2001.

［71］Epstein, 2007, p.226.

［72］Accreditation Council for Graduate Medical Education, 2007.

［73］Epstein, 2007.

［74］van der Vleuten, 1996.

［75］van der Vleuten & Schuwirth, 2005.

［76］Epstein, 2007.

［77］Muijt-jens, Schuwirth, Cohen-Schotanus, Thoben & van der Vleuten, 2008.

［78］Schmidt, 2004.

［79］Torre et. al., 2007.

［80］West, Park, Pomeroy & Sandoval, 2002.

［81］Downing, 2002.

［82］Gruppen & Frohna, 2002.

［83］Holmboe, Lipner & Greiner, 2008.

［84］Petrusa, 2002.

［85］Tamblyn, 1998.

［86］Petrusa, 2002.

［87］Norcini, Blank, Duffy & Fortina, 2003.

［88］Norcini, 2003.

［89］Carraccio & Englander, 2004.

［90］Arnold & Stern, 2000.

［91］Wear & Castellani, 2000.

［92］Epstein & Hundert, 2002.

［93］Arnold & Stern, 2006.

［94］Papadakis et. al., 1999, 2001.

［95］Papadakis & Loeser, 2006.

［96］Hemmer, Hawkins, Jackson & Pangaro, 2000.

［97］Buyx, Maxwell & Schone-Seifert, 2008.

［98］Howe, 2002.

［99］Feudtner, Christakis & Christakis, 1994.

［100］Hafferty, 1998.

［101］Haidet, Kelly, Chou & Communication, Curriculum, and Culture Study Group, 2005.

［102］Haidet et. al., 2006.

［103］Norman, 2006.

第四章

住院医师的体验内容——毕业后医学教育

　　尽管从医学院新生到毕业生之间业已发生巨大转变，但从新手实习医师到完成住院医师培训阶段的变化更是有过之而无不及。医学院毕业四周后，实习医师们（毕业后第一年住院医师，PG1）就开始了他们的住院医师培训。他们往往要前往一家陌生的医院，一个陌生的城市，甚至是不同的国家，成为所选专科里的一名新人。他们不仅要与陌生的同事和上级相处，而且要适应新的医学中心的具体环境、惯例和制度。而在 3～6 年后完成住院医师培训时，他们已为继续进行亚专科培训或独立行医做好了充分准备。住院医师培训让医学院毕业生们具备了专科行医所需的知识和技能和依据判断力和洞察力运用所学知识技能的历练。通过毕业后教育，他们成长为过去教师的同事，有时甚至成为他们的医生。

　　本章介绍了目前美国所实施的住院医师培训制度。本章首先会全面介绍住院医师培训的体验内容并且对其所涉及经费和规管的宏观背景，再详细介绍住院医师的课程结构、教育方法及评估手段，最后以对多个核心因素的讨论收尾。这些因素对于住院医师应该如何通过诊疗患者来提升自己的知识、技能和专业水准具有重要影响。我们还借助描述性分析和示例短文，介绍一些我们在实地调研期间发现的创新型住院医师教育方式的典型案例，并且重点指出住院医师培训中的常见问题。我们在介绍创新教育方式时，着重介绍那些重视临床学习的渐进性和参与性，以及临床知识和技能的情境化与分散性特点的住院医师培训课程和实践，还有学习的必备条件等在第二章已讨论过的内容。

住院医师培训阶段的体验内容

28 岁的梅根·奥奈尔（Megan O'Neale）是一名正在某医学院附属社区医院轮转的内科住院医师。现在是她住院医师培训阶段第二年的第四个月，此刻她已经完成了一个月的 CCU 和内分泌科轮转，然后进入了她在住院部轮转的第二个月。中午 12 点 45 分，她刚刚参加完一场研讨会（一位感染科医生针对不同严重感染的首选抗菌药物的讲座），然后一手拿着三明治，一边向她手下的两位实习医师及一位准实习医师分配任务。之后，她要离开医院，出每周一个下午的门诊。在她这一年接下来的时间里——也就是她三年内科住院医师培训的第二年，梅根将要在普通住院病区轮转三个月，在急诊科轮转一个月，然后在选修的社区计划生育门诊轮转一个月，期间她要在那里学习避孕管理课程。今天，她要在门诊看完六个患者后回到医院，查看一下在她门诊期间她的团队新收治的患者。然后要在医院一直工作到第二天凌晨一两点钟。

毕业后医学教育是一个庞大复杂的体验式学习过程，而推动准医生们前行的动力来自在不同临床环境中参与患者诊疗工作，非正式的一对一式或小组病例讨论会，以及正规的传授式教学。与医学院教育（尤其是前两年）着重于理论知识、基本原理和基本概念相比，住院医师的训练重点在于通过诊疗患者积累对于疾病和临床状况的具体处理经验。除了住院医师的亲身体验外，毕业后医学教育还提供了大量的替代性经验供参考，使得他们不仅可以通过本人诊疗的患者获得经验，也能得益于其他住院医师负责患者的经验或教训。毕业后医学教育的最佳效果，就是实现住院医师学习的参与性、渐进性，以及情境化和分布性。

学习轨迹

住院医师们从面对各种陌生情况、规定和制度不知所措的实习医师，到成长为可以胜任所在专科内主要疾病种类诊疗工作，其学习轨迹如同完成一次困难重重的旅行。例如，住院医师在其培训第一年（PG1）要在上级直接指导下管理患者，主要工作是执行带教医生设定的治疗方案。这个过程的特点是学习回答"如何"的问题：我们如何评估一个社区中患有获得性肺炎的严重程度？如何稳定肝移植术后的患者状态？如何进行阑尾切除手术？等。随着级别升高，住院医师们将会重点关注"什么时候"和"需要不需要"的问题：什么时候应该为一位有可能患有巨细胞动脉炎的患者进行颞动脉活检（即便可能性不大）？这位肾盂肾炎患者需要住院吗？这位结肠癌导致肠梗阻的患者需要进行手术减压吗？当住院医师培训进行到最后一年时，尽管他们应该已经可以比较得心应手地应对所在专科的常见问题，但是在学习如何处理各专科更高级复杂的问题时依然会面临陡峭的学习曲线[1]。

正如住院医师的主要学习内容随着毕业后医学教育的进程而转变，其面临的挑战也随之变化。实习医师们面临的主要问题是适应新环境、学习如何完成工作以及提高工作效率[2]。而对住院医师来讲，在一些需要操作性技术的专科，住院医师就要面临完成床旁和手术中各项操作的挑战。一个普通外科住院医师五年培训期的前三年，主要目标就是掌握这些手术技能；在第四和第五年，住院医师们一方面要积累完成难度较高手术的经验，一方面要对他们的下属布置任务。同时，他们还要在不确定性的情况下做出决定，要回答"何时"和"是否"的问题。因为实习医师和住院医师的工作差异巨大，所以即便一名住院医师能够在（上级医师）指导下高效顺利地完成实习医师的工作，在担任团队领导者时依然会遭遇重重困难[3]。

在儿科和家庭医学等不涉及手术操作的专科里，住院医师学习的渐进性主要体现在他们在诊疗患者方面承担的职责和责任日益加重，而非见识到不同的临床病例或学习技术难度更高的手术。当然，住院医师的学习内容也越来越专业化。通常，住院医师们要通过在其所属专业的各亚专科内轮转来进行学习，而且要涉猎其他相关专科的知识。高级阶段的住院医师们与其外科同事一样，在非手术领域也会遇到必须在不确定的情况下做出决定这样的挑战。分派工作和团队管理工作也同样会让在实习医师阶段表现优秀的住院医师倍感吃力。无论相关专业是否涉及外科手术，凡是希望在其住院医师培训结束时，具备在所属专科独立诊疗患者的能力者，在实现胜任本职工作之路上都会经历不同的学习轨迹。

国际医学生

毕业后医学教育的一个重要问题，就是其中相当部分的学员在住院医师培训阶段会遭遇重大挑战。正如第一章所述，每年大约有 27% 的 PG1 来自美国之外的医学院[4]，其中大多是来美专攻毕业后医学教育的。他们不仅将面临全新的工作环境和职责，更要掌握足够的语言技能，才能在门诊时听懂美国各地的口音，在小组讨论治疗方案时理解细微差别，并对美国的医保系统理解更加深入。

规管与经费对毕业后医学教育的意义

虽然第五章将在医学教育的宏观背景下介绍毕业后医学教育的规管和经费问题，但是鉴于其对住院医师学习体验的意义，本章将重点放在这两个方面。住院医师教育的方式迄今依然未如医学院校教育那样进行创新和探索性变革。我们经过反思认为，这反映了这个体制的内在特征：在诸多层面上十分保守而且主动抵制改变。例如负责决定各专科住院医师教育内容的住院医师评审委员会，基本都是由曾经担任或者正在担任各住院医师项目负责人的医生组成的，而指望这些人都对自己所在专科的住院医师教育制度进行重大改革是匪夷所思之事。而且，因为住院医师承担着大量的患者诊疗工作，所以各医学中心的负责人一般会按照患者诊疗需求分配他们的工作，而忽视教育的重要性。尽管医学科学的进步以及新型疾病的产生已改变了住院患者的流行病学特点，但住院医师的工作主要围绕院内临床工作展开，住院医师所接触和诊疗侧重于收治入院的患者。

以住院患者为中心

因为住院医师的核心职责就是直接进行患者诊疗，所以住院医师参与患者诊疗工作本身就是在第三章所述的 PBL 学习周期基础上进行并且由之外延的。然而不同之处在于，后者是教师通过构思论文、视频或标准化病人案例来提出问题，供学生们在相应节点上讨论学习；而前者则是在症状或病情进程与严重程度各异的患者们正在接受诊断和治疗的临床环境中，而正是这种环境创造了住院医师培养项目预期的学习机会。在本章最初的例子中，梅根·奥奈尔正是利用其在计划生育科轮转的机会学到了避孕管理方法。然而，住院医师们身处的临床环境并非个个都能将教育价值最大化。传统以及各科室和临床单位之间的长期默契会产生重大影响力。对于大多数住院医师培训项目来说，最具影响力的其实是医学中心。因为相关资金首先拨付给医学中心而不是培训项目，所以医学中心负责人可以（通常也会）把住院医师分配到最需要人手的地方，而不是最有利于住院医师学习的地方。正因为如此，梅根在住院医师培训期间的重点在于掌握住院患者而非门诊患者的诊疗技能，因为她和几乎所有住院医师一样，在医院环境中的时间大部分都住院部轮转。

90年代中期之前出现的屈指可数的几次改变，也只是针对在各专科轮转周期的长度：例如取消了金字塔式的住院医师培训（特别是外科）结构，使得年轻住院医师们只要学业和专业水平合格，就有望在规定年限内完成培训课程；与此类似的是，将内科轮转周期从三年减为两年并允许心内科和内分泌科等亚专科的住院医师提前进入相关专科的做法，即所谓"捷径"或短期课程，也大多被叫停了。唯一例外是临床科学家培养课程，那些原本计划专攻生物医学研究的学者可以通过"捷径方式"成为临床科学家，他们可以将两年住院医师培训和四年科研课程合并为六年，进行常规的三年住院医师培训和三年的专科进修培训。

然而，美国毕业后医学教育认证委员会近十年来业已开始逐步加大改革的力度。其中一项改革就是将住院医师的评估方式，从所谓的"时间－进程"衡量方式，即从仅以一名住院医师在各个科室轮转的时间作为完成住院医师培训阶段的唯一指标，转变为以其临床能力为指标。这一转变对住院医师评估制度所产生的深远影响改变了住院医师培训项目的结构和组成。关于班次时长和强制性休假天数的法规，也同样促进了对住院医师所承担临床工作的重组，而且增加了提高医学院校教育效率的迫切性。但与此同时，社会上也开始关注这些措施可能增加住院医师培养的绝对时长，因其推迟了外科医生获得独立行医和医师科学家独立进行研究资质的时间[5, 6]。这一问题，以及人们益发重视常见临床疾患治疗手段的可变性减少和对患者安全问题的关注，都对住院医师培训的实施施加了重大的外部压力。在此背景下，我们将开始探讨住院医师教育的课程设置、教育学和评估问题。

住院医师培训课程设置

住院医师培训的课程内容与第三、第四年医学生相同但层次更高，其主要内容也是住院医师所接诊的患者与所实施的诊疗工作。在整个培训期间，住院医师们都会重复接触各种常见且重要的症状并参与管理，其频度达到所谓"刻意训练"的构造形式[7]，并培养住院医师们具备比较丰富的隐性知识[8]，即可供做出临床判断的能力[9]。以下部分探讨的是住院医师的培训课程：科室轮转以及正式和非正式的教学活动。

临床轮转

住院医师培训日程上的基本单元就是科室轮转。目前，大多数轮转为期一个月，而更合理的周期应该是住院医师在可获得重要临床经验的内科住院科室轮转两个月，而在一些从属性或辅助性科室轮转时间可缩短至两周以内（比如，内科住院医师可以减少在皮肤科或妇科门诊的轮转周期）。住院医师们在医院轮转期间，一般会被分配参与一个医疗团队或项目，管理其中所有患者或某一亚型的患者。当患者通过门急诊入院后，就会根据流程安排对其进行各类诊疗工作，流程的设置旨在疏导和平衡该专科所有收治患者的住院医师之间的工作量。相关住院医师将与其团队一起负责诊疗患者直至出院。部分住院医师培训项目（特别是外科）会将住院医师分配给带教医生管理，而非按照所在位置或项目分配。这些名为"学徒期"的3～6个月轮转期，一是让住院医师加强对入院前评估及术后门诊患者诊疗的认识，二是加深他们对一线外科医生日常工作的了解，三是强化他们与主治医师导师之间的关系。尽管我们并未发现外科之外设置学徒制的住院医师项目，但其依然可能存在，特别是在家庭医学科或者乡村医疗机构。

诊疗连续性和门诊患者类别。住院医师同时还要承担门诊患者的诊疗工作。住院医师在外科以及内科和儿科的亚专科轮转期间，门诊与住院患者诊疗工作是融为一体的。比如，一位正在小儿风湿病科轮转的PG3（第三年住院医师）的主要工作是诊治风湿病住院患者或为其他住院患者会诊，同时也会出每周两个半天的风湿病门诊。同样地，在脊柱外科轮转的整形外科住院医师也会将大部分时间用在手术室，其余部分时间诊治术后患者，部分时间在门诊接诊脊柱疾病患者。尽管外科的特点是以住院患者为主，但是门诊的体验对于外科培训也很重要，因为住院医师必须掌握外科诊断、制定手术计划，以及管理围手术期患者。然而，诸如日益增多的门诊患者手术以及值班时间限制等诸多因素，让外科住院医师益发难于持续跟踪外科病例[10]。

在全科型专业中，诊疗的连续性是培养住院医师的关键环节，而与其最终选择的专科无关。选择内科、儿科、家庭医学科，特别是神经科和妇产科等的住院医师，往往可以长期诊疗一组患者。在门诊上，诊疗连续性则需要长期排序，比如可以在每周的同一半天出门诊，或者每个月的某个固定时间段出门诊。以上两种时间安排均适用于许多住院医师培训项目，特别是基层医疗为主的项目。有些培训项目甚至安排两人一组或一个团队的住院医师进行联合诊疗工作。这种模式让一组或小型团队的住院医师分担一组患者的诊疗工作，从而得以协调住院医师的时间安排。当一位住院医师或半个团队在内科轮转无法分身时，小组或团队的其他成员可以代行门诊工作，同时跟进相关患者以实现临床诊疗的无缝衔接。

实现住院医师诊疗连续性在管理上难度很大，而且不仅往往无法达到预期的连续性，也很难让住院医师与患者及其家庭成员之间保持长期联系[11, 12, 13]。其原因一是患者漏诊率较高，二是很多挂号就诊机会让给了其他医生的患者加号就诊，三是工作时间的规定长度所限。举例来说，规定住院医师上了 12 小时夜班后第二天工作时长不得超过 6 小时。这就使得值完夜班的住院医师无法在次日下午出门诊。尽管这种间断不利于住院医师在门诊观察患者疾病的发展和康复过程（即便在住院环境中也不易做到），但是却能创造加强住院医师间的合作及团队协作能力的机会。然而受限于门诊教育资源，大部分住院医师项目都未能充分利用这一机会。

我们依据观察提出的建议是，住院医师从事门诊工作的培训应该贯穿毕业后医学教育全过程，涵盖从面向门诊患者的全科型专业到外科的所有亚专科。我们观察到的许多问题都源自这项工作的内在矛盾：短暂的门诊时段和门诊工作的时间压力，门诊患者的许多问题无法得到临床解决，以及接触患者机会的间断性等。此外，因为住院医师门诊教育缺乏资金支持，主管医生往往是一边诊疗自己的患者，一边进行教学。更大的问题是，医学教育缺乏对门诊教育环节的重视。虽然医学生（也许还包括社会公众）多认为只有管理住院患者才是高强度、复杂并具有挑战性的工作，但是人们不应低估或轻视门诊教育的重要性，其原因在于医生对门诊患者是否患有重病而做出的判断具有高风险性。

临床技能、科研及其他轮转。 各住院医师培训基地已开始在住院医师的主要培训项目中承担临床诊疗工作之外，提供更多的课程选择。轮转项目的设计可能是为了让住院医师达到掌握具体临床技能的目标，而这些目标往往与直接进行患者诊疗工作无关。比如，亚特兰大健康中心（Atlantic Health）安排的手术操作技能课程单元，要求 PG1 住院医师学习掌握对于住院患者至关重要的临床操作技能，如在专业抽血师、护士和医生的指导下进行静脉穿刺、静脉插管、留置导尿管、腰椎穿刺和采集血气样品等。实习医师们或是通过在其他实习医师或是仿真模具上操作而熟练掌握了这些技能后，就具备了在其管理患者身上进行操作的资质。远程医疗的轮转学习方式也是如此，住院医师们学习通过电话沟通方式，对患者进行远程指导和问诊答疑的技能，同时也强化了他们通过面对面诊疗患者所学到的技巧。

美国毕业后医学教育委员会规定，所有住院医师必须掌握学术研究方法，积累采集、分析和报告医学信息的经验，并对相关学科有所贡献。为此，各住院医师培训项目均为高年级住院医师设置了科研训练环节。大型科研型手术科室一般会要求住院医师做一年的科研工作。海外工作的情况也日益普及，而且许多大型科研项目都提供进行全球健康研究的机会。

课程教学法：小组讨论及研讨会

早上7点，在医院咖啡厅召开了一次小组会议，参加者是保罗·斯塔克医生（Dk. Paul Starker）和亚特兰大健康中心附属摩斯堡医院的两个外科实习医师。斯塔克医生在大家喝咖啡吃松饼的同时，引导两位实习医师探讨如何进行腹股沟疝修复术。他利用轻松的苏格拉底式问答法，引导实习医师们对修复术的历史沿革、现行技术的优缺点进行讨论，并在纸上用简单的图表总结他们的学习要点，以加深学生们对修复术的理解。7点45分，他们一起前往病房。

住院医师的正式和非正式课程活动内容丰富，从常见的主治医生查房到月度全科例会。比如，住院医师每天多次与带教医生讨论其管理患者的情况。他们可能在会议室里讨论，也可以与带教医生在团队其他成员参与或缺席的情况下，逐个病房查看患者，审视诊断思路并讨论下一步的诊疗方案。这种被称为主治医生查房的每天例会，可以让主治医生深入了解学生和住院医师的知识水平，判断团队中级别最高的住院医师的教学和领导力，并进行直接教学。

在（内科、儿科和神经科等）强调认知能力的专科，承担住院患者诊疗工作的住院医师每天都要和一位高级医生会面，也许同时会见住院部主任或几位高级医生。他们主要讨论新收治患者的病情，以及病情具有研究价值、教学意义或诊疗处置难度较高的患者。这种称为住院医师汇报会或早查房的会议，通常是由住院总医师组织，而这些住院总医师凭借其出众的教学和临床技能获准延长一年培训期。住院医师汇报会可以用同学互教的方式，或得到准住院总医师以及资深带教医生的指导[14]。在加州大学洛杉矶分校，内科住院总医师要对住院医师报告中提到的复杂或罕见问题撰写一页纸的书面总结，发送到科室的网站上备查。虽然早查房是得到大多数住院医师们重视的教学会议[15]，然而其内容的动态性必须得到参与者的高度重视方可实现其严谨性，同时又要避免环境中产生过度的竞争性或紧张情绪。尽管早查房属于认知性专科中最典型的活动，但是也有外科住院医师项目进行了成功的尝试[16]。

住院医师教学层面的主要形式都是非正式临床讨论。如前所述，住院医师可利用的重要资源，就是其整个团队会在收治患者日汇聚在医院里，讨论学科中的一个常见问题或利用最近针对某一患者状况所采取措施进行专题教学。带教医生们的做法也与此相同：比如，如果内科的一位主治医师前一天晚上收治了两位患者，其血清钠偏低但原因各不相同，那么他就会在第二天的主治医师查房时用十五分钟时间引导 PG1 们讨论低钠血症的鉴别诊断。因为他认为 PG2 们应该对此类问题了然于胸，所以就会让他们更正某位 PG1 对此存在的误解，从而一方面评估住院医师的知识水平，一方面评估自己的教学方式。与此类似，除非遇到棘手技术问题或病情急转直下的情况，手术室里大部分手术时间都是在讨论临床问题。

住院医师的培训过程当然也包括定期进行的教学研讨会，例如梅根·奥奈尔参加过的一个关于抗生素经验性治疗的会议。美国毕业后医学教育认证委员会规定，所有住院医师培训项目中都必须安排正式课程，并且以文档记录教学方式。此类课程传统上都是安排在清早、中午或班前会期间，但也有些住院医师培训项目会安排半天时间来专门进行住院医师的大课教育。不过在此类课程期间往往需要住院医师关闭其传呼机，以免被临床琐事所干扰。亨利福特医院（Henry Ford Hospital）为外科住院医师安排的半天课程一般首先是全体参加的一小时公共课，然后把住院医师们根据年级分组，分别进行适合各个年级的教学。在那些门诊轮转周期较长的住院医师项目中，通常在门诊前或门诊后安排一次三十分钟的临床研讨会，主要探讨本专科的门急诊常见问题，或是讨论某一个棘手的诊断和管理问题。无论是哪位带教医生进行督导，研讨会的主要内容都会发送到网站上备查，此举可以保持教学内容的一致性，也为某些因为时间冲突无法参会的住院医师提供了方便。这种不同步的教学方法效果，取决于带教医生是否认真负责地督促住院医师们完成线上课程[17]。

在各种传统式的教学会议中，大查房是其中最具仪式感的场合。最初的大查房形式只是进行临床问题讨论，而且有患者在场。一位住院医师或社区医生汇报该患者的病史，然后一位教授会让大家关注其病史和体格检查中的重要特点，借此指导学生们就其当下病情进行学术讨论。但时下更为普及的形式是每周召开一次50分钟的正式研讨会，重点关注最新科研进展和探讨一个临床课题。但这种形式的教学价值遭到质疑[18, 19]。

各科室每周或每月召开以发病率和死亡率（Morbidity and Mortality，M & M）为主题的会议。在这些会议上对所有临床工作中出现的并发症进行系统性评价，这不仅是联合委员会（2007年之前称为医疗认证联合委员会）的规定，同时也是一次重要的教学机会。一向以来，住院医师们面对发病率及死亡率之所以心存恐惧，就是因为他们往往会因并发症和患者不良预后而饱受诟病，即便是在上级医生直接指导下工作也难逃其咎。随着关于发病率和死亡率的讨论逐步规范化，人们不再将其主要归咎于个人过失，而认为是制度缺陷所致[20, 21, 22, 23]。通过这样的会议，住院医师能够发现带教医生所示范的应对失误的方法，并且学到根源分析等技能。

我们实地调查发现，在部分会议上虽有住院医师出席，但其教学潜力并未得到充分利用[24]，其中就包括我们认为本可发挥教学作用的出院计划查房会议。这一由护士、社工、至少一名医生以及其他人员参加的多学科会议，重点在于讨论解决一类即将出院患者的困境。这些患者家境较差、医疗需求复杂、存在认知困难、行为失控或同时存在以上多种困难以及其他问题。出院计划查房会议似乎被住院医师视为临床管理的例行公事，属于令人生厌之事而非学习的机会。他们的观点往往因为上级医生缺席而更加强化。但实际上，这个会议是观察住院医师与医疗团队中非医生成员合作和系统化实践的重要场合。我们在毕业后医学教育级别的培训课程中，也未看到关于出院准备流程的描述。我们由此发现这类会议其实是一个被忽的但其实颇具潜力的多专业沟通的平台。随着人们对医疗质量日益重视以及联邦医疗保险计划中居高不下的患者再住院率，以及这些问题更多见诸媒体报道，也许将会提高这一工作的受重视程度。

启发式、指导式和自主式学习方式

在按照带教医生指示实施患者诊疗的过程中，住院医师们通过接触患者个人或群体的体验，往往会想到一些问题，或促使其认识到自己在知识和技术方面的不足之处。这些问题和不足会启发住院医师们进行学习，同时也会得到主管医生、其他导师和有关同事鼓励和指引。实际上，考虑到临床环境下知识的分布性，住院医师通过一次关于某个患者的简单讨论即可进行学习，而讨论的对象可以是一位在入读医学院之前曾经是物理治疗师的护士。无论学习的形式如何，保证高质量医疗服务的职责都要求我们反复评估住院医师的知识技能和整个医疗团队的能力是否能满足患者的需求[25, 26]。如果患者需求超过医疗团队的能力，则住院医师就有责任在带教医生的指导下予以纠正。

阅读是住院医师弥补知识不足的主要方式。但是人们往往对于住院医师们如何进行阅读以及其知识来源所知甚少[27]。而且，当住院医师参与临床工作后，他们的对医学基础知识的理解都会发生明显、广泛和深刻的改变。在上一代住院医师培训时，第三年的医学生只是使用简单的课本，实习医师们使用的是螺旋订装的手册，而住院医师们则攻读各自专科的核心教科书，他们对课本内容的认识会随着其毕业后教育的深入和阅读原始文献而深化。虽然其中许多参考资料迄今依然还可以在线上找到，但是很多知识已经过时。今天的网络上已涌现了大批最新的信息资源，最典型的就是临床顾问系统（UpToDate，http://www.uptodate.com）。梅奥诊所的研究人员发现，这一软件可以通过跟踪使用情况（如关于某个课题的网页打开时间以及网页是否打印等）来评估比较电子资源本身、临床研讨会出勤情况和住院医师培训期间考试（ITE）成绩三者之间的关联性。研究者们在校正了人口统计学及之前成绩的影响后发现，每天自主使用电子资源 20 分钟及以上的医生，其 ITE 成绩比其他医生高 4.5%。相比之下，延长一年住院医师培训周期也仅仅使成绩提高了 5.1%[28]。然而，也有一些带教医生告诉我们，即便现在可以非常容易地从 UpToDate 等资源获取权威性的信息，而且按规定缩短了住院医师每天工作时间，住院医师还是没有像过去那样努力读书来充实其知识储备并加深对疾病的理解。另外一个也许与此自相矛盾的现象是，那些学术水平稍弱的住院医师在培训期往往在上级医生的监督下阅读量更大，因为后者希望（这些住院医师）获得或维持比较高的医师资格考试通过率[29]。

文献讨论会。住院医师们参与各种形式的正式教学活动，其中包括某些选修轮转科室内的讲座和咨询讲座、住院医师主持的临床研讨会、即将毕业的住院医师和住院总医师所做的实案项目答辩，以及文献讨论会。文献讨论会的周期通常为每月一次，一方面作为讨论该专科最新文献的平台，同时也作为住院医师学习如何评价临床文献的质量和意义的工具。在此期间，住院医师们被要求选读原创性科研论文而非综述论文[30]。评判论文的研究方法与评判其临床结论同样重要；进行文献报告的住院医师应该引导讨论，将关注点放在"这项研究会不会改变我的医学实践"。以手术为主的外科和以认知为主的内科都会定期举行文献讨论会。但是，由于外科等专科较少进行大规模随机临床试验，所以这些专科的研究文献主要着眼于开发和测试新技术。有些文献讨论会关注的命题更为广泛，侧重患者视角和经历等问题[31]。

住院医师执教。住院医师也能够指导他们的下属。除了在每月例会上进行专题综述报告或在文献讨论会上引导关于一篇论文的讨论等正式练习外，住院医师还会召开即时性的教学讨论会，或者一边督导低年资医生的诊疗工作一边对其进行教学。这种教学相长的做法让住院医师教师及其团队成员都获益匪浅，低年资医生的获益自不必说，而住院医师必须加深自身的理解水平，方可对初学者们诠释概念和方法，有时还要对某一课题深入研究方可圆满解答学生提出的问题[32, 33, 34]。

即便身为新人的第一年住院医师，也要担任一些辅导见习医生与实习医师的工作。这种教学责任会随着年级的增长而逐步加重；第五年的外科住院医师在学习回答手术管理中"何时手术"与"是否要手术"这两个问题的同时，还要帮助第三年的住院医师学习手术技能和处理复杂的情况。不仅如此，他们还要监督第三年的住院医师对他们的学生及实习医师的教学和管理。与之类似，一名在大型教学医院的小儿科第三年住院医师在住院部轮转的同时，要监督多名 PG1、一名三年级医学生、一名第四年的实习前医生，或许还有一名药学生或护理工作者。新患者入院的时候往往是教学和学习的高峰期，一方面是由于需要研究新住院患者的病情，另一方面是由于通常在收治患者入院期间会对工作产生一些影响。

住院医师教育的教学方法

一名住院医师在其住院医师培训期间能够收获到的，并不仅限于随机诊疗患者的体验。这一过程具有明确的目的性和发展性，能够或应该体现出为帮助（住院医师的）学习而对角色、活动和职责的细致的结构化、有序化和渐进性描述。在住院医师遇事力有不逮时，主治医师会创造一个难度较低的练习机会，让这位住院医师说说自己准备如何操作（"说说你怎么看这项工作，然后说说你准备采取什么措施？"），或让这位住院医师在其直接督导下完成这项操作，或者同时采取以上两种方式。比如说，在梅根·奥尼尔的团队中，住院医师和实习医师的关系就类似于上面所说的主治和住院医师之间的关系，同时实习医师和三年级的医学生也有着这样类似的关系。这种高度组织化的关系网以层层授权和层层监督为特点，在避免给患者增加风险的同时，使得临床工作中不同训练水平的学生们能够全神贯注地操练他们刚刚习得的技能，而且把他们的技能和理解水平提高一个层次[35, 36]。

医学生和患者之间的互动往往只是关注某一方面（采集病史、体格检查和放置输尿管等），但是住院医师和患者的互动往往更强调整体化。与此相对应，虽然那些住院医师的导师们可以采用分解法将作业或概念分解和其他方法来简化学习任务[37]，但是毕业后医学教育这个层次的教育往往具有多重目标。由此给这个层面的临床教学赋予了两个鲜明特点：①同伴和准同伴教学为主；②带教医生承担多重角色，同时承担教师、临床导师和医疗质量监督人以及团队负责人（和年资最高的住院医师共同领导团队）的角色，而与此同时还是长期负责部分患者的医生。

尽管学习科学的现代观念强调以学生为中心，但这丝毫不会降低教师的重要性。例如主治医生在住院医师们临床轮转期间建立的关系，会对后者评估此次轮转的学习价值产生巨大影响[38]。分布在不同轮转期间的学习资源给住院医师层面的教学，创造了非常丰富而有趣的环境。但是受到这种复杂性的局限，凡是关于住院医师教学的讨论都必定大大省略很多内容。比如说，尽管此处主要探讨医生和医生之间的教学，但期间肯定有很多其他人也贡献了自己的专长，但却没有明确的教职（其中最重要的就是护士）。

与上述在诊疗患者期间的高效与规模化教学工作相反，那些针对既定课题而且提前规划的教学课程，以及我们所观察到的其他各类正规授课教学方法则大多显得缺乏挑战性。在我们观察到的诸多住院医师会议上，会场里摆满了一排排的椅子，前面放映着 PPT 演示报告，但是在报告人和住院医师观众之间鲜有交流和互动，而且几乎没有安排小组内同伴之间的讨论。总之，与毕业后医学教育相比，在医学院校教育期间，人们往往都会更主动地尝试如基于小组的学习等新教学方法，以加强大型群组和正式环境中的学习氛围。

重视概念理解的教学法

和医学院校教育一样，案例讨论会也是住院医师教育的典型手段。但其重点已不再是像要求医学生那样掌握形式上的知识，而是要求住院医师努力对于讲者的报告获得深层次的理解，并创造机会邀请其他学习者加入。一般而言，所使用的案例均来自团队所诊治的患者，但经验丰富的教师也可以在正式场合熟练运用案例达到良好的教学效果。

四十多位层级各异的普通外科住院医师们正在一个小型阶梯教室中参加半天的大课，主讲教师是一位精力充沛的年轻放射科医生；授课的题目是"引人入胜的腹部 CT 扫描"。这位放射科带教医生带来了她的几个学生，均为在介入放射科轮转的住院医师。她在投影上放一张 CT 图像，展示了一个缩略型的扫描简图，给大家一分钟时间来看懂这张图。随后她提出问题，"你看到了什么？"很明显，她知道大部分住院医师的名字。她从 PG2 住院医师中选了一位来描述其在这张图上最重要的发现。然后，她要求一位 PG3 住院医师对这张图进行鉴别诊断，并且请一位放射科住院医师来补充之前那个住院医师的意见。接下来，她让放射科住院医师们讨论外科住院医师应该如何填申请单，以便更好地帮助后者在读片室里读片。尽管整个氛围活跃且友好，但是因为所展示的病例多为危重患者，使得大家感到责任重大，各位住院医师都在静思寻索、全神贯注地参与到讨论中来。

案例讨论会成败与否取决于能否进行充分的交互反馈，而且学员们对讨论会的印象及其作为学习方法的效率有赖于教师所创建的氛围。如果所提出的问题比较浅显[39]，正确答案虽然确定无疑但涉及一个比较模糊的知识点，在这种情况下学生们就会对举手作答心存疑虑。尤其是水平参差不齐的学员们同处一室的教学环境中，有人就会担心高年级学员（如果是低年级学员就更为尴尬）知道这个问题的答案，但是被点名回答的人却不能正确回答。其实，大型群组病例讨论会只要组织得当，可以成为一种趣味盎然的高效教学手段[40]。一些针对住院医师学员所做的研究项目，证实了如何运用受众反馈系统优化学习效果；如果在小组式的案例讨论会上使用 ARS 进行强化，则住院医师们认为从教学研讨会的学习收获略有提升，而三个月后的记忆效果则明显改善[41, 42]。而随机提问则是在手术室内常用的典型教学方法。与此相同，虽然考问形式可能让学生们心生畏惧，但是如果难度适宜且支持得当的话，这种形式也可以对学员起到激励和鼓励作用[43, 44]。

案例讨论会的一个核心作用，是清晰展示为某一患者所制定的临床治疗方案和管理策略背后的思维过程。教师可以打断讲者的病例报告，以创建逐步解密的氛围，并让团队其他成员有机会参与讨论。我们经常可以发现此类案例，主治医师们在打断一名实习医师的病例报告后，询问另一名实习医师："此刻你想到什么？你最关注的是什么？"这些高水平问题所创建的学习机会对患者毫无风险。在学生们练习案例解析和提出患者治疗方案的过程中，带教医生和高年资住院医师可以洞见其年轻同事们的逐步成长。住院医师们对于获邀提出诊疗策略可谓乐此不疲。正如一位外科住院医师所说，"主治医师能够提出的最佳问题就是，'你认为我们应该怎么做？'"。与让作为比较高年资学员的住院医师简单执行主治医师的处理方案的做法相比，提出此类问题能够让教师清晰地掌握住院医师的医学知识储备，对于关键症状的重视，以及厘清先后的能力。对于治疗方案制定之后进行的任何讨论研究，都让住院医师有机会注意到自己的方案和主治医师的方案不符之处，以及发现自己的知识短板。

住院医师带教的诸多场合，也同样是让他们进行反思和改进教学方法的机会[45]。工作查房，团队每日或隔日一次的患者床旁巡视，让值班实习医师或实习医师给整个团队介绍患者当下的临床状态进展和诊断化验结果，都给住院医师们提供了充分的机会，了解其所指导学员们对患者病情的掌握情况。

面向医疗实践和能力的教学法

临床医学是一门实践，而且需要通过体验来学习。如何在保证患者和学生安全与尊严的情况下教授临床医学是一个非常复杂的问题[46, 47]。住院医师培训方式所体现的态度，代表着医学界的专业价值观，而且可能也在很大程度上影响住院医师毕业之后的工作能力。换言之，严格束缚住院医师的行医自主权，在其身处教育环境且拥有支持和督导的情况下不让他们独立决策，也不让他们从事较有挑战性的手术，这种做法貌似可取实则不然。可以预见的情况是，他们在将来独立行医的时候也必须要学会做同样的决定、从事同样的手术。让他们在最有经验的医师指导下做决策和手术并非坏事，但是也并非毫无代价。

三十年来，对住院医师的督导呈现益发严格的趋势，其主要原因是由于公众对患者安全问题的重视，即便有证据表明，教学医院往往比那些没有毕业后医学教育课程的医院更加安全，提供的医疗服务质量也更高[48, 49]。与此趋势伴生的，则是新技术的发展和医学科学的大幅进步，这急剧增加了住院医师必须掌握的知识和技能。而另一方面，削减值班时长的法规出台，将住院医师每周在医院工作的平均时间减少了24%。住院医师及其带教医生都担心住院医师培训期间的学习时间不足，无法保证他们在住院医师培训结束之后拥有足够的专业能力，并胜任独立诊疗患者的工作。外科医生们对此尤其忧心忡忡，因其能否顺利完成手术取决于（外科医生的）动作技巧是否经过足够锤炼[50]。

为此目的，所有住院医师培训项目都规定主治医师必须 24 小时备勤，随时听取病例汇报并且指导治疗。但是关于住院医师何时必须与主治医师讨论病例的规定，则因住院医师培训项目而异，而且可能因不同的住院医师 – 主治医生组合而异。有些带教医生规定凡收治新患者住院都要报告；也有的带教医生认为住院医师培训最应该学到的，就是要知道何时需要帮助和指导，因此会给予住院医师更多自行裁量权[51]。通常，带教医生要求在出现重大临床情况时（比如，可能需要将患者转移到重症监护病房）或者需要马上对患者进行手术时得到通知。

模拟训练。在可保证实际患者权益的环境中，练习做出临床决策和手术干预的机会，堪称解决部分重要的临床和伦理难题的新出路[52]。模拟环境通常与具体临床环境、患者身体和手术操作之间存在或高或低的仿真度。但是就像我们在之前所讨论的案例教学时所建议的，我们应该认识到，那些能够提出"假定推测（what-if）"型问题的教师们其实是在推出一种思维模拟型的教学方式。例如，一位经验丰富的非手术型教师在收治常规患者时，会把假定推测类问题乔装打扮后提出，提高学生们在实践中面临的挑战难度，而实际患者无须承受任何风险。

模拟训练的一大优点就在于让住院医师们能够将外科手术等复杂临床操作中的组成元素条分缕析，按照难度递进的顺序进行练习。对复杂问题进行分解和剖析能让学生更容易理解和掌握其中各个步骤。比如，华盛顿大学计算机科学专业的学生通过与外科学系教师们合作，开发出了一种计算机程序。这个程序可以在电脑屏幕上显示疝修补术、阑尾切除术和胆囊切除术等常见外科手术的所有步骤，清晰显示手术野的图像（http://www.isis.

washington.edu/classes.html#T1）。而学员的任务则是按照正确的顺序从电脑屏幕上显示的托盘里选出正确的手术器械，然后使用这些虚拟器械触碰屏幕上手术野中的正确位置。尽管这种操作势必与在实际患者身上手术有所不同，甚至也与实际操作外科手术器械存在差异，但是它确实可以让外科实习医师学习和熟悉手术步骤和有关器械，并且按照正确顺序完成手术操作。只有完成了上述练习后，实习生们才可以使用训练盒（box trainer）中真正的器械。

有些住院医师认为模拟训练的最佳用途，是帮助学生熟练操作手术器械而不是真正学习手术操作。因为人体模型缺乏真实人体出现的解剖变异，而且很难栩栩如生地重现活体组织的"手感"（或触觉）。其实恰恰相反的是，非常低保真度的模拟训练也可以成为一种高效的学习体验，前提是学生们找到身临其境的感觉并将其作为真正的临床体验[53]。

模拟训练也可以作为面临紧张情况以及危机等复杂环境时，练习和重复演练病情复杂患者诊疗的重要机会。华盛顿大学模拟训练中心的领导层高度重视对模拟训练的设计实施，其规模足以在一次演练中综合进行多学科内容的学习。例如该中心主任曾经接待过一位泌尿外科教授来访，后者希望能够为其住院医师设立一个模拟训练课程，模拟在耻骨联合上进行膀胱穿刺导尿。主任则说服那位教授拓宽思路，后来那位教授创建了一个急诊室模拟训练项目，团队成员包括护士学生、一位内科住院医师和一位泌尿科住院医师。模拟训练中的"患者"出现了一些症状，而受训的护士学生应该能够发现可能是膀胱出口梗阻。然后护士学生和内科住院医师一起尝试插入一根导尿管，但是遇到困难。此刻他们应该能够意识到，需要请一位泌尿专科的同事帮忙。但是后来那位泌尿科住院医师也未能插入导尿管，不得不在耻骨联合上做了一个手术。这个模拟训练的内涵得以拓展，从一个简单的技术操作扩大到涵盖了不同专科间的沟通、评估、判断和咨询技巧以及患者保障。

除了角色扮演之外，还可以加强对模拟训练的组织安排以使扩大其功能来帮助更多的人。在佛罗里达大学的杰克逊维尔校区，我们观看了一个由内科住院医师、急诊住院医师和护士学生组成的综合团队，在急性哮喘模拟场景中进行合作训练。场景最初是由一位急诊科带教医生扮演一个情绪急躁、呼吸困难的患者，直到模拟训练进展到需要插管时，患者角色才交给一个人体模型担任。尽管只有三到四个人物实际参与训练，但是另一组学生非常仔细认真地观察整个模拟过程，而且还在一个规范表格上做记录。在进入简报环节时（对模拟效果非常关键的一个环节），观察者们要完成的任务与那些直接参与的学生并无二致。

从学习技能到练习手术操作。训练的最终目的，当然是让学生们将其日渐熟练的技术应用在实际的患者治疗工作中。而临床教学工作的核心，则是在于制定制度和策略，让住院医师们掌握并熟练技术、获得经验、培养自己的判断能力，并且最终肩负起保障患者健康的重任。尽管外科手术和非手术技术之间存在明显差异，不同学科对此问题的态度则是大同小异：在对住院医师的能力进行慎重评估后，给他们提供在督导下进行操作的机会，但操作的难度恰好触及其能力上限。在带教医生们相信其住院医师能够无须督导顺利完成的情况下，他们会允许住院医师们独立完成，但同时承担相应责任。主治医师或另一位更高年资的医师会接手完成那些住院医师尚未熟练掌握的操作，让后者从旁协助或者观察。

为了给有志于具备独立行医能力的住院医师们提供挑战性的学习机会，同时确保患者得到与在无学员们参与情况下相同质量的医疗服务，需要至少满足三个条件[54]。首先，带教医生们必须能够正确评估其学生的能力，特别是学生们在缺乏直接督导下独立做出决定和实践操作的能力。如果主治医师无法准确判断，患者得到的医疗服务质量可能会大打折扣，因为住院医师在做决定和手术时可能缺乏必备的知识和技能。同样道理，如果住院医师具有独立完成工作的能力却被束缚手脚，其学习效果也会大打折扣。其次，住院医师们必须能够鉴别什么时候病情是超出他们的能力或者经验[55,56]；当然这对于所有的医师来说都是必要的能力，并不仅仅是那些在接受培训的住院医师。再次，带教医生在掌握了住院医师的"学习上限"后，必须在不危害患者安全的前提下，尽可能创造挑战性机会来促进学员们培养能力和增加经验。

在强调认知能力的专科中，细微的判断差异都十分关键，培养进度在很大程度上源自承担核心和负责任的角色，而并非让住院医师们逐步面对的诊断难度高于其毕业后医学教育的同行们。例如，在一位内科实习医师为一名新入院的社区获得性肺炎患者做病史采集和体格检查时，他应该能够想出一些合理的鉴别诊断来解释患者的症状、查体发现和异常的实验室检查，而不是按照他自己的诊断印象去治疗患者。在 PG1 住院医师阶段，这种关于治疗决策的经验主要通过言语练习获得。低年资住院医师只有在督导下经过反复演练复杂的治疗操作后，才能掌握其中的关键环节。

对于以手术操作和技术能力为核心的专科，成长型教育的进阶方式主要是让住院医师首先学习和操作简单手术的最简单环节，然后操作其较复杂环节，最后才从事完整的简单手术操作。之后再让他们去学习更为复杂手术的简单环节，以此类推。举例而言，外科住院医师的进步是从单纯的观摩为起点，进展到协助完成一台手术的细枝末节，再到担任第一助手。在手术台边，第一助手往往站在主刀医师对面，实际上两人其实可以称为"同台主刀"。这一特点就要求住院医师详细掌握手术操作的知识，并有能力因应患者的解剖变异和无法预料的情况发展来进行调整，而且也要非常熟悉主刀医师的手术方式和特点。这样，住院医师就从比较简单的手术操作进步到完成复杂手术，逐步担任主刀医师进行手术，而其带教医生则换位为第一助手。主治外科医生虽然让渡了"手术控制权"，但是仍然能够保证住院医师在他的观察和整体控制下完成手术。如果他认为住院医师行差踏错，首先可能通过建议换位观察来设法间接指引。如果不奏效，他可能就会直接批评指点，甚至在极端情况下重新接管手术[57]。通过这种方式，外科住院医师从实习医师时期只会在直接督导下做切口并引流，进步到住院医师第三年后期能够完成一台部分结肠切除术，再到第五年培训结束前能够完成一台腹主动脉瘤切除术这样复杂的血管手术。

当然，外科带教医生们在是否能够指派住院医师担任主刀医师的问题时，态度各不相同。对那些年资较浅的带教医生尤其构成重大挑战，因为他们对自己能否正确评估住院医师的技术水平，预防可能出现的误操作，或者纠正住院医师所犯错误缺乏信心。包括西北大学外科在内的一些外科学系，都设置了导师发展项目来帮助年轻的导师们学习如何进行督导，以便减少直接接管手术案例的情况。梅奥诊所的外科住院医师们每一次作为学徒与上级外科医生的搭档会持续几个月的时间，而匹配的组合主要是基于上级外科医生的行医方式。如果一位外科带教医生（无论其年资或地位如何）对将主刀医师的位置让渡给住院医师持抵触态度，则会将其与一位第一年或第二年住院医师配对。因为这些学生更适合担任观察和助理的角色。但是初入职场的外科医生如果能够坦然接受第一助手的位置，也会和四年级或者五年级的住院医师搭档。

主治医师们如何判断住院医师的能力水平呢？华盛顿大学在一个研究项目中，就曾经使用一台低仿真任务训练器来评估外科住院医师在进行微创手术时的心智运动技能。研究发现，新手住院医师们在动作流畅性、动作效率，以及避免过度用力方面都远逊于带教医生。但是随着住院医师们学习和练习简单操作的机会增多，他们在第一年和培训期间会略有进步。而他们更显著的心智运动技能提升，出现在住院医师培训第四年，尤其是在第五年，因为这时外科住院医师们开始（在督导下）从事包括高级腹腔镜操作在内的更高难度手术。也许更重要的是，在此项研究的第二阶段，外科带教医生们要审视住院医师在任务训练器上操作的视频，而前者仅需简短观察其如何移动手术器械等动作，就能大致确认住院医师们的水平[58]。

最佳督导的存在是无形的，但是无形并不等于让住院医师放任自流。优秀的带教医生能够为住院医师构建"学习空间"，在其中保持住院医师学习的难度，同时保证患者所获得的治疗达到带教医生本人操作的水平。中级或高级住院医师们可以在没有主治医师在场时实施部分治疗环节，这就体现出带教医生确定住院医师的技术水平足够应对临床环境中出现的复杂问题，而且展示了其对住院医师识别自己能力边界的信心[59]。在这种环境中，住院医师和主治医师之间会定期进行沟通，而且主治医师也会在必要时出现在病房。这种逐渐放手的培养方式对于住院医师的成长非常重要，因其需要做好在住院医师培训结束之后独立行医的准备。

重视探索精神、创新和自我完善的教学法

住院医师教育与一般的医学教育相同之处，也在于高度重视让学生们跟上现代医学发展速度。但是，过分强调传授当代知识和技术的教育方法可能妨碍住院医师们扬弃现在学到的知识技术，转而拥抱新的概念和方法。更重要的是，将当代的概念和方法设定为教育最终目标的教学方法将医学知识视为固定不变的，而忽视了将住院医师培养成医学各学科的建设者。

用于探讨诊断检查策略和治疗的循证选择方法，如果使用得当则能凸显出那些学科建设急需加强的领域。需要证实其鉴别诊断和治疗措施的住院医师们，应该培养了解其所在专科当前状态的能力。就某一具体临床案例而言，首选治疗方案的选择依据，是基于多项临床试验或严格筛选的系统审核和科学认证，还是仅仅基于当地的习惯做法？循证医学有时被视为有悖于侧重基础机制因而符合医学基础理论的研究路径，但将两者对立起来的看法其实是错误的[60]。"基础医学科学思维方式"所产生的假设应该也可以经过临床试验得到证实；而与之相反，经验观测也可以产生可供实验室深入研究的基础机制。因此，那些支持学生们准备今后进行高效调研的教学法所采用的循证医学方法，让住院医师们不仅主动去了解当下的任务，而且要寻找可以证明某种方法更好的证据级别。此外，在某一种治疗方案优于另一种的证据并不是很充分的时候，应该鼓励住院医师们去思考更充分的证据应该是什么样子，以及如何去获得这些证据。

在可行的理想情况下，住院医师应被鼓励完成其设计的研究项目；古德曼心脏风险指标（Goldman Cardiac Risk Index）[61]即为一个典型案例，该研究项目是由一家医院的住院医师合作设计完成，最终惠及相关患者和整个心脏专科。教师们应该促使住院

医师们去思考的是，一项临床试验究竟对研究发病机理有何意义，并设法提出可测试的假设。许多住院医师都知道，2009 年之前的众多临床试验均未发现糖尿病患者严格控制血糖对预防心血管疾病的益处，此时应该鼓励他们从基础机制角度去思考出现这种情况的原因，而不是局限于眼前的知识。

重视学科建设的教学法，必须始终保持住院医师对当前医学发展前沿的高度兴趣，而不仅仅是关注其眼下尚未掌握的知识[62]。这不是"如何做"的问题，甚至不是"是否"或者"何时"的问题。这里所涉及的是"下一步做什么"的问题：我们如何才能加深对疾病的理解，才能给患者提供高效的医疗服务？有时则涉及基础科学领域的问题：要深入理解这一症状的发病机理，我们需要什么？住院医师培训项目，尤其是那些医学院举办的大型项目，向来都以培养未来的专业学者为己任，而且为此主要招募有过研究经历的医学院毕业生。许多毕业后医学教育项目都在住院医师培训期间或多或少地提供机会，让住院医师参与调查研究工作；大部分研究型外科住院医师培训项目，都要求住院医师在其培训期间用一两年时间在实验室开展研究工作。但是，并非所有重要的医学问题都要涉及基础机理，因为解释实践性问题的答案也可以为学科建设添砖加瓦（比如，如何改进已知疗法对患者的疗效？）实际上，虽然美国医学院每年毕业的一万六千名医学生中投身基础研究或临床科研工作者不过凤毛麟角，但是几乎所有的医生都会面临诸如如何设计自己的医疗工作以优化医疗服务，以及如何加强所在社区居民的健康状况之类问题。

越来越多的住院医师会在导师指导下开展医疗质量改进项目[63, 64]，例如本章最后部分介绍的宾夕法尼亚大学内科学系的住院医师培训之类项目。许多此类项目都会把住院医师的工作环境（住院病区或门诊部）概念化为一个微观系统[65]。其中的住院医师与其他参与者和利益相关方，获得资助来共同研究其所在的微观系统，发现自身不足，制定优化方案，实际改革诊疗流程，然后回头审视以确定是否实现了预期目标[66]。

旨在先培养系统再设计技能的教学方法，需要带教医生本人与住院医师双方进行互动，但更重要的则是需要在住院医师培训项目期间及其所在的医疗环境中提升其发展潜力。住院医师培训项目必须给学员预留更多时间来培养此类能力，而且医学中心和医院管理人员也必须邀请住院医师们参与制定行政和管理决策。这类工作除了能够帮助住院医师们深入了解所在系统之外，还能够让他们拓宽知识面，培养自己的多学科合作和团队协作能力，并且培养其进行体制改革攻关克难的专业素养。在决定哪些环节有助于改进诊疗流程而哪些于事无补方面，医学中心不仅不应该将住院医师拒之门外，而是应该让他们参与并且运用其第一手的详细经验。

这片领域对于带教医生和学生同样陌生，所以完全不适用正规的课堂传授式教学方法，而在其中发挥榜样作用和指导则会达到更好的效果。但是，在住院医师开始承担系统再设计或进行社区参与工作时，还是会遇到一些有关不同学科的正规知识。此刻就需要对适用于组织发展[67]、变革管理、会计核算与财务控制、质量优化方法以及团队合作方面的最新文献进行合作研究。帮助住院医师们通过适合的方法掌握这些知识，并且提供工具让他们对于在未知领域摸索前进拥有合理的预期，减少探索在尚不明朗的领域时的挫败感，通过多个体验循环进行学习的迭代特性是一项重要的教学策略。这些循环包括进行变革、反思然后再次进行"计划－执行－研究－行动循环（plan-do-study-act，PDSA）"的尝试。而同样重要的是，充分认识到从事诊疗患者工作和对此进行改进是医师职责中相辅相成的两翼。住院医师们从诊疗患者中获取的经验,不仅可以促使他们研究其所在医疗系统提供医疗服务的途径,而且也会让他们有兴趣对这一医疗系统在地区层面、全州和全美范围内的组织结构和融资方式进行研究[68]。

毕业后医学教育层面最为人熟知的学科建设工作,自然是从事科研。住院医师们在湿性实验室所做的研究,也以不同方式阐释了我们认为应该渗透到探索精神、创新和自我完善等各环节的知识。实验室或者临床研究环境中的同仁们欢迎住院医师的参与,将其视为并肩作战的年轻伙伴,并且安排他们完成一些研究项目中比较简单但必不可少的工作。随着他们熟练程度和能力的不断成长,也会被允许和要求去从事难度更高的实验。这些设计的初衷都是基于这样一个前提:即以培养有能力、有意愿产出新知识的医师为最终目标。如果部分住院医师的兴趣在于设计改进医疗服务供给体制,或从事公共政策研究以创造一个更有责任感、更高效和公平的医疗体系,这其实是殊途同归之事。

多家医学院都为医学生们开设了课程,鼓励甚至要求他们参与学科建设工作,其范围广泛涵盖通常是由医师实施的探索精神和自我完善工作。这方面的案例包括匹兹堡大学开设的专攻领域(areas of concentration)项目和斯坦福大学医学院开设的学术专攻(scholarly concentration)项目。但是毕业后医学教育的发展明显滞后,其部分原因是住院医师项目大多局限在学系内,而且医学中心主任和学系主任们对于让住院医师们参与那些无法获得直接医学教育基金(direct medical education,DME)或间接医学教育基金(indirect medical education,IME)资助的场合和工作多持保留态度。虽然进展缓慢,但变革之门业已打开。比如,加州大学旧金山分校已经开设了一门名为"发现之路"(*Pathway to Discovery*)的课程,旨在充实医学生、住院医师和专科进修生们的临床课程。

学员们可以选择五大通路之一进行研究，包括分子医学（湿性实验室基础医学）、临床和转化医学、全球卫生、健康和社会（政策研究和政策宣传、社区参与，以及人文科学与医学），以及健康专业教育。他们在完成临床训练后，将会进行综合课堂授课与原创性科研工作的硕士水平研究工作。

面向专业素质培养的教育法

一个周二下午，第二年和第三年的住院医师们在其所在门诊部的会议室开会。其中一位住院医师邀请一位患者参会。讨论的主题是"患者依从性差"。住院医师及其患者为小组概述了患者在减重和戒烟期间中遇到的困难，两者均为控制患者糖尿病的关键环节。在此之后，讨论课的导师主持会议，开始使用动机晤谈法和患者交流，历时约十分钟。导师在让患者离开之前，询问患者有什么问题。患者询问几位在场观摩的住院医师是哪里人以及他们的职业方向，随后也表达了对各位的良好祝愿。患者刚一离开，导师就组织大家进行以"棘手的患者（difficult patients）"为题的讨论。一位住院医师说道，"棘手的其实并非患者，存在问题的是我们所采取的诊疗措施。"如此开场白，就可以引发大家就各自所遇到的棘手患者的诊疗情况进行一次坦率并具有支持性的探讨。

鉴于住院医师教育的整体性，很难挑出哪些教育法特别适用于专业素质培养。也就是说，一名医生的成长维度中关系最重大的不是知识储备和所掌握技能，而是学员本身的人格、性情、自主选择能力以及道德感。最简单明了而浅显易懂的因素，事关执

业医师对自身在伦理标准和法律标准方面的设定的目标[69]。许多
住院医师培训项目都会定期召开会议专门探讨此类问题，而加州
大学旧金山分校将此内容设置在医疗伦理学、法学和政策学系列
课程中讲授。这些会议综合使用各种课堂教学方法，其内容可以
涵盖加州法律对于进行 HIV 检测需要签署书面知情同意书相关规
定的改变，而且还包括案例讨论。但是与之相比，效果更好的还
是人们的亲身体验为例——住院医师的带教医生以及培训课程如
何应对住院医师诊疗患者时遇到的挑战，与医疗系统中的医师或
非医师同事们互动，以及让他们有机会在临床或非临床环境中肩
负起领导者角色。

　　平淡无奇的临床工作也时常呈现不同寻常的挑战，原因可能
与大幅增加的心理疾病发病率相关[70]。在充满不确定性的环境中
做决定，在面临巨大风险的情况下被患者和家属征询诊疗意见，
做出错误的选择和被原谅（或者未被原谅），被（患者）赋予至亲
好友级信任，以及见证一个生命开始和结束，均将成为住院医师
将会习以为常的事情。失误和糟糕的临床转归都是临床医学领域
的组成部分，也因此而成为住院医师培训的内容。这些不幸事件
也是毕业后医学教育课程的一部分。许多专业品质的培养都是在
住院医师学会走出这些困境时完成的，在此时刻他们要学会承担
责任，反思如何在未来取得更好的结果，同时避免能够摧垮自信
心的自我怀疑[71]。正如一位住院医师培训项目主任所说，"当出
现错误时，住院医师必须学会适当地自我检讨。方法各异，世上
没有万应良药。"导师们常常要帮助学生面对和克服这一困难的考
验。（让学生们具备）良好的倾听技巧、强大的共情能力、适度自
我坦白的意愿，以及促进反馈的能力，都是此方面教育取得成功
的标志。

　　有的住院医师培训项目设有定期召开的常规讨论课，帮助住

院医师在友好的环境中应对在临床工作中遇到的困难，从而降低其孤立无助感，以及在临床环境中（住院医师们）面对患者死亡、人际冲突和失误等情况时提供指引[72]。这些又称为"压力循环（stress rounds）"的措施，通常被认为是面向低年资住院医师，较少用于高年资的住院医师。但是正如人们所料，其文化标称严格的个人主义的住院医师培训项目，比较排斥那些被认为情感外露的活动。整体而言，这些培训项目都需要由一位非常有个人魅力的杰出导师来赢得公信力，制定基本规则，协助住院医师们的讨论会取得成果，并且通过其亲自参与来诠释如何反思和应对执业中遇到的困境。

诸多顾问咨询系统（advising systems）的目标之一，就是创建可供住院医师使用的一对一关系，让他们在职业选择、学术瓶颈或个人问题遭遇挑战时，甚或其专业精神遭到质疑时能获得帮助。仅凭培训项目资源对一个顾问咨询系统提供的承诺就具有重要的象征性意义；但是如果双方未建立起私人关系的话，这种完全依赖统一安排配对的方法，往往会因为关系脆弱和效率不高而影响其合作效果。亨利福特医院采用的是一种组合方式：多位第一年住院医师先由一位指定的指导教师负责，但是在其后几年的培训期间住院医师们可以根据兴趣是否相同和相处是否融洽自行选择指导教师。一个功能高于为住院医师提供进修专科进修选项建议的高效顾问咨询系统，可以对大型研究型住院医师培训项目发挥重要作用。此类项目可以拥有数十位住院医师，但是大部分带教医生仅将其少量时间用于教学。

最后强调的一点是，我们认为（培养医学生们的）道德行为和成为顶级名医的抱负，与临床环境时时处处密切相关。住院医师们的同事、所在项目团队，及其工作、学习和生活于其中的文化，如何应对这些挑战以及看待住院医师们对上述因素的反应？

或是可以激励这些住院医师们，或是会让他们嗤之以鼻。环境和文化因素可以对住院医师能否成为其培训项目预期以及患者所期待的医生，发挥正面或负面的作用，这一点最近益发引人关注。专业精神和知识及技术诀窍一样，既是一个具体环境和文化的特点，也是一种个人财富[73、74、75]。住院医师培训项目以及住院医师身处的宏观临床环境，必须为其所营造的临床环境承担起更大的责任。如果环境氛围浸淫着浓厚的使命感，身处其中的人们展现出诚信、尊重和人文精神，而且矛盾冲突可以也得到公开和谐的化解，那么住院医师工作和学习所在的宏观和微观环境就可以让他们出类拔萃。但是如果他们所处的工作环境完全与之相反，那么住院医师们秉持另一套职业价值观。在最差情况下，如果要求住院医师秉持最高水平的职业操守，但其工作环境中的带教医生做事迟缓，疏于督导而且开口辱骂住院医师并相互指责，就会使得住院医师们对其所期待养成的专业精神嗤之以鼻。更糟糕的是，他们可能会开始模仿环境中人的那些行为。

坏消息是，住院医师浸淫其中的微观环境，甚或是宏观环境都很难帮助他们正确培养专业精神。雪上加霜的是，我们发现人们已将住院医师工作时长的问题与其工作质量和工作体验混为一谈。毋庸讳言，过往的住院医师培训项目及医学中心固然存在将住院医师作为廉价劳动力的现象，但简单地缩短低质量体验的工作时长的做法也同样于事无补。虽然我们并不鼓励住院医师培训项目抵制缩短值班时长的规定，但是也必须注意到这一规定的负面效果。因为如果住院医师们盲从 24 + 6 小时值班时长的规定，无视濒危患者而在凌晨两点下班，或者在一台手术还有四十五分钟才结束时就离开手术室回家，那么他们可能会错失意义重大的患者治疗体验，而正是这些体验让他们在三十年后回首往事时，清晰记得自己是如何成为一位真正的医者。住院医师培训项目毋庸置疑必须就值班时长减免做出正式规定，而且对违规行为进行严格惩处，但是这一做法也存在始料未及和性质严重的后果。其中最糟糕的后果之一，就是会让住院医师们不再像以前那样重视临床工作，例如不再重视深入研究经治患者的病情，不再有动力为了实现最佳患者诊疗效果而去获得新知，或者不再设法制作教具来帮助身边的一名三年级学生理解神经损伤定位的细微之处或是关于肾脏生理的详细知识。值班时间减免的政策导致一些住院医师将所有的患者诊疗工作，一概视为某种他们需要予以防护的负担。这种负面态度不仅影响住院医师的患者诊疗工作，而且不利于他们在家中学习和研究临床问题。曾经听到有住院医师说，下班了就用不着花个人时间为患者诊疗费心了，即便美国毕业后医学教育委员会明确规定"工作时间不包括在值班地点以外场所所用于阅读和研究的时间"[76]。

尽管存在以上种种问题，但是大部分住院医师还是能够在其同事、学生和导师们身上，发现众多诠释了同情心、使命感、奉献精神的杰出范例，而且能够睿智地选择堪为师表的学习榜样以及应该引以为戒的行为。也许我们的实地调查所发现的最佳范例就是梅奥诊所，其企业文化持之以恒地鼓励和支持医师们对患者们体现出奉献精神和最佳服务。当我们要求梅奥诊所的一位内科住院医师举例说明专业精神时，他举例了一个其同事的故事。这位同事当时正在治疗一位来自欧盟国家的患者，患有癌症且全身转移，被当地医生告知已无法治愈。患者来到罗彻斯特市时还认为如果能够由梅奥的医生给他设计和实施治疗的话，就会得到不同的预后结果。但是，他再次被告知即使是最先进的医学科学也无法治愈其所患恶性肿瘤。这个故事的叙述者描述了他的同事如何照顾这位远涉重洋，只能用非母语和医生沟通，而且可能其资金和体能都已无法完成返乡之旅的患者。但是那位住院医师依然满怀热忱地帮助他的这位孤独恐惧的患者。他得悉了那位患者最喜欢喝的啤酒品牌，利用下午下班时间去买到啤酒，然后偷偷把这瓶酒带到了患者手中。这瓶酒让这位濒危患者慰藉了自己的思乡之情，临终前得到了一点小小的快乐。尽管我们也知道此举很可能有违医院规定，但我们和那个故事叙述者一样，都把这件事视为一个体现专业精神的绝佳范例。虽然此事是在 2005 年时告诉我们的，但是我们团队中的一位作家偶然读到了由当事人于 2009 年发表的回忆录，而这位作家获悉此事发生在二十世纪八十年代末期。所以，此类故事业已成为梅奥诊所的文化传承，而且可能并非孤例[77]。

大多数住院医师培训项目的一大成功之处，就是对那些始终展现出"医者仁心"的优良品质和对患者的奉献精神方面住院医师加以褒扬。许多培训项目都会评选出一位年度最佳实习医师，这些荣誉表彰突出体现了优良品质、道德行为与高超的临床能力同等重要。在内科专业医师的认知中，获邀再做一年住院医师是一项荣誉，而这些人也会被称为"住院总"（不应与外科住院总混淆，因为后者是所有外科住院医师在毕业时候都必须达到的责任层级）。凡是设立此类住院总或者年度最佳实习医师表彰的住院医师培训项目中，遴选的关键指标就是候选者的专业精神水平。

住院医师教育的评估

第五章将对住院医师的技能和知识进行外部评估，界定其为获得行医执照与通过认证过程的重要组成部分。而此处我们要讨论的是住院医师培训期内的评估问题。此类评估一直与正规知识占比不一的各类评估相结合，其方式包括阶段性测试、住院医师的患者诊疗工作直接观察法，在住院医师的工作报告和基于住院医师针对发病率和死亡率等临床问题的讨论等所做出的间接推论，以及关于临床课题、文献报告会论文等较为正式的讨论内容，加上科研课题成本等。近来也开始使用患者病历（尤其是在外科手术等专科中）来评估住院医师的技术专长储备，而全面评估工作则侧重其专业素养和人际关系能力。现行评估系统局限性在于，与带教医生的业绩考核体系无法衔接[78]、偏重知识性、各专科之间和培训项目各环节之间对住院医师的直接观察结果差异较大[79，80]，以及形成性反馈的欠缺与低认可度。

知识水平的评估

对住院医师知识水平的评估一般都是在住院医师培训项目之内完成的。各大培训项目主要目的是运用标准化的在职培训考核方式，来评判住院医师的进步，推测其在培训期末专科医学会认证考试的成绩，以及其能否称职地给学员们传授实用的相关临床经验和高效的教学方法[81]。由于住院医师培训项目的评估在一定程度上取决于其毕业学员通过专科医学会认证考试的及格率，而且医学院毕业生们更倾向于选择那些有据可查的在培养住院医师通过这一考试方面更为成功的培训项目，所以竞争力较差的住院医师培训项目，通常重点关注如何帮助住院医师通过这一考试，并广泛采用其中考试的方式，既作为练习也由此发现住院医师可能在考试中出现的问题[82]。

手术操作技能的评估

手术操作技能的评估主要通过直接观察法，而时下则越来越多地倚重仿真实验室。在此领域，由于多种原因造成了内外科的差别泾渭分明。首先，内科和许多其他手术操作专业的住院医师们所做的手术种类和熟练程度，已经大大少于百年前了。例如，亚专科的同事们负责完成肝组织、骨髓和针吸活检（aspiration）；ICU 医生和外科医生完成中心静脉导管植入和胸腔穿刺术；而穿刺术等很多更为简单的手术操作，则是在超声仪器指引下在放射科完成，而且大多由放射科医生自行完成。即便是由住院医师完成的操作，也大多没有带教医生在场指导。其原因在于，非手术操作科室的住院医师与带教医生的接触地点，大多是在主治医师查房等会议场合而并非患者床旁。因此，带教医生一般没有机会评估住院医师的操作是否熟练。虽然这种情况在内科的各亚专科十分常见，但是随着越来越多的专职住院医师（hospitalists）被指派为住院医师在内科和儿科住院病区轮转期间的带教医生，可以给他们创造更多的观摩机会。理论上讲，与身兼数任的大学医院带教医生或社区主治医生们相比，专职住院医师在住院患者手术操作更为熟练而且能够提供更多的带教时间。但是这与外科的情况截然不同，其带教医生们会有很多时间与住院医师在手术台上面对面进行操作。正如前述，实践证明外科主治医生可以通过直接观察法，直接评判住院医师的技术水平，并且评估其技术能力是否与其培训级别相符。然而，部分外科住院医师培训项目因规模过大而无法实行此种做法。在这些大型科研型住院医师培训项目中，因为是由 PG4 和 PG5 级别的住院医师来指导和观察 PG1、PG2、PG3 级别的住院医师操作，所以可能在带教医生尚未了解到其存在的重大有时甚至是无法弥补的技术缺陷的情况下，就让一名住院医师进入 PG4 阶段。我们所采访的部分大型项目中的教师们，就痛心疾首地指出，让那些外科操作尚未熟练的住院医师担任指导带教存在较大风险，尽管他们在外科培训业已历练至少三年。

鉴于以上类型的问题，住院医师培训项目（尤其是外科项目）对手术操作技能的评估日益系统化。目前日益普及的做法是，住院医师必须请求带教医生督导的技能验证项目，由后者对其进行的相关级别技术干预操作进行观察。南伊利诺伊大学开办了一项"操作技能客观结构化评估"（Objective Structured Assessment of Technical Skills，OSATS）项目。然而，这一项目推广不利的原因在于其需要带教医生投入大量时间精力，而且实习医师可用于手术的时间，少于那些实习医师无须证实自己的技术能力上限，即可参加简单外科手术操作的培训项目。为了使 OSATS 更具可行性和推广应用，目前正在尝试让带教医生们可以对住院医师操作的录像进行非同步评审的做法。南伊利诺伊大学除了在外科教学和评估方面领导潮流之外，还采用了一种显式"手术绩效评估系统"（operative performance rating system，OPRS）。鉴于住院医师临床操作的不可控性和不可预见性，OPRS 为每个培训年度遴选出两个"哨点（sentinel）"手术操作，确保住院医师们有机会参与临床操作，而且可以调动住院医师掌握相应级别技能的积极性。住院医师们每年都要多次被观摩和正式评估其在两套 OPRS 手术操作中的表现。

在此类项目开启破冰之旅后，那些非手术操作类的住院医师培训项目选择哨点技能已经不再困难，这些哨点在能力培养并进而安排观察和正式评估方面可以发挥关键性作用。这些技能是否与手术操作相关无关紧要。比如，内科住院医师培训项目规定可以对于 PG1 早期的住院医师进行观察，了解其如何以多角色 PG1 给住院患者提供出院指导，或如何给急性呼吸困难的患者做检查。对 PG1 中期的住院医师，可以通过设置在静脉插管、动脉采血法和经膀胱导尿等操作技能的哨点进行评估；这一观察工作可以委托给经过适当培训掌握了能力标准和反馈方式的住院医师来完

成。对于 PG1 后期的住院医师，则评估的重点就要放在能否为主
诉症状为腹痛或精神状态改变的患者制定合理的评估和治疗方案
上。对于 PG2 期间的住院医师，则需要观察和评估他们如何进行
一次关于"拒绝心肺复苏术"（do not resuscitate）的讨论会，以及
如何给一位症状复杂的患者制定评估和治疗方案，这位患者可以
从该医学中心比较常见的症状列表中遴选。而对于 PG3 住院医师，
则需要通过其在会诊中的表现和团队合作解决挑战来进行观察和
评估，这些挑战包括化解科室之间的冲突或指导带来麻烦的下属，
或是如何制定一套高效的关系准则，规范住院医师与住院或门诊
环境中的护士及非医生专业医务工作者之间的关系。现已有研究
项目对此方向进行了初步研究[83]。

专业素质培养评估

正如本文中反复强调的，我们倾向于使用"专业素质培养"
而非"专业精神"类词语，诠释培养过程的连续性、动态性、多
面性和深刻内涵。评估的标准逐步从基于临床能力、沟通和人际
能力，以及伦理和法律素养等基本素质，扩展到表现卓越、责任
感、人文情怀以及利他精神等方面的期许目标[84]。尤其值得重
视的是，应该承认（这一目标与）住院医师毕业后医学教育应该
达到的"纯"能力标准之间存在的反差，即便这一差距有可能被
时下对能力标准的实用型诠释淡化处理[85]。美国毕业后医学教
育认证委员会在制定职业能力框架时，从德雷福斯技能获取序列
（Dreyfus skilled-attainment continuum）中的初学者、高年级初学
者、胜任者、熟练者和专家排序中，精心选取了中位点[86, 87]。这
一选择所体现的理念表明，服务社会的临床医生起码应该胜任工
作，而且即便最高效的住院医师培训项目也无法在规定时间内让

他们具备真正专家水平所需的实践经验和临床学养。然而，毕业后医学教育项目除了培养胜任的毕业生外，还必须培养其住院医师们具备良好的个人品质，以确保他们在漫长医学生涯中，始终体现出追求卓越、承担责任、人文情怀、利他精神，以及在培训后不断进步以成为专家。

专业素质培养的结构复杂，不同评估方式虽然重点在于考察知识和操作技能，但也会对其他相关层面进行考察。我们在一次实地调研中观看了一位经验丰富的妇产科带教医生给我们播放的一段视频，其中的住院医师进行了一次较低仿真度的模拟接生，手术过程因出现肩难产而难度大增。尽管这名住院医师顺利完成了手术规定动作，圆满完成了接生工作，但是她在期间表现得高度紧张。在被要求对住院医师的表现做出评价时，这位在住院医师模拟教学方面经验丰富的教师认为这种情况十分常见。他认为拥有良好专业素养的住院医师们会"主动搁置（对模拟场景真实性的）怀疑"，而那些无法接受模拟场景真实性的住院医师们往往存在心态门槛。尽管这位教师的想法未经验证，但是他推测认为，虽然模拟操作主要用于评估住院医师面对妇产科急症的应变能力，其次是评估其能否与患者沟通和安抚心存恐惧的产妇，模拟操作也作为发现专业素质培养中存在问题的一个指标。其他模拟教学专家们也曾提出过相同的建议[88]。

除了正式评估方式之外，住院医师在工作环境中随时展现的大量信息也可用于对其专业素养水平进行评估。但是很难完整采集这些潜在价值巨大的海量信息，主要原因在于评估体系未纳入例如护士等潜在信息源，或是其他住院医师不愿透露对他人的评价。鉴于其复杂性，理想情况下应该依据真实环境来评估专业素质培养水平，而且能够让与该住院医师合作关系密切的同事们主动提供信息[89]。即便其他住院医师同事所提供信息十分重要，但是带教医生们也缺乏高质量信息佐证本专业同僚们的看法，并且据此做出自己的评估意见。住院医师们当然对于可以将自己亲属的诊疗工作托付给哪位同侪心知肚明，而问题的关键在于创建一个言者无罪的文化环境，让住院医师们能够分享关于同侪们的有关信息。亚特兰大医疗中心的住院医师们可以提名指出，他们相信哪些同侪真正了解自己的工作表现，而住院医师培训项目主任会据此考虑将其纳入住院医师评委名单。那么对住院医师的评价是否坦承公正？这个问题可以通过一些核查措施回答：总住院医师们通常更多听到关于住院医师们的闲言碎语，因此足以证明有关的正式评价意见是否与事实相符。此外，哪些住院医师导师更受医学院附设住院医师培训项目中较低年资学员以及医学生们欢迎，也是众所周知之事。虽然在学生中广受欢迎可以体现带教医生的幽默感、教学热情以及其他非专业素质培养的基本指标，但是学员们更为重视的品质是追求卓越的精神、富于同情心以及善待患者和家属，具有此等品质者往往被住院医师学员们视为学习榜样[90]。

能否成功全面采集此类关于住院医师在专业素质培养信息的一个基本前提，在于一种能够让大家对于采集信息的正当性和重要性达成共识的文化[91, 92]。如果住院医师们认为他们提供的信息会对同事不利或使其因此受到惩罚，那么即使他们对同事的某些做法和想法颇有微词也会设法回避。但是，如果让住院医师们认识到此举旨在促使住院医师们提高医疗质量，而且也给他们提供所需的高效协助，培训项目负责人自然就能从住院医师口中获得直言不讳的评价意见了。

护士们的看法是否得到重视，也取决于住院医师培训项目的文化氛围。虽然大部分项目都创建了让护士们对住院医师们提出投诉的机制，但令人惊讶的是，鲜有系统收集护士们反馈的案例，而这一现象从某种程度上说，源自项目的构成问题。由于大型教学医院中一名住院医师所照护的患者可能分布在 4~5 个病区，因此使得护士们与住院医师的接触机会过短，不足以提出评价意见和引起住院医师对其意见的重视。将住院医师按照所在位置组成团队的做法，可能有助于促进医护之间互动水平，并且促进护士们在评估住院医师方面发挥更大的作用。

有的培训项目曾经尝试过让标准化病人作为"神秘顾客"的方式来评估住院医师。虽然这一做法由于贴近实际情况而堪称高效评估工具，但是由于成本高而无法进行重复采样。和其他模拟教学方式一样，这一方式的可信度也会随着住院医师们的经验增长而递减。而高年资住院医师们也反映，诊治真实患者比标准化病人更有助于能力提升。

自我评估、反思和资料档案

现已出台了一些评估方法，以弥补目前的正规考试和情景式直接观察法针对美国毕业后医学教育认证委员会所规定相关能力方面的不足。这些方法旨在帮助学员们将其中部分方法用作自己的思维常态，而且在住院医师培训结束之后继续进行专业提升。临床导向型学习的前提，是基于医生们能够发现自己在能力、知识或技能方面的不足并且在发现后第一时间主动进行弥补。研究发现临床医生们无法准确地自我评估[93, 94]，然而在问题导向型培训项目中的初学者们却能够通过研究书面案例，轻易地发现自己所存在的不足之处。这种能力为何在培训过程中逐渐销蚀尚不得而知，但其原因可能在于相关教育计划在医学教育方面偏离目标，误将医生培养界定为掌握知识和技能即可胜任医生工作。与之相反，正确的目标应该是熏陶和鼓励医学生们，树立终生学习的远大志向。以问题导向型学习方法，通过将住院医师的技能学习的重点放在发现新的学习目标和运用正确高效的学习方法进行自我学习，拓展在入门阶段学过技能的外延并加以精进，可能对缓解自我评估准确性下降的趋势有所裨益。与专业素质培养过程中前述的其他层面类似，这一问题的根源很明显也是出自文化氛围。对住院医师和临床医生们所掌握或声称掌握知识，而加以表彰奖励的文化氛围，无法促使他们认识到自身的不足其实是学习机会。此等环境可能正是一种诱因，促使临床医生们高估自身能力以回避因承认自身缺陷所产生的内心不安。

在与之相反的环境中，人们认识到无论哪个临床医生的工作都并非完美无缺，而且即便顶尖医生们也会主动查找可资证明自己能力短板的证据（这些证据可能是关于自己知识短板的细微直觉、不佳的患者预后数据，或是一次正式自我评估项目的结果），并且能够在发现不足之后第一时间加以弥补。反思式教育方法的目的，就在于将医生们的这一自我评估过程公之于众[95]；反思式练习方式可供住院医师们审视和评判自身表现并制定自我完善的近期步骤，正在针对诸如实践导向型学习和自我完善以及系统化学习等方面的评估工作中发挥日益明显的作用。与在医学院校教育领域一样，资料档案（portfolios）评估之所以得到更高重视，其目的是在超越临床知识的更大范围内对医学生们进行评估，而所秉持的理念是认为医学生们受益于对其学业进行反思，以及选择典型结果和成就的过程[96,97]。在探索精神和自我完善方面的努力，例如基于临床的质量改善项目或旨在保护弱势及缺医少药人群的宣传工作，尤其适应资料档案介绍的需求。而专业素质培养的各个方面也可在其中得到重点关注。

毕业后医学教育：任重道远

美国住院医师培养体系拥有的诸多优势，主要源于学员们的智识水平、主观能动性及其所在学习环境中的激励和挑战。这一体系凭借其相对完备的课程设置、教学方法和评估技术（许多均为问世以来延续至今），在变革浪潮巍然而立。但是美国医疗卫生体系所发生的巨大变革，也凸显出了这一体系中的顽疾甚至是严重隐患。值得一提的是，毕业后医学教育未能与时俱进，对医学院校教育也产生了不利影响。例如医学生的临床教育主要形式为在住院医师团队中工作，由此使得医学院校教育改革的重点被局限于（四年制）院校教育前两年期间的教学方面。

有必要在两个层面加强对住院医师教育方法的重视。首先，应该着力加强带教医生的教学水平。虽然许多教师都可以运用所在单位的资源来改进教学，但即便是同一所大学或医学中心，各个住院医师培养项目都出现了明显的"孤岛化（siloed）"。与医学院校教育阶段相反，教学改进工作（即便得以实施）也被局限在科室范围。带教医生们需要获得支持以提高其技能。临床教学如同所有教学一样颇具挑战性，而教师们均可得益于可以提高教学内容知识、观摩优秀教学方法和接受观摩的机会，以及自我反思的机遇[98, 99]。以传授主要临床教学技能（比如通过临床推理诊断疾病）为核心的正规师资培训项目，具有举足轻重的意义。也许可以与之相提并论的是创建一个"教学公社（teaching commons）"，让教师们得以分享和提升教学理念[100]。

我们对于住院医师培训教育方法提出的另一个批评意见，是认为这一阶段过分注重已知事实性知识的教学。虽然扎实掌握当前知识必不可少，但与实际需求相比却远非充分。虽然随处可闻

"终身学习"的夸夸其谈，但是医学教育还基本停滞在"专家权威式"教学的水平，而且由此带来了诸多难题。例如，带教医生们在教学中遇到其医学知识储备无法解决的难题时会倍感焦虑，而且学生们也会对自己的成长和发展产生脱离实际的期许。其实在临床医生（包括带教医生和住院医师）发现自己无法再扮演无所不知的权威专家之际，应该将其视为机遇而非失败。这一点虽然在崇尚权威专家的文化背景下难以实现，但其实完全可以成为继续学习的动力来源。所以，师生携手解答临床问题应该成为住院医师阶段的重要教学元素。

毕业后医学教育评估的范围有待拓宽，而且评估方法应更加多样化。当前的做法过分偏重学习现有的事实性知识，而轻视探究新知和技能培养的重要性。尽管尚未发现毕业后医学教育的教师们缩窄住院医师评估范围的原因，是出于其轻视非知识领域还是因事实性知识较易于评估而过分偏重。而评估方法的相对匮乏，和我们过分注重学习既有的临床事实性知识学习确实相关。虽然所有住院医师培养项目均为每次住院医师轮转设置了学习目标，但衡量此次轮转是否达标的评估系统却普遍缺失，而且对于选择性轮转的住院医师或是那些完成某一轮转期基本任务后进阶轮转的住院医师，也同样缺乏评估机制。此外还需要制定和测试针对成绩不合格的住院医师们的弥补措施[101]。

遗漏和忽略的内容

与上述关于授课方式和评估所发表意见同样重要的，是住院医师培训项目的课程设置，也是毕业后医学教育改革的最大阻力。换言之，住院医师们的时间与其正规课堂教学期间不同，主要由所在医院安排，从事诊疗住院患者，而非满足其个人或群体的教育需求。与此同时，评估系统侧重在具体工作中所投入时间而非证明能力，而且学系间的"孤岛化"阻滞了学系间分享教学内容。这些因素妨碍了教学创新而且给许多课程埋下隐患。

实际上对于所有住院医师培训项目和专科而言，毕业后医学教育的核心都在于培养高度实用和具体的能力，例如如何完成医院安排的基本诊疗工作然后安排患者出院等。患者出院变成了最高目标。大多数住院医师培训项目（无论专科）都过于侧重住院医师照护住院患者的工作，而忽略了他们将来接诊的门诊患者可能属于更为严重和复杂的病例，结果造成住院医师们在培训期内缺乏条理分明、教学高效的门诊工作体验。住院医师培训项目的特点在于学习环境中所有参与者均为临床医生，但是却未明确指出临床知识的分布性以及与医疗团队中非医生同事有效沟通的重要性。迫于临床工作节奏较快等原因，住院医师培训项目所提供的时间不足以供住院医师们进行自我反思和学习，以及将患者的临床症状与基础医学科学相联系。这一问题减少（甚至可说是排除）了住院医师们判断其专业领域的发展方向的机会，也无从考虑改善患者预后有待解决的问题。由此产生的结果是，住院医师培训阶段的体验中缺失了许多内容，包括从相关基础科学到医学的社会意义等。

基础科学。我们在第三章中坚持认为，医学生们必须具备临床经验方可将其"高科技"学识正确应用在以患者为中心的环境中。而毕业后医学教育的情况则恰恰相反。住院医师们需要有机会脱离任务繁重的患者诊疗工作，将其日渐熟练的临床诀窍与该领域的前沿进展联系起来，以及能够解答"是否（whether）"和"为什么（why）"的问题。我们认为，医学生们不应将基础科学简单视为临床学习的前提条件，而是应将其视为住院医师培训阶段工作以及日后行医生涯的必备条件。

医生的培养

为什么面向医疗实践的住院医师需要及时掌握基础科学知识和了解医学学科的前沿动态？基础科学与临床医学之间到底是什么关系？答案是，如果能够在院校教育阶段建立充分知识储备并在行医生涯中不断丰富和扩展在常规基础科学和行为科学两方面的知识库，住院医师们才能具备灵活的思维能力，以便掌握和应用适应性专长。仅凭经过时间考验的可靠方法，远不足以解决日常临床问题。所有临床医生都要具备一定的认识高度，方可凭借原创性而非惯例性的举措来解决不常见的临床问题[102, 103, 104, 105]。事实上，这种能力正是临床医生和非医学博士（non-M.D.）临床医生之间的分水岭。持续跟踪医学实践的基础科学进展提供的另一个重大益处，是医生们因此更有能力将最新发现与临床实践相结合。本本主义和按算术思维行医的临床医生们，必须能够在出现颠覆性的新科学发现时，完全摒弃其本本主义和算术思维。与之相反，保持科学兴趣而且始终在追踪相关领域前沿进展（例如干扰 RNA 或药物代谢的遗传因素工作机理）的临床医生们，则随时可将新的科学发现与临床实践相结合，正如尖端科学能够有助于人们以崭新视角认识发病机理或获得新的治疗利器。

值得医学教育工作者们注意的是，有证据显示医学生们一旦修读完在校期间的"基础科学"课程，往往即刻将其置之脑后，即便后期有所涉猎也只限于脱离临床实践的某一科研项目[106]。虽然科研项目亦有其价值，但却无法解决一个宏观性质的问题，即推动所有住院医师更新其基础科学知识，以及促使（包括准备作为全职临床医生）住院医师们通过在"成果转化"中发挥作用而参与学科建设工作。而所谓的成果转化的含义就是参与发现重要医学问题，提供给科学家进行研究。一个始终争议颇多的问题，就是临床医生们在医学院低年级时掌握的基础科学知识，在住院医师培训阶段及以后还能记住多少[107]。但是可以确定的一点是，无论医学研究如何快速发展，临床医生们都必须保持与专业前沿进展接轨。然而，邀请基础科研人员参与主治医师查房的尝试大多宣告失败，其原因在于临床环境中的当务之急是高效的患者诊疗和及时应对病情，而且这种任务导向型环境并不欢迎基础科研人员，即使其研究课题涉及当前患者。即便如此，在支持条件适宜和时间充裕的情况下，我们还是可以鼓励住院医师和医学生们思考以下问题，"我们需要哪些科研新发现或加深哪些方面的认知，才能改善这位患者的病情？"或是"神经学或医学遗传学有哪些领域能够在这个问题上帮助我们深入理解这个问题？"。创新性的住院医师培训项目业已佐证，住院医师和专科进修生们也认为基础医学课题如果加以深入浅出的诠释表达，也会对其临床工作产生重要作用[108, 109]。

能否正确选择教师也并非易事。即使是在大型研究型医学中心，实验室研究员们大多不热衷于进行临床教学。一方面，在临床上很难找到与某一实验室研究员相当狭窄的研究方向完全一致且典型的患者；另一方面，大多数科研人员在临床环境中会手足无措。此外，由于全美七千多个住院医师培养项目绝大多数并非设在医学中心内，因此很难让科研人员涉足其间，而且指导住院医师从事患者诊治和进行临床教学的临床指导医师也并非科研专家。然而问题的关键在于可能是应用了错误的模式。也许真正需要的不是让能否解答问题的科研人员深入病房接触患者，而是创建一个能够鼓励人们提出启发性问题的文化氛围。这一问题的解决方案，可能并非让科研人员把答案带给住院医师，而是鼓励住院医师及其带教医生提出问题。住院医师培训项目必须提供更有创意的方法，方可让基础科学概念与临床一线相结合，而并非让实验室科研人员全面接手相关的教学工作。

临床内容重视不足。因为住院医师（其实包括所有临床医生）

医生的培养

主要是通过患者诊疗进行学习，所以能够学到什么高度倚赖所接诊的患者。而住院医师培养项目对于住院医师的轮转安排欠缺缜密性和目的性，未能确保他们接触到未来行医环境中可能独立面对的病患类型。这一缺陷在内科、儿科和神经内科尤为严重[110]。对于设在医院内的外科和放射科等专科，其住院医师培训项目能够比较符合日后工作环境。因为家庭医学和精神病学等住院医师培训项目高度重视门诊工作体验，培训后的相关医师们会更具备比较充分的独立行医能力。

一种被视为理所当然的做法，是认为既然住院患者在临床上属于病情较为危重类别，所以应该让住院医师们将培训重心放在住院患者身上（即便相关培训远超其毕业后所需）。而且其支持者们争辩说，能够诊治危重住院患者的医生必然能够应对所有临床状况。但是，这一论点在多个方面无法自圆其说。首先一点就是门诊正在承担越来越多的高危患者的全部诊疗工作。鉴于学习的高度情境化特点，因此住院医师们在院内环境中学到的诊治血糖水平过高等具体症状的能力，就可能无法适用于患有相同症状的门诊患者。因为很难保持对门诊患者进行重复评估和调整治疗方案的连续性，门诊工作对医生在各方面都提出了更为严苛的要求。其次，患者们可能出于诸多原因而未能住院治疗。如果住院医师培训项目将过分强调在临床医生工作环境中的体验，住院医师们日后可能欠缺在门急诊环境中接诊患者的能力。

我们的上述说法并非贬低住院患者的床旁教学意义。病房环境可供住院医师们发现患者更多的体征，而且有条件让不同层级的学生多次进行教学查房。住院患者出现濒危状况的紧张氛围，可供住院医师们学习如何告知坏消息、讨论治疗方案变更以及与紧张焦虑的患者家属沟通。此外，住院患者的常规诊疗环境可供主治医师观察住院医师们在病床旁的表现，以及协助他们提高团队管理和教学技能。然而我们也必须认识到，门诊患者与住院患者相比并非简单的病情轻重，而是状况的千差万别，因此需要多种多样的诊疗技能。

临床思维和判断。带教医生们当然会认为他们所教授的就是临床思维方式[111]，但其实他们大多仅凭直觉来理解临床思维和判断，也对如何传授临床思维一知半解[112]。他们也许能够发现某个学员能力超群或某个住院医师存在缺陷，但多数带教医生们并未采用学习科学，而且并未掌握医学决策领域的最新进展。此外，包括部分专科和全院的某些教学氛围，可能迫使住院医师们对权威唯唯诺诺，影响了培养自己的临床思维与决策能力。我们在实地考察期间得到外科住院医师的反映，有些带教医生不屑一顾（住院医师）对证据的索求，而且因为对住院医师缺乏信任，坚持让他们对主治医生认定的治疗方案只需依从，"无须质疑"[113]。循证医学本身可能要对此承担"罪责"。临床医生们必须能够评估相关信息、核实信息质量，确定其与当前患者病情的相关性，同时搜集、权衡和综合与患者相关的技术条件、社会文化以及价值取向等诸多因素和视角，最终形成治疗方案或措施。而他们在完成这些工作时往往要面对重大的不确定性，而且患者病情刻不容缓的压力[114]。

体制和运营管理。住院医师们虽然在医疗环境中学习和诊疗患者，但却无法对其施加重大影响，遑论参与管理了。因此，住院医师教育环节删略了关于医疗体制管理的主要技能和知识（唯有家庭医学科教学对此给予重视）。这些内容包括如何运营管理医疗机构、如何创办诊所等医疗单位、人事管理、保险付款人和保险人以及合规性等问题。少数单位在课堂授课中涉猎此类内容，例如法医学课程，以及给四年级的外科住院医师们开设传授计费和编码分类方法的互动式会议。但由于住院医师们与诊所、住院部和医疗中心的管理工作完全脱节，而仅仅在其中接受教育，使得相关知识的教育缺乏紧迫性。但这个问题的重要性，不仅在于住院医师们（至少是那些打算在毕业后医学教育结束后独立行医者）需要掌握这些知识，而且因为他们长期身处临床一线而对其所在临床机构的医疗服务提供和体制运作拥有独到见解，其所在单位的管理层应该予以足够重视。

一些有关体制和运营管理的更为基础性问题也被毕业后医学教育所忽略。尽管这一教育项目的期望值是让住院医师们能够熟练管理由各级医学生甚至专科学生组成的团队，而且能够协调管理团队中的护士、职业治疗师和营养师等协同提供患者诊疗服务，但是住院医师们却鲜少获得关于团队管理和时间管理等方面的指导和教学[115]。更糟糕的是，在住院医师们所在单位里，有的本该为人师表的带教医生本人就与诊疗团队格格不入。"值得一提的是，尽管临床医生身处患者诊疗工作的核心，临床医生们往往是在协调外科手术和内科治疗方面最薄弱的一环，而且其与诊疗工作团队的关系协调但其与整个医疗服务团队间的关系协调工作，整体而言逊于任何其他医疗学科"[116]。我们所到之处都发现，住院医师们遇到的最大挑战在于分配工作和管理，而且最容易与护士专业间产生矛盾。这种局面如果得不到正视和克服，可能存在固化的趋势。

体制完善路径。社会对患者安全和改善医疗质量的呼吁，也开始在住院医师培训界引起些微涟漪[117, 118]。然而除非毕业后医学教育这一领域得到更多重视和投入，整体上很难保证培养出的临床医生们能够有效地解决我们医疗卫生系统存在的问题，提供患者诊疗的可靠性和提高患者治疗效果。目前普遍存在的问题是住院医师们在其医疗中心的改革中位卑言轻。宾夕法尼亚大学的PG1级别内科住院医师们发起了一项基于临床的质量改进项目，而随机选出的可证明改进效果的项目则在次年的大查房期间汇报。西北大学的 PG4 级别外科住院医师们所研发的系统，可以发现和分析外科手术中迹近失误的案例，而对这些迹近失误案例的讨论也构成了所有主题为发病率和死亡率会议的重要内容[119]。高效推进让住院医师参与弥补医疗质量短板，并且为其探索和补足提供诸如 PDSA 等工具的培训项目，应该在住院医师培训界得到全面普及[120]。

领导力培养是一个被忽视的环节，即便每个住院医师均可在轮转期间获得多次领导医疗团队的机会[121]。所幸的是，很多住院医师们此前所积累的经验，让他们有机会检验各种领导力方法和克服在确立共同目标方面遇到的挑战，从而建立团队共识和化解分歧。然而，领导力和团队管理依然是高度考验住院医师们的知识储备和临床技能的领域，即便是领导能力较强的住院医师们也期待加强自己在这方面的能力。

医疗专业的社会目的和未来。住院医师培训突出强调面对实际和重视现实。当然，毕业后医学教育如果无法坚定承诺和确保完成训练的住院医师能够给患者提供高质量的医疗服务，则无法满足住院医师及其当下和未来患者的期望值。然而，考察组一名成员对一所知名大学的住院医师培训项目的观察发现，"培训期间学习临床技术所占比重过大，让他们无暇思考医疗行业的内涵及其未来走向"。当前我们正在目睹美国医学界经历巨变和重大机遇。在变革中，住院医师将成为博士后专科进修生，而且代表行业的未来。随着他们逐步掌握先进知识和技能，也将会触及贝莱特和斯卡达玛利亚所提到的"医疗专业的深层次问题"。如果住院医师们在工作重压之下无暇或无心钻研这一重大问题，无异于教育的失败。

明确界定的核心内容

如同在医学院校一样，住院医师临床轮转的分配和排序方式是课程设置的一项重大决定。然而，虽然所有住院医师培训项目为每次轮转都制定了明确的学习目标，但却缺乏一个可供判别这些学习目标完成情况的评估系统。因此给课程设置带来的挑战，就是学习目标的核心内容被模糊界定为一个可供在日新月异的专业领域中进行终生学习的平台。不仅如此，打造包罗万象课程的急迫感已经而且正在将培训周期不断延长。考虑到因大量住院和门诊患者而大幅增加的临床工作压力，以及多元化的知识内容有待掌握，一个住院医师培训项目（或是在行医执照考试层面的一次专科医师资格证书考试）如何能够做到面面俱到？所以，以教育学角度来看，重要的环节在于让住院医师培训项目聚焦一个恰如其分的核心，保证住院医师们接触到足够多的案例和疾病类型从而在他们心中形成完善的疾病知识框架，以及练习心理运动能力和其他技能。最后要指出的是，我们将培育医学价值观视为医学教育的核心目标之一。我们之所以必须高度重视隐性课程，是因其与正规课程一样构成重要的学习动力，而且往往与住院医师培训项目规定的教学内容有所冲突[122]。

培训过程的效率和个性化

深入细致的文献综述可以揭示上述和其他一些改进住院医师培训项目的机会[123]。然而，我们的建议并非延长住院医师培训周期，而是对其培训效率加以提升。3~5年的住院医师培训周期足以让学员们获得充分的体验，让即将毕业的住院医师们胜任其所在专科业务范围内大多数患者的诊疗工作，掌握必要时寻求帮助的能力，而且具备在何等情况下需要寻求帮助的判断力。毕业后医学教育毫无疑问应该让住院医师们能够观察敏锐、虚怀若谷，并培养出对患者认真负责的态度。

我们有信心在目前的培训项目周期内拓宽各专科培训的广度和深度。虽然教育效率低下是我们始终要面对的挑战，但是这个时代的医学知识量在快速增长，主治医生们担心其培训的住院医师们在毕业后无法独立处理临床问题，高额的教育债务正在扭曲年轻医生们的职业选择，而且临科学家们年届 40 方可申请到科研基金，诸如此类的形势变化已无法让我们继续对教育效率低下的问题熟视无睹。正因如此，住院医师们的临床职责促使他们加强学习，而不仅仅是完成医疗中心和医院安排的工作。不仅于此，培训项目还必须大大加强其灵活性以实现提高效率和加强个性化水平两大目标。

在很多住院医师培训项目中，住院医师（尤其是年资尚浅的住院医师们）要投入大量精力从事案牍工作。在评估认为他们的成绩表现业已符合当前阶段住院医师合格水平[124]之后，如果能减轻其案牍工作的负担[125]，并鼓励他们深入钻研难度更高的研究课题，就可以将节省的时间用于探索崭新科学问题并获取更高水平的成就。减少甚至免除他们从事这些医生职责之外之事，辅以基于能力的评估和培训期间体验进度个性化等措施，有望减轻住院医师们面临的压力，在现有的各专科住院医师培训项目的框架内释放出大量教学时间。

住院医师培训项目的课程结构应该既能满足全体学员们的期待，又能满足其中的个性化需求。毕业后医学教育的临床环境和体验内容的选择，应该出于良知以住院医师学员们亟待学习的内容为准，而非为医学中心填补临床一线人员缺口。住院医师们的临床体验、其轮转安排的选择，必须基于该专科的独立临床医生的胜任度而定，而并非医学中心哪个科室急需人手。这种做法自然会使得教学医院收治的住院患者，并非全部交由住院医师团队诊治。不仅如此，几乎所有专科均应将住院医师教学工作的重心安排在门诊环节，此举能够让各专业住院医师甫毕业即能高效从容应对这些环境，诊治各类症状。同理，考虑到住院医师和医学生们的利益，有必要推出（临床与非临床的）新程序与新场景，让住院医师与医学生一起在传统的住院部科系见习医生模式之外进行尝试。

此外，住院医师培训项目还应具有可安排选择性轮转的机制，允许那些已经完成某一阶段轮转基本目标的住院医师们跳级进入指定轮转模块。带教医生和培训项目主任可能很难想象，如何实现此等个性化教育。当然，如果一位督导住院医师证明其业已达到某一轮转阶段的核心能力标准后，马上就批准其丢下所负责的实习医师和医学生们一走了之，也是不切实际的想法。然而，时下的住院医师培训项目并未给住院医师们提供机会，充分参与临床医生们以探索精神、创新探索和自我完善为特点的工作。可以采取的一个选项，是加强创新、自我完善和探索精神活动与住院医师所在临床环境之间的联系和整合，而非将双方完全割裂开来（有关讨论详见第七章）。改进教育方法有助于推进个性化教学。急于求成的临床教师们独揽管理策略大权，不利于住院医师们（尤其是水平较高者）掌握关键能力。教师们需要做到的，是熟练掌握评估住院医师能力的技巧，并创建一个有助于他们学习新知识和技能并且运用新获技能的平台。住院医师培训项目如果能够同意积极性和能力更高的学员们按照自己的节奏进步，并且涉足专业领域的结构性问题，所需要的是对培养核心基本能力的使命感以及验证住院医师们是否达标的手段。

追求卓越

或许最令人困扰的问题在于，毕业后医学教育领域人所共知的顽疾始终挥之不去。除了为数不多的研究发现了无新意之外，我们认为人们对于纠正住院医师培训项目的缺陷方面缺乏投入和重视，而且其原因显而易见。住院医师教育的核心是体验式学习，他们学习的方式是参与所在单位的临床工作。然而，住院医师们所在临床环境中的既得利益者们，把持着住院医师们对于临床环境的选择权，由此使得临床环境中充斥负面因素，不利于培养住院医师们的优良品质。我们尤其关注的问题是，鉴于临床工作高度繁忙紧张，临床带教医生可供教学的时间十分有限。而正如路德米尔（Ludmerer）有感而言，殚精竭虑的教学颇为耗时费力[126]。重要的问题在于，不应该让那些有志于医学教育事业的指导医师们，不得不在培养新一代医生，还是从事本专业并赚钱养家糊口之间做出抉择。我们在第五章里就反复讨论过，毕业后医学教育经费大多被医院截留，鲜有惠及实际进行教学的临床医生们。另外，间接医学教育基金和直接医学教育基金的框架，将住院医师们局限在住院患者诊疗的范围内[127, 128]。如果不对医学教育基金进行实质性改革，就无法长期挽留住那些对高效培养住院医师非常重要的带教医生。为此我们将在第八章中就化解其中一些负面因素提出建议。

参考文献

[1] Ringsted, Skaarup, Henrisken & Davis, 2006.

[2] Sheehan, Wilkinson & Billett, 2005.

[3] Yao & Wright, 2005.

[4] Hart et. al., 2007.

[5] Coverdill et. al., 2006.

[6] Zemlo, Garrison, Partridge & Ley, 2000.

[7] Ericsson, 2004.

[8] Norman, 2006.

[9] Mylopoulos & Regehr, 2007.

[10] Melck, Weber & Sidhu, 2007.

[11] Melck et. al., 2007.

[12] Smith, Morris, Hill, Francovich & Christiano, 2006.

[13] Smith, Morris, Francovich, Hill & Gieselman, 2004.

[14] Smith et. al., 2009.

[15] Gross, Donnelly, Reisman, Sepkowitz & Callahan, 1999.

[16] Stiles et. al., 2006.

[17] Maddaus, Chipman, Whitson, Groth & Schmitz, 2008.

[18] Hebert & Wright, 2003.

[19] Mueller, Segovis, Litin, Habermann & Thomas, 2006.

[20] Bates, Shore, Gibson & Bosk, 2003.

[21] Gore, 2006.

[22] Kravet, Howell & Wright, 2006.

[23] Prince et. al., 2007.

[24] Mistiaen, Francke & Poot, 2007.

[25] Croskerry, 2003.

[26] Kuiper & Pesut, 2004.

[27] Lai et. al., 2006.

[28] McDonald, Zeger & Kolars, 2007.

[29] de Virgilio, Chan, Kaji & Miller, 2008.

[30] Alguire, 1998.

［31］Cave & Clandinin, 2007.

［32］Boud, Cohen & Sampson, 2001.

［33］Sobral, 2002.

［34］Tang, Hermandez & Adams, 2004.

［35］Carraccio, Benson, Nixon & Derstine, 2008.

［36］ten Cate & Scheele, 2007.

［37］Grossman et. al., 2009.

［38］Kendrick, Simmons, Richards & Roberge, 1993.

［39］Wilen, 1991.

［40］Barnes, 1994.

［41］Pradhan, Sparano & Ananth, 2005.

［42］Schackow, Chavez, Loyz & Friedman, 2004.

［43］Brancati, 1989.

［44］Detsky, 2009.

［45］Busari & Scherpbier, 2004.

［46］Berry, 2008.

［47］Kennedy, Regehr, Baker & Lingard, 2005.

［48］Allison et. al., 2000.

［49］Ayanian & Weissman, 2002.

［50］Grady, Batjer & Dacey, 2009.

［51］Stewart, 2008.

［52］Wayne et. al., 2006.

［53］Hamstra, Dubrowski & Backstein, 2006.

［54］Kennedy, Lingard, Baker, Kitchen & Regehr, 2007.

［55］Berry, 2008.

［56］Stewart, 2008.

［57］Moulton, 2010.

［58］Rosen, Hannaford Richard & Sinanan, 2001.

［59］Teunissen, Boor et. al., 2007.

［60］Timmermans & Angell, 2001.

［61］Goldman et. al., 1978.

［62］Bereiter & Scardamalia, 1993.

［63］Krajewski, Siewert, Yam, Kressel & Kruskal, 2007.

［64］Philibert, 2008.

［65］Nelson et. al., 2002.

［66］Tess et. al., 2009.

［67］Madsen, Desai, Robert & Wong, 2006.

［68］Jacobsohn et. al., 2008.

［69］Arnold & Stern, 2006.

［70］Golub, Weiss, Ramesh, Ossoff & Johns, 2007.

［71］Paget, 2004.

［72］Bragard et. al., 2006.

［73］Goldstein et. al., 2006.

［74］Humphrey et. al., 2007.

［75］Viggiano, Pawlina, Lindor, Olsen & Cortese, 2007.

［76］Accreditation Council for Graduate Medical Education, 2011.

［77］Peter Ubel, M.D., Michigan University, 2009 personal communication.

［78］Littlefield et. al., 2005.

［79］Holmboe, 2004.

［80］Williams, Klamen & McGaghie, 2003.

［81］Babbott, Beasley, Hinchey, Blotzer & Holmboe, 2007.

［82］deVirgilio et. al., 2008.

［83］Torbeck & Wrightson, 2005.

［84］Arnold & Stern, 2006.

［85］Brooks, 2009.

［86］Batalden, Leach, Swing, Dreyfus & Dreyfus, 2002.

［87］Carraccio & Englander, 2004.

［88］Hamstra et. al., 2006.

［89］Norcini, 2003.

［90］Kenny et. al., 2003.

［91］Maudsley, 2001.

［92］Viggiano et. al., 2007.

［93］Colthart et. al., 2008.

［94］Eva & Regehr, 2005.

［95］Branch & Paranjape, 2002.

［96］Driessen, 2009.

［97］Driessen, van Tartwilk, van der Vleutem & Wass, 2007.

［98］Gruppen, Frohna, Anderson & Lowe, 2003.

［99］Steinert et. al., 2006.

［100］Huber & Hutchings, 2005.

［101］Torbeck & Canal, 2009.

［102］Bereiter & Scardamalia, 1993.

［103］Bransford et. al., 1999.

［104］Hatano & Oura, 2003.

［105］Linn, 2007.

［106］Kanna et. al., 2006.

［107］Custers, 2008.

［108］Clark & Simpson, 2008.

［109］Hammond, Taylor, Obermair & McMenamin, 2004.

［110］Arora, Guardiano, Donaldson, Storch & Hemstreet, 2005.

［111］Montgomery, 2006.

［112］Moulton et. al., 2006.

［113］Bhandari et. al., 2003.

［114］Timmermans & Angell, 2001.

［115］Stanley, Khan, Hussain & Tweed, 2006.

［116］Gittell, 2009, p. 21.

［117］Batalden & Davidoff, 2007.

［118］Tess et. al., 2009.

［119］Bilimoria, 2009.

［120］Jacobsohn et. al., 2008.

［121］Horwitz et. al., 2008.

［122］Hundert, Hafferty & Christakis, 1996.

［123］diFrancesco, Pistoria, Auerbach, Nardino & Holmboe, 2005.

［124］Long, 2000.

［125］Boex & Leahy, 2003.

［126］Ludmerer, 1999, 2000.

［127］Iglehart, 2008.

［128］Rich et. al., 2002.

第三篇

·

转变——外因与内因

第五章

医学教育的规管与资助

　　医学教育受到外因的强烈影响，这些因素小至医学院的组织运营框架，大到医疗健康产业以及联邦政府部门。此外，尽管医学教育相关的各个环节——例如医学院校、教学医院、行医执照认证与资质验证机构，以及资助机构等——无不致力于加强教学质量，但医学教育却缺乏整体上的统一协调或监管。就个别环节而言，上述每一单位均在不遗余力地提高医学教育质量，但在推动创新方面依然各自为政、缺乏配合，而且这种局面有时会产生负面效果。医学教育界若要进行内生性转型改革，就必须与其外在因素同步互动，尤其是改革医学教育的管理体系与资金筹措体系。

　　这一章节首先讨论了医学教育在大型科研组织和医疗组织中的定位，然后着重分析了医学教育的管理和资金筹措。医学院校和教学医院一向都能借助多种机制获得充足的资金，并且可以将从医教研某一领域获得的资金转用于资助另一个领域，从而保证临床、教学与科研三方面的健康发展。这一模式在资源充裕的时候运转良好，然而，随着如今科研与临床间的界限日益模糊，上述的跨领域资助模式变得越发困难，甚至根本无法进行。不过，如果能公正、透明地把资金与其用途对接，就能够促进医学教育蓬勃发展。为了阐明这一观点，我们在本章收尾时以四家机构为例，说明如何通过创新融资方式实现卓越。

相互竞争的使命、相互竞争的压力

首先我们来探讨一些概念的定义。对于科研型医学中心（academic medical center）和科研型健康中心（academic health center）的诠释可谓众说纷纭，但在本书里此两个术语均指拥有大学附属教学医院的医学院。美国医学教育联络委员会（Liason Committee on Medical Education，LCME）批准的130家美国医学院中，并非所有医学院都有自己的教学医院。因此，目前为止，根据美国医学院协会和联邦基金会的标准，全美共批准了126家科研型健康中心，这些机构通常拥有一家医学院、带教医生执业计划（faculty practice plan），以及一家或多家直属或附属教学医院。然而，科研型健康中心协会2009年对健康中心的定义略有不同："健康中心是一个通过资质验证的具有高等学位颁发资质的机构，该机构拥有一家医学院或骨科学院，以及一个或多个培养医疗卫生专业人士的学院或课程（包括相关的健康学科、牙科、研究生院、药学院、公共卫生以及兽医等），以及一家或多家直属或附属的教学医院、健康产业系统或相关的健康产业服务机构。"（http://www.aahcdc.org/about/members/php; http://www.aahcdc.org/about）如果按照该定义划分，将有更多的健康学术中心因其设有骨科相关课程而符合上述标准。而这些课程如前沿所述，并未纳入本研究范围。

健康中心作为大学和教学医院的衔接点，其医学教育负责人必须能够与双方良好衔接，同时还要能够及时响应医疗卫生融资与管理体系的改变。在这个动态关系网中，大学与教学医院的价值观、组织结构、财务激励方式以及管理等有些方面相互重合，有时则泾渭分明。有些医学院及教学医院能够合力支持和改进医学院校教育及毕业后医学教育，而有些则置身事外。

医学院和大学教学医院双方拥有共同的社会责任：培养未来的医疗卫生专业人才，进行生物医学研究，为全美的贫困者和无医保人士提供医疗保障，以及为重症和伤病患者提供普通和专科临床服务（通常称为三级医疗）。同时还肩负着为整个医疗健康领域培养领导者的任务。这些共同的社会责任让医学院和教学医院携手合作实现上述目标[1, 2]。然而，在不同组织之间甚至在同一家医学院或医院内部，对各种社会责任所赋予的权重也各不相同。除此之外，有些并非医学院附属医院的独立教学医院也会开设毕业后医学教育项目而且有时还会培训医学生。这些社区医院虽然在提供转诊医疗服务和科研方面远逊于大学教学医院，但却囊括了全美约三分之二的住院医师培训项目基地。

如第一章所述，《弗莱克斯纳报告》的重要贡献之一，就是建议医学院应位于综合性大学校园之内，与其他院系一样受到大学的价值观和组织结构的熏陶。在大学中，科研因能创造新知识、提高大学的社会影响力和带来更多的资源而享有优先地位。而传授这些新知识也是一项重要的使命，特别受到社区医学院的青睐。然而在有些侧重科研的医学院中，教学的地位则偏低。

患者诊治，医学院承担的另一项重要使命，构成了社区医院和教学医院的首要任务。而教学医院面对的一大挑战，则是如何在"投资购置先进医疗技术装备和提供患者诊疗（尤其是那些报销金额较大的业务）以实现经营业绩""为学员提供合理的学习机会"之间取得平衡。医院和医学院之间利益需求的差异，往往诱发双方领导之间产生矛盾。美国有 19 家社区医学院依托社区医院为其学生和住院医师提供教学培训，但其培训工作时常要让位于医疗服务。

除了来自大学和教学医院的影响之外，医学教育还承受着其他外部压力，比如营利性医疗产业公司、联邦医疗保险和医疗补助计划、私营保险公司和健康服务买方，以及联邦政府和各种监管机构。举个例子，在 20 世纪的 80 年代和 90 年代，由于不断上涨的医疗开支，医院不得不采取重要措施降低开支并提高运营效率。教学、科研和慈善活动成本过高，给教学医院带来尤其严重的损失。教学医院身处在以价格竞争力为王的市场中，必须控制医疗开支方可生存，从而埋下了医疗服务和教学工作之间矛盾的种子[3]。路德米尔说："从教育的观点来看最糟糕的情况，是住院医师们在很大程度上沦为工作机器和床位配置员。一个一个地接收患者入院然后盘算何时让患者出院，花更少的时间进行检查并与主治医师核对，花更少的时间去教学、参加会议、阅读文献、反馈并提出问题。而且因为患者住院时间过短，他们甚至无法随访病程。"

此等经济上的压力连同新技术、诊断和治疗手段在复杂程度、适用范围以及功能方面日新月异等因素，让临床医学教育环境备受冲击。例如，教学医院接诊的常见疾病案例日渐减少。

管理体制：认证、执照颁发与资质验证

全美层面缺乏对医学教育各个阶段的认证、执照颁发与资质验证的全过程进行正规监管。所有组织机构的运作都属于半自动化性质，有时甚至如下所述出现自相矛盾的情况，对医学教育产生严重影响[4, 5]。

认证：医学院校教育

医学生教育所遵循的认证标准由美国医学教育联络委员会制定。该委员会由美国教育部授权对医学院校进行认证和确保高质量医学教育，同时接受美国医学会和美国医学院协会双重管理。认证流程规定，医学院每七至八年进行一次自我评估，然后接受由同行组成的考察团进行实地考察。为了达到认证标准，医学院必须符合 125 条"基本条件"或标准。

这一认证程序的直接结果就是为全美医学教育制定了统一的高标准："这一认证过程需要医学院能够证明其毕业生具备基本的职业技能，具备进入下一阶段培训的能力。而且这一培养项目能够为学生们的职业生涯打下坚实基础并使之受益终生。医学教育联络委员会在承认各类教育机构存在多元化的教育宗旨和教学目标及其合理性的同时，坚决拒绝因应当地条件所限而降低医学博士学位教育项目的标准"[6]。

毕业后医学教育的认证

如图 5.1 所示，毕业后医学教育的认证分为机构层面和住院医师培养项目层面。毕业后医学教育由毕业后医学教育认证委员会（ACGME）负责监管，其成员来自以下机构的代表：美国医学院协会（AAMC）、美国医学会（AMA）、美国医学专业协会（American Board of Medical Specialties，ABMS）及其 24 个专科分委会、美国医院协会（American Hospital Association，AHA）、医学专业学会理事会（Council of Medical Specialty Societies，CMSS）及其 27 个住院医师培训评审委员会（Residency Review Committees，RRCs）。

　　住院医师培训项目由毕业后医学教育认证委员会负责评审认定；住院医师的专业行医资格由美国医学专业协会评定。专科学会通过以下两种途径来参与评估：①通过确定认证标准来规范培训学员的教学内容；②通过专业执照考试来评价完成培训人员的知识储备，特别关注其专业表现。

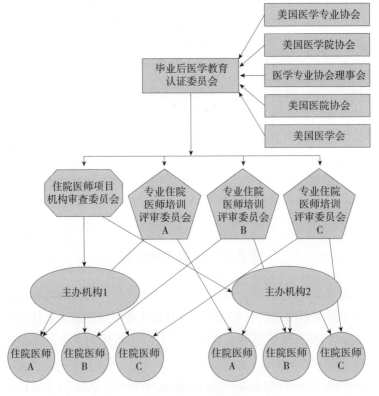

图 5.1　毕业后医学教育认证机构

医学院和教学医院经过毕业后医学教育认证委员会认证后，方可设置住院医师和专科培训项目。医学院毕业生在完成住院医师培训后，方有资格参加第一阶段的专科医师资格证书考试；接受（被称为专科进修的）深度专科化训练之前，必须首先接受额外培训环节而且毕业后具备参加亚专科执照考试的资格。因此医学院毕业生完成儿科住院医师项目后才可以参加儿科医师执照考试；接下来，她才有机会申请在小儿心脏病领域继续专科进修。同样的，通过第一阶段执照考试的骨科医生可能会选择在手部外科领域接受亚专科培训。对于培训机构的评定认证会重点考察该机构的所有住院医师项目的教育质量和住院医师的满意度，同时毕业后医学教育认证委员会会为不同的项目和专科制定共同的要求，比如住院医师教学地点、教职人员的水平、住院医师的工作时间，以及必须实现的基本目标和必须掌握的基本能力[7]。毕业后医学教育认证委员会在全美批准了8400个住院医师培训项目，包含126个专科以及亚专科，对10.7万名住院医师进行培训。

住院医师培训项目层面的认证由各个专科住院医师评审委员会负责，该委员会为各专科及亚专科制定教学标准。这27个住院医师评审委员会均会针对本专科特点，为毕业后医学教育核定内容和细化培训流程，诸如为每个内科住院医师规定必需的门诊量，一个普外科住院医师培训期间需要完成的胆囊切除术的数量，或者每一次轮转的最长时间，从而确保培养项目的均衡性和综合性。每个住院医师评审委员会的专家成员，均须经美国医学专科学会、美国医学会和相应的专科协会提名，然后由毕业后医学教育认证委员会正式任命。住院医师评审委员会只对毕业后医学教育认证委员会负责。尽管相关机构也会依据毕业后医学教育认证委员会的规定，逐个审查每个住院医师培训项目，但具体项目的制定和管理还是主要由相关科室负责。

为了保证和提高住院医师以及亚专科培训项目的水平，这些住院医师评审委员会制定了详细的项目要求。这些要求尽管初衷可嘉，但也会无意间妨碍医学教育的创新。例如，一位住院医师培训项目主任可能想要延长住院医师在急诊科的轮转时间，却因为项目规定条件业已列出了住院医师在该专科住院部的轮转周期而无法实施。结果是尽管急诊会为住院医师带来更多更好的学习经历，但他们却只能在住院部投入大量时间而没有更多机会到急诊科轮转。在认识到这一问题之后，毕业后医学教育认证委员会和内科评审委员会成立了教育创新计划，旨在激励创新、追求卓越。凡连续认证达标且有创新培养计划书的住院医师项目，均可申请参加创新教育计划。如果这种模式能被广泛接受的话，有望推动毕业后医学教育的创新发展。

执照颁发与资质验证

临床医生们受托行使公共健康和医疗服务。作为确保公众健康的环节，执照颁发与资质认证体系必须确保所有执业医师在培训和执业的不同阶段，能够具备与之相称的知识储备和操作熟练度。因此，医学院和住院医师项目在制定课程的时候不仅应当符合认证体系要求的标准，还要考虑到医师执照许可及资格考试所需要的各项要求，具体内容参见表 5.1。

执照颁发。颁发医师执照的权力属于各州；基本标准为毕业于经过认证的医学院、完成规定的毕业后医学训练（通常为一年），并且通过三阶段的美国医师执照考试。有些州颁发的行医执照分为两个级别：一个为在住院医师培训阶段，需要上级医师督导的有限资格行医执照，一个为在毕业后医学教育结束后获得的完全资格行医执照。其他州则在符合上述基本条件后直接颁发完全资格行医执照。美国医师执照考试由全美医学考试委员会负责组织，但由该委员会和州立医疗联合会共同拥有和资助。全美医学考试委员会掌管第一阶段和第二阶段考试；而州立医疗联合会管理第三阶段考试。

表 5.1　医师执照及认证考试

	负责机构	考试内容	时间
医师资格颁授	全美医学考试专家委员会 全美各州医学委员会联合会 各州医疗执照审批委员会	美国医学执照考试（USMLE）：第一阶段：基础知识 第二阶段：临床知识（CK） 第二阶段：临床技能（CS） 第三阶段：临床知识	第一阶段：医学院第二学年结束时 第二阶段：（CK和CS）第四年 第三阶段：实习的那年
专科认证	美国医学专业委员会和美国医学专业协会理事会；各专业委员会	知识和临床思维考试	住院医师或是专科实习期结束时；往往在执业一年或多年后
专业再认证	各专业委员会	知识和临床思维考试	某些专业为每 5～10 年一次

如表 5.1 所示，学生们需要在医学院和住院医师期间通过医师执照的三阶段考试。学生们一般在第二学年年末参加第一阶段考试（USMLE Step 1），考试形式为多项选择题，测试基本科学知识和临床应用，评价学生对重要科学原理及概念的理解和应用，因为这些是今后行医的基础。考核重点是有关健康、疾病和治疗方法的

原理和机制等。

医学生们于第四学年参加第二阶段考试（USMLE Step 2）。这一考试主要评估学生在患者诊疗环境中对临床知识和技能的应用，着重于健康促进和疾病预防。第二阶段考试原本只考察临床知识，但在 2005 年的考试中增加了临床表现的内容，重点考察病史采集、查体诊断、病患沟通的技能以及专业度。这一考试在全美多个考试中心进行，并且采用经过培训的标准化病人。第二阶段考试是执照考试当中唯一一个考察临床表现的考试，增加这一内容表明对临床知识和真正临床工作及沟通技巧之间差距的重视，而且认识到有必要对二者同时进行考核，以保证考生具备在上级医师督管下行医的能力。顺利通过第一阶段和第二阶段考试是从医学院毕业的先决条件。

绝大多数美国住院医师参加评估临床推理能力的第三阶段考试（USMLE Step 3）的时间安排在第一年住院医师培训结束时，目的是"对医师独立行医前的最后评估"[8]。考试形式为多项选择题，旨在考核各医学专业的知识和问题，对生物医学和临床科学知识的理解以及实践应用。

因为医学院的目标就是培养医学生的行医能力并能够通过考试获取执照，所以带教医生必须高度重视美国医师执照考试的内容和时间。有些医学院认为目前的考试时间安排不利于对课程进行大幅度调整。例如，如果一所医学院计划进行改革，将基础、临床和社会科学课程等内容整合在四年内分期完成，而不是在前两年把所有基础知识讲授完毕，就会因为此时尚未完成全部基础课程而妨碍学生们在第二年通过第一阶段考试。正如我们在第三章中提到的，学生们进入第二学年后往往会投入过多精力准备第一阶段考试，甚至为了备考而翘课，因此严重影响了其第二年的学习。高难度的考试及其成绩在住院医师申请筛选过程中的不合理使用，给学生们备考的焦虑感火上浇油。尽管第一阶段考试成绩高低和住院医师培训期间上级医师的评价相关性不高（R = 0.22; 95% CI 0.13 ~ 0.30）[9]，部分报考人数众多的住院医师项目依旧将第一阶段考试成绩作为参照标准，筛选录取递交轮转申请的住院医师。而且越来越多的住院医师项目主任们规定申请者同时提交第二阶段考试两部分的成绩。

由于全社会近来对医生行医核心能力的日益重视，促使人们重新思考医师执照考试的问题，即便目前尚不清楚改革会触发何等后果。

资质验证。住院医师或亚专科培训医师只有在完成了经过认证的住院医师项目之后，才能参加其专业的资质验证。住院医师只有顺利完成毕业后医学教育认证委员会的住院医师培训，并且其医德和专业素养获得相关住院医师培训项目认可之后，才能参加专业执照考试。这些执照考试是由之前提到的专科学会负责出题和管理。美国医学专业协会的二十四个专科学会成员级包括儿科和普通外科等"一级专科"（first board），也覆盖变态反应科、免疫科和肛肠外科等"亚专科"。这些专科学会负责举办住院医师培训阶段末期的认证考试，以及亚专科进修结束后的亚专科认证考试。

通过专业执照考试者被称为"专科医师"（board-certified），而那些只完成了住院医师培训却未参加或通过这一考试者则被称作"专科合格"（board-eligible），尽管这一称谓并未得到各专科学会认可。75% ~ 80% 的住院医师会参加专科认证考试[10]。我们发现，美国医学院校的毕业生们中打算取得专科医师资格的人数比例整体上在下降[11]，可能同考试的费用或难度有关。

虽然越来越多的专科学会开始要求执业医师们通过专业资质

再验证以证实其专业水平，但是对未参加再验证者并未出台统一的罚则。州立执照授予委员会（state licensing board）并不要求执业医师从业之初就具有或持续持有专科资质。在医生资源充足的地区，保险计划可以规定医生必须通过专科认证方可进入其认可名单，而医院和医学中心可将专业资质验证作为基本资格条件。在农村和缺医少药的地区，未经专科认证和没有完成规定住院医师培训的医生则司空见惯，因为这些地区很难聘请到专科医师。

资金筹措

医学教育资金来源各不相同。例如，医学院阶段医学教育的收入来源是医学院学生的学费、州政府拨款、所在大学资助、慈善基金和捐款收入、校友捐赠以及医学教育热心人士投入、科研资助以及医学院本身的资源。医学院利用上述各类收入来支付教职员工的薪金、统一管理和辅助性服务项目、引进技术、改善基础设施、图书馆和奖学金项目等。然而与此不同的是，毕业后医学教育的资金主要来源于联邦政府，后者会给联邦医疗保险计划和联邦医疗救助保险计划拨款，其中的相当部分用于支付医学教育的直接或间接支出。

过去三十年来医学院的收入水平保持持续增长，尤其是在20世纪80年代和90年代增长十分显著，而增长的主因在于当时联邦医疗救助计划的引入和国立卫生研究院（NIH）对生物医学研究的投入。尽管当时师资队伍的规模、科研和临床事业急速扩大，医学生的数量却保持了相对稳定，这也反映了医师在为教学以外活动投入了越来越多的精力，具体情况如图5.2。

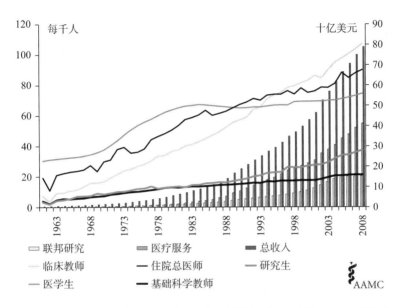

图 5.2　医学院教师队伍、学生数目及收入的增长（1961 财年～2008 财年）

　　如图 5.3 所述，如今医学院收入的最主要来源是带教医生的临床工作（39%）和联邦政府提供的科研基金及承担的科研合同（20%），而这些财源与带教医生的贡献直接相关。随着上述来源收入的增多，医学院从所属大学和州政府或当地政府获得的资金占比已经降低到了平均 6%，其中公立医学院占比 11.6%、私立医学院占比 0.5%。

　　一般说来，各州对州立医学院医学教育的资助水平是依照医学博士培养计划（M.D. program）招生人数计算的。有些州是按照学生人数计算的，但也有些州则会按照师生比计算。例如，加州大学对医学院的资助方式，历来是按照 3.5 个全日制医学生配比一个全职教师，以及 7 个住院医师配比一个全职教师的比率来给教师们发薪水。根据美国医学院协会 2007 财年的财务问卷提供的数据显示，对于公立医学院，州政府和所在大学投入占其所有收入的 1% 到超过 35% 不等。如果招生人数增加，就会为相关科系新增带教医生，参与包括科研、教学和临床工作等多项工作中。在科研密集型大学的绝大多数系所中，全职教师职位会被用来引进知名的研究学者，而教学经费则就需要由系所的其他收入来交叉补足，比如临床工作和慈善事业。公立医学院和私立医学院的资金来源有些许差别。

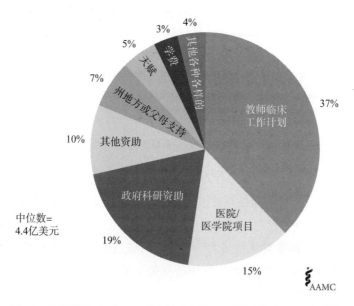

图 5.3　医学院收入（2008 财年）（全美 126 所医学院 2008 年数据）

　　表 5.2 列出了公立医学院和私立医学院在资金来源方面的异同之处。除了把医学院按照公立与私立区分以外，还可以按照学校的工作重心和领导层的决策方向，把学校划分为研究密集型、社区医疗型和私有独立型。全美最好的 20 家研究密集型医学院均坐

落在大型研究机构中，后者在科研和临床上都投入了巨资。19家社区型医学院，则利用社区医师和社区医院来进行临床教学工作。这些规模普遍较小的医学院会从州政府和当地获得大部分经费，并培养出一大批全科医师。13家私有独立型医学院不依附于任何一所大学，也几乎没有政府的财政支持，而收入主要依靠教职工的医疗工作所得、学费及其附属医院的支持。图5.4和图5.5比较了研究密集型医学院和社区医疗型医学院的区别。

表 5.2　2008 财年 126 所知名美国公立及私立医学院
获得资助的计划和活动（以百万美元计）

资助来源	76 所公立学校			50 所私立学校		
	所有资助	总百分比（%）	平均	所有资助	总百分比（%）	平均
实践计划	12598	33.3	166	17036	41.6	341
医院采购的服务和支持	5874	15.5	77	5683	13.9	114
联邦政府拨款	215	0.6	3	27	0.1	1
州和地方政府以及大学母校的资助	4710	12.4	62	247	0.6	5
学杂费	1173	3.1	15	1523	3.7	30
基金	462	1.2	6	1356	3.3	27
捐赠物品	773	2	10	1328	3.2	27
其他来源	1633	4.3	21	1482	3.6	30
赠款和合同总额	10436	27.6	137	12301	30	246
总资助	**37875**	**100**	**498**	**40983**	**100**	**820**

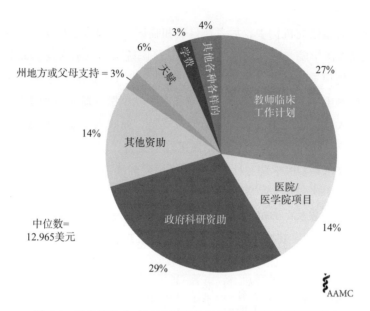

图 5.4　医学院收入（2008 财年）（20 所研究密集型医学院）

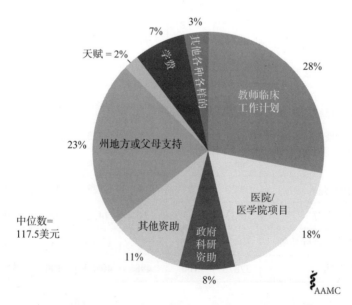

图 5.5　医学院收入（2008 财年）（19 所社区医疗型医学院）

近些年来，州政府、地方政府和医学院所在大学对公立医学院的财政投入在医学院所有财政收入中的比重有所下降，而研究经费、合作经费、医疗收入和学费的比重有所增加。

医学生培养成本

关于医学生及住院医师教育阶段所需经费的研究文献极其有限，而且所使用的研究方法也不多。有一项研究收集了学生们的时间分配及活动数据记录，采集工作是在医学生们见习期间十五分钟课间休息时完成的[12]。一项 1992 年的调查表明，如果不计算住院医师为教学工作的付出，在医院里培训一名第三年医学生所需要的直接及间接费用大约为 31 776 美元。其他研究则多从教师的述职报告、教学数据库和系所的教学工作安排中收集信息。1996 年时，若要在一个已经具备住院医师、研究人员、医护人员的团队中增加一名医学生，平均需要每年额外增加 4 万～5 万美元的开支。而开发和管理一个医学生项目大概要为每个学生每年投入 71 000～93 000 美元[13]。若将 1997 年到 2007 年间 27% 的通货膨胀率考虑在内，将以上数字调整后可知，培养一名医学生的总成本约在每年 90 000 美元到 118 000 美元不等。

研究发现，在临床（尤其是门急诊）环境中安排医学生，会将临床医师的效率降低 30%～40%[14, 15]。另一项研究调查显示，在门急诊安排医学生和住院医师会增加 24%～36% 的运行成本[16]。若安排非科研型的家庭医生诊所带教医学生，那么医生们每天的工作时间会延长 52 分钟，而且他们会从原本每天平均每小时可以接诊 3.9 名患者，减少到带教学生后平均每小时 3.3 名患者[17]。因此，医生们不仅没有从培训学生的过程中获得薪酬，还会因为诊治患者数量减少而损失了大笔收入。

普内科门急诊部的住院医师培训也遇到类似情况。教学单位的运营成本比非教学单位高 36%，而额外的成本中 38% 用于教学基础设施建设，62% 直接用于教学活动开支[18]。

医学生的经济负担

因为保持稳定医务人员队伍和医生的合理布局以惠及广大民众，各州政府财政一直保持对公立医学院医学生教育的高额资助。然而，过去十年间，州政府对医学教育的投入逐年下降，导致学费不断大幅上涨，学生负债越来越重。

美国医学院协会 2007 年的一项报告显示，88% 的医学生曾接受过资助，而其中 80% 是以学生贷款的形式。在 2007 年，公立医学院获资助的医学生的平均学生负债为 129 800 美元，而私立医学院的平均学生贷款为 156 800 美元。这一金额较 1998 年时明显增长，当时公立学校医学生贷款为 72 700 美元，私立学校医学生贷款为 103 600 美元[19]。持续增长的负债和全科医师相对较低的薪资，使得医学毕业生们视全科医学专业和边远地区行医为畏途，从而加剧了那些地区临床医师数量的匮乏。

对毕业后医学教育的资助

毕业后医学教育的资金来源于多个方面。如前所述，主要是来自联邦医疗保险计划与联邦医疗补助计划，但私人保险公司也会为教学医院高额的开销承担部分费用。其他的资金来源于联邦政府对住院医师和专科进修的基金、专科医师在临床工作中的收入和医学院提供的部分资金支持。

1965 年，美国国会修订了社会保障法案并通过了关于联邦医疗保险计划的法律，规定为 65 岁及以上的老年人和残疾人提供联邦健康保险；与此同时，该法也明确规定，必须通过为医疗服务补充拨款，以支付为培训医师及其他医疗人员所增加的支出。联邦医疗保险计划是毕业后医学教育项目最大的单一投资方，仅仅2004 年这一年就为教学医院投入了 80 亿美元。财政支持主要分为两部分。2004 年时，第一部分的直接医学教育费用（一般称为DME）约 26 亿美元。这些资金用于支付住院医师的基本工资、对住院医师进行教学所产生的费用，以及教学项目的其他直接开销。联邦医疗保险的资助额度，取决于培训期间的住院医师人数，以及医院中医疗保险覆盖患者所占百分比。每名住院医师获得的资助额度会根据基准年的消费价格指数（一般以 1984 年为基准）每年进行更新和调整。当住院医师或专科医师完成第一阶段培训认证（例如，完成内科住院医师培训，第一阶段认证）并继续进入亚专科（如心内科）培训即第二阶段培训认证后，对教学医院的直接投入额度会适当减少[20]。

　　联邦医疗保险计划对教学医院的第二种补助形式为间接医学教育费用，这笔费用在 2004 年为 53 亿美元。这些经费用来支付培训过程中产生的额外费用，如住院医师开出的实验室检查，以及医院为安排住院医师院内食宿等产生的费用。资助金额的计算依据首先是一个法定计算系数，然后是所在医院的住院医师／床位数比例，两者可供计算所在医疗机构培训住院医师发生的所有其他成本，以及该机构为细分专科患者诊疗所产生的额外费用。虽然各州无须为毕业后教育出资，但各州大多通过联邦政府与州政府之间的合作计划提供一部分资金[21]。

　　自 1984 年来，毕业后医学教育的费用支出，尤其是在毕业后医学教育的大部分费用，在由联邦医疗保险计划承担之后逐年增长。但这些经费不得用于资助医学院校教育，而且包括联邦医疗补助计划在内的大多数第三方资助机构都被明确禁止资助医学院校教育。因上述用于毕业后医学教育的资金首先由医院接收，医院可能将其融入其他各项收入来以支付医院的各项开支。尽管这笔经费的确会被用于发放住院医师的薪水，但却未必会用于冲抵住院医师教育的非直接开销，比如成立毕业后教育办公室或者组建科室级住院医师项目管理办公室的费用。

　　非大学教学医院承担了全美三分之二的住院医师培训项目，同时还承担了一大批三年级和四年级医学生的临床教学任务。这些教学医院非常重视他们和医学院的关系，因为他们认为这种良好的关系会帮助医院吸引更多的医学生进入他们的住院医师培训项目，招募并留用更好的员工，从而进一步提高医疗服务质量。同样地，医学院也会珍惜同这些附属医院的关系，因为医院会为学生、住院医师和专科医师提供丰富的学习内容和培训经历。但医学院及州立相关机构几乎不向医院支付医学生的培训费用。

　　接诊大量贫困或无医疗保险患者的医院，还可通过调高联邦医疗保险计划的赔付比例来从联邦政府获得所谓"非比例配置基金"（disproportionate share funding，DSH 或 dish）的资助补偿。这笔资金并非针对毕业后医学教育，而是对无偿医疗服务主要提供者的额外资助。美国的 130 所退伍军人医学中心与 105 所医学院签署了附属合作协议。根据这些协议，每年大约有 32 000 名住院医师到退伍军人医院接受培训，而后者因此提供了美国约 9% 的住院医师项目和约 8900 个住院医师职位。毕业后医学教育的另一部分资金来源于美国国防部和国立卫生研究院，两者的投入约为 10 亿到 20 亿美元[22]。

　　管理式医疗计划（managed care plans）和私人保险公司等第三

方资助机构，过往均给教学医院的毕业后医学教育项目提供较高额度的资助，然而他们时下迫于激烈的市场竞争，资助力度已大不如前。虽然很难估算这个"较高额度"的具体金额，但一般而言，这些机构给教学医院的资助比非教学医院要多 5%~10%[23]。

毕业后医学教育的成本。住院医师培训的成本业已通过不同角度进行研究。根据这些研究结果，如果不计算医疗事故赔付及医疗补助计划对毕业后医学教育的给付，2003 年培训一名家庭医学住院医师的年度费用为 44 812 美元[24]。研究人员对面向住院患者的毕业后医学教育费用进行了研究，通过分析医院财务系统发现，与住院医师相关的教学病例可将收治住院患者的直接成本和可变成本推高 4.4%[25]。

研究毕业后医学教育费用的另一个方法，是统计所有与住院医师项目的教学和管理相关的各科室开支。包括员工配置、培训项目协调和场地租金等行政管理成本，如果按平均每人或每名住院医师产生的费用计算，显示其与培训项目的规模成反比[26]。在2003 年，培训一名住院医师一年需要 34 000 美元，而培训一名专科医师需要 17 500 美元[27]。美国退伍军人事务部每年会给其下属医院拨款 43 000 美元以支付其他教学相关开支，这笔资助不包括每位接受培训的医师所获薪金和附加福利[28]。

还有一种研究方式是比较分析大学教学医院、非大学教学医院和非教学医院的成本。在 1993 年，城区的科研型医疗机构为每个患者病例投入的成本，比非教学医院高出 83%。那些培训医学生及住院医师但与医学院没有密切关系的非大学教学医院的开支，要比非教学医院高出 23%。根据病种差异、各级薪金和用于教学的各种直接开支进行调整后，研究者发现大学教学医院要比非大学教学医院的开支多出 44%，而非大学下属的教学医院要比非教学医院多花 14%[29]。

资助问题

医学教育资助问题一向是医学教育工作者之间，甚至国会议员之间争论的话题。而争议的范围涵盖通过联邦医疗保险计划资助毕业后医学教育的合理性，以及如何解决在全科医师和专科医师的医疗服务报销比例之间差距日渐增大的问题。由此，鉴于各类资助渠道对于医学教育既会产生正面激励作用，也会产生负面影响，因此如何让资金投入契合医学教育的宗旨，就成了各相关单位必须予以重视的一大课题。

政策争议焦点。对于是否通过联邦医疗保险计划资助直接医学教育和间接医学教育，一向众说纷纭。而争议的焦点在于，这些资金应该由谁接收（教学医院、门诊、医学院、培训方还是住院医师）；现有的分配方式是否合理；甚至联邦政府到底该不该资助毕业后医学教育，资助款项是否应该从现行的流向医院改道为流向医学院[30]？依据现行的陈旧计算公式进行资金分配所造成的分配不平均，也遭到了质疑。在纽约州、马萨诸塞州和伊利诺伊州，每名住院医师的报销额度高于得克萨斯州和加州，造成差距的原因在于前者纳入了教师的教学开支而后者未予纳入。国会中众多议员坚称，毕业后医学教育不应该出自与患者诊疗费用相关的联邦医疗保险计划和医疗补助计划。更大的争议则是医学教育到底是一项需要政府拨款的公共事业，还是其本身就应该被交由市场，而学生应该承担自己成为高收入医师之前的所有教育费用[31]。

日益扩大的薪酬差距。对医学院校教育和毕业后医学教育的资助均产生影响的另一个因素，在于全科医疗和专科医疗之间薪酬水平差距日渐扩大。普内科医师、儿科医师和家庭医生的工资大概仅相当于其他内科和外科医生收入的一半[32]。除了全科医学在整个医疗转诊系统中发挥的重要作用外，全科门诊还是医学生走进临床学习临床技能的重要环节。全科医学教师在医学院中也担负了大量的教学任务，他们的临床工作服务教学，引领医学生逐步成长为医师。可是，他们也因较低的薪酬而损失了部分临床工作收入。因此医院、其他专科医疗或大型机构应该对其予以适当补助。

将财务指标与教育任务挂钩。尽管很多人会说，用来支持医学教育的资金相当充足，但能否确保这些资金被真正用于医学教育仍然殊非易事。大学医学院教师们的抱怨口头禅是："教书等于义务劳动"，意思是他们只能通过提供临床服务或申请科研基金才能挣到工资收入。他们因教获酬反而成了罕见情况，而且人们理所当然地认为每个教师都应该贡献时间志愿教学。

改变这一现状的关键在于厘清收入来源，并将其与教师们的教学、研究及临床工作对应关联。多数教师和部分科室主任们未能厘清收入来源和教师薪金之间的关系。其原因在于很难清晰区分不同的收入来源，而且经常出现交叉补贴（cross-subsidization）的情况。医学院过往几十年来，一直在努力厘清与各项任务挂钩的成本和收入，将科室预期值与所承担职责和绩效相关联，共享数据，做到数据透明化，并依据信息数据制定有效的管理决策[33]。这种手段常常被称为"基于任务的管理"或者"基于任务的财政预算"，而且这种管理方式支持账务公开、同行问责以及合作。实现这一管理方式的首要条件是一份统一财务报表，其次是通过对单位进行定量评估生成的产能报表系列。缺乏如此系统，战略决策将沦为无根之木，而且无法记录教师们的教学贡献，自然也无法予以资助。

有的医学院会记录教学收入和支出，并按照教师们的教学工作和质量将资助与不同工作任务直接挂钩[34, 35, 36, 37]。为此目的，院长和系主任们制定了明晰的政策、条款和标准制度来度量和回报教师们对教学、研究和临床工作的贡献。大多数系统采用"相对价值单位"来评估教师们的付出。这一措施可以逐一记录讲课、组织小组学习、实验室教学、临床教学、开发教学产品、组织考试、带教学生、教学管理、教学科研和评审委员会任职等教学活动，然后给每项活动赋予一个单位或分数。例如，给医学院低年级学生讲授一门课程的时间大概可以等同于与学生面对面教学的时间加上五小时用来备课、答疑和测验的时间[38]。带领病房查房可以算作每天两个小时的教学时间[39]。住院医师项目主管大概可以记作 0.3 个全职教学工作量，而实习主管可以算作 0.2 个全职教学工作量[40]。除了数量之外，有些系统还能够评估教学贡献的质量。这些系统还能帮助校长及科室主任将教师们在教学、研究和临床工作的贡献与机构的预期值和资源挂钩综合考量。

采用基于任务管理方式的医学院，报告其基于任务相关支出而对其资源配置进行了重大改变。如果管理指标清晰易懂、方便操作且运用合理的话，教师们将会通过教学工作获得更合理的薪酬[41, 42]。如若不然，教师们就会批评指标过于烦琐麻烦，不易操作和有欠公平，甚至还会纠缠于量化指标而忽略了重要的教学标准[43]。2003 到 2004 年，35 所医学院（28% 的医学院校）改善了管理系统，根据教学贡献进行科室间及人员间的资金分配，另外40 所学校（32%）则正处在改革类似系统的过程中[44]。这种管理手段之所以得到青睐，是因其能够将教师的工作与相应的任务挂钩，以保证根据其工作业绩而合理透明地匹配资源，并且依据精确数据做出管理决策。

医学教育资金筹措的创新

在研究期间，我们发现了多种颇有前景的医学教育资助方式。我们在此举例分析四种医学院与其教学医院的合作模式，作为医学教育资助体系的创新范例。四家医学院分别是：佛罗里达大学、梅奥诊所、密歇根大学和宾夕法尼亚大学。

佛罗里达大学
（University of Florida）

佛罗里达大学医学院很早就采用了基于任务的管理模式。在1994年，医学院建立了一个由财务规划、考核与分配三部分组成的制度：①分析清楚每项任务所对应的收入，并同它们的用途对应起来；②按照每项任务计算教师的产出（包括数量和质量）；以及③产出同每项任务预算的关联[45]。院长会为教育任务所需的财政预算划定界限，同时相关委员会也会建议州政府拨款的70%应该用于资助教育。在编写本书时，院长已将这一比例提高到85%。在被用于教育任务的资金中，有15%的资金用于院长办公室对教育事项的总体管理，剩下的85%会按照不同科室教学管理成本以及科室教学工作的质量及数量分发。

教师们在所有任务中的产出都用相对价值单位来评定。系统会记录所有教学活动，包括教师直接参与的教学活动时间，同时还会把每个小时的直接教学活动时间、指导上课时间或在教学委员会的任职服务时间所对应的准备工作折算为两小时。临床工作中，病房教学按每天两小时指导工作时间折算；急诊教学按照每半天1.2个小时折算。教学的质量用多个方面进行评价：学生对教师及课程的评价、课程主管的年度报告、学生的外部考试成绩及其第四年的临床客观综合毕业考试的表现，还有学员表现评价表（或评价方式）的质量。根据所有这些数据，教学委员会每年会给每门课程以及实习匹配一个质量基准因子；之后即可算得各科室在完成教育任务上的质量情况。根据上述教职工及科室的产出数据，会生成一系列标准报告，以便于进一步基于数据产生对职工任免、奖励和资源及任务再匹配的决议。

2004 年，医学院与其附属尚德医院（Shands Teaching Hospital and Clinics）签订了学术与质量支持协议（Academic and Quality Support Agreement），界定了从尚德医院到医学院的资金流向。每年，由医学院院长、医院首席执行官和大学负责医疗事业的高级副校长组成的管理委员会都会对这笔资金流的提议进行审议，提议的内容分为两大类：基本资助和董事会定向基金资助。每年的基本资助额度包括前一财年的基本资助额度及一部分可能的上调幅度，后者取决于在上一财年尚慈医院的财政业绩是否达标以及医学院的工作质量是否达标。基本资助按月提前发放，报销凭据为医学院所发生费用的发票。前者的基本资助额度为 1640 万美元，占年度资助资金的 61%，上调幅度的金额为 430 万美元，占年度资助资金的 15.9%。而董事会定向基金为 620 万美元，占比年度资助资金的 23.1%。

梅奥医学院
（Mayo Clinic College of Medicine）

这家医学院属于全美规模最小之列，每年招收 41 名新生，在校生总数为 164 人。梅奥的医学教育重心在毕业后医学教育，拥有 1400 名住院医师和专科进修生。其独特之处在于它隶属于一个大型医疗集团而非一所综合性大学，地点分布于明尼苏达州的罗彻斯特（1550 名医师）、亚利桑那州的斯科特斯黛尔（315 名医师）和佛罗里达州的杰克逊维尔（300 名医师）。梅奥诊所是全美最大的非营利性私立医疗集团。梅奥诊所和医学院的使命是"通过临床、教学和科研的综合实力，每天向每位患者提供最好的服务"[46]。这种时时刻刻为患者提供最好的医疗服务的强有力的价值理念也孕育出了提高质量、不断合作、认真教学和科研的文化氛围。

梅奥基金会全力支持医疗工作。教育和科研经费由外部资金、慈善捐款和其他的梅奥基金来支持。在 2005 年，教育支出总额为 1.293 亿美元，其中毕业后教育费用为 1.051 亿美元，而医学院院校教育费用为 360 万美元。因此梅奥的毕业后教育事业无论是费用支出上还是规模上都是最大的。

梅奥诊所的所有临床医师均为受薪医师，而且有权选择其投入时间和精力的任务。为了保证那些选择教学工作的医师有足够精力承担教学工作，会酌情减少其临床工作压力。梅奥诊所建立并健全了一个综合的、角色相关的、胜任力导向的员工职业发展制度。梅奥诊所还组织各种各样的专题讨论会来增强职工们在教学、课程设计、带教、评测学生和项目设计、申请经费、写作与发表文章以及发展个人能力与领导力等方面的技能。梅奥诊所还大力支持教学创新与教学科研设计，凡因教学工作提升学术排名的贡献都会得到学术奖励。

密歇根大学
（University of Michigan）

2002 年，密歇根大学医学院引进了一套新的财务管理方式[47]。校领导们期待所创建的管理系统，能够将大学的使命、愿景和价值观同资金来源与支出方式更紧密地结合起来，并帮助教师们理解医学院在支配其 10 亿美元经费方面所做的决定。在校内进行广泛讨论之后，人们在评定绩效的一系列关键评估指标上达成了共识。这其中包含学校和院系的财政和管理能力、学生的成绩排名、患者满意度和就医便利度，以及教师的临床工作表现。这些资料形成了一个历年资料数据库，可供查询和及时做出重大决策。虽然这一系统并未得到教师们的一致认可，但至少构架了一个更加透明的财政系统，而且提高了将资源与对应的工作任务相结合的能力。

医学院在 2005 年对内部财务管理系统改革后，开始同密歇根大学医学中心进行协商，决定从毕业后医学教育资金池中拿出 1500 万美元设立一项捐赠基金。此后的第一个五年期间，基金产生的利息用于资助临床模拟中心建设的专项基金。接下来每一年的利息都会被用于资助毕业后医学教育的相关创新与改革（详见下一段）。预期此项基金每年可提供约 75 万美元的资助。

毕业后医学教育创新计划建立了一套机制，用于资助和激励在职人员在毕业后医学教育医学教育领域的原创性改革。第一年项目提议论证通过后，拨款 100 万美元，接下来的四年每年拨款 50 万美元。此外还资助了一些项目和创新设想，其中包括住院医师心理健康项目、少数族裔的招募和培养、应急支出、内部审议补贴和教职工援助。若是完成了核心工作仍有盈余，其余资金将根据不同院系所上报的需求以及在培住院医师数量予以分配。

宾夕法尼亚大学
（University of Pennsylvania）

同其他医学院校一样，宾夕法尼亚大学广开财源来促进医学教育。医学院院长、医院管理者和教学总监协商决定，如何分配从医学中心获得的教学资源。这一整合模式把医学教育事业中最大的三家利益相关方团结起来，以宾大相对价值单位（RVU）系统计算出来的教师教学产出与教学质量为依据，共同支配 2000 万美元的资金。

资金流转的基本原则在分配教学资金之前已先确立：将使命与战略规划匹配，做到公平与透明、保证收支平衡、提供正确的激励机制，以及按期评估教学成果。根据这些原则，教学委员会建议拨给院系的款项要保证并支持医学生的课堂教学与小组教学、教师对住院医师和医学生的带教时间和院系的教学管理工作。同时还要为课程负责人及其他教学管理相关工作提供额外支持。用于住院医师带教的资金要根据科室中的住院医师数量及该科室教师的平均工资来分配。住院医师数量和带教医师的数量一般标准为非手术科室中一名医师带教六名住院医师，而手术科室中一名医师可以带教十个住院医师。对住院医师项目主管的资助则要根据项目内住院医师人数和毕业后医学教育认证委员会对不同专业的相关规定调整。在无任何基本规定的情况下，住院医师人数小于等于 15 人的项目主管会得到等额于 0.125 个全职工作（FTE）的资助。这一数值逐级递增，直到住院医师人数超过 75 人，那么项目主管就会得到等额于 1.0 个全职工作的资助。

在任务导向型的资助金额方面，资助教学的额度从 2005 财年到 2007 财年持续从 760 万美元增长到 2390 万美元，即 2007 年的教育投入是 2005 年的 3 倍。与此同时，科研经费资助也从 1110 万美元增加到 3300 万美元。而相比之下，对临床工作的资助则始终保持稳定。

管理体系与资金筹措：任重道远

医学教育置身于一个纷繁复杂的管理体系与财务关系网络之中，这一点对于教育卓越既有支持也构成挑战。必须对每一种关系进行认真权衡、强化和匹配。具体单位和项目的创新尽管非常重要，但还远不足以推动美国医学教育的全面改革。医学教育的深化改革只有在国家的执照授予、认可和认证系统的全面进步的前提下才能实现。为此目的，我们在第八章提出一系列政策建议，为全面改革创造条件。

医学院与住院医师培训项目面临有关当局的严格管控压力，而且一个部门的管控标准可能和其他部门的标准并不完全一致。为了加强整合与协调在认证、资质验证与执照颁发相关标准，建立一家统一的医学教育监管机构是重要的选项。此外，医学学术研究的资助体系需要更加透明和公平，为此目的就需要在医学院和教学医院的财务资源与目标相匹配。

我们所提出的改革方案有望改变政府监管和融资等对医学教育具有强大影响力的外部因素，将其与医学教育的内生动力协调互动，而后者业已开始推动迫在眉睫的改革以实现卓越教育、课程模式创新以及教学方法改革等目标。住院医师培训项目和机构内的个人及团体，正在竭力抗衡医疗产业商业化的进展及其所带来的影响。下一个章节将探讨强大的统一领导力和创新的组织架构正在如何追求卓越，如何在医学教育的各个层面实现标准化和个性化，如何鼓励整合、培养探索精神与自我完善和身份认同的。

参考文献

[1] Commonwealth Fund, 2003.

［2］Committee on the Roles of Academic Health Centers in the 21ˢᵗ century, 2003.

［3］Ludmerer, 1999.

［4］Ludmerer, 1999.

［5］Committee on the Health Professions Education Summit, 2003.

［6］Liaison Committee on Medical Education, 2008, p. ii.

［7］Accreditation Council for Graduate Medical Education, 2007.

［8］United States Medical Licensing Examination, 2009.

［9］Hamdy et. al., 2006.

［10］Jeffe et. al., 2006.

［11］Davis & Ringsted, 2006.

［12］Weinberg, O'Sullivan, Boll & Nelson, 1994.

［13］Jones & Korn, 1997.

［14］Garg, Boero, Christiansen & Booher, 1991.

［15］Vinson & Paden, 1994.

［16］Boex et. al., 2000.

［17］Vinson, Paden & Devera-Sales, 1996.

［18］Hogan, Franzini & Boex, 2000.

［19］Association of American Medical Colleges, 2008.

［20］Knapp, 2002.

［21］Knapp, 2002.

［22］Anderson, Greenberg & Wynn, 2011.

［23］Anderson et. al., 2001.

［24］Pauwels & Oliveira, 2006.

［25］Kane et. al., 2005.

［26］Nasca et. al., 2001.

［27］Zeidel et. al., 2005.

［28］Department of Veterans Affairs, 2004.

［29］Mechanic, Coleman & Dobson, 1998.

［30］Anderson et. al., 2001.

［31］Gbadebo & Reinhardt, 2001.

［32］Bodenheimer, Berenson & Rudolf, 2007.

［33］Mallon, 2009.

［34］Nutter et. al., 2000.

［35］Sloan, Kaye, Allen, Magness & Wartman, 2005.

［36］Stites, Vansaghi, Pingleton, Cox & Paolo, 2005.

［37］Watson & Romrell, 1999.

［38］Jarrell, Mallot, Peartree & Calia, 2002.

［39］Watson & Romrell, 1999.

［40］Stites et. al., 2005.

［41］Ruedy, McDonald & MacDougall, 2003.

［42］Stites et. al., 2005.

［43］Mallon, 2009.

［44］Barzansky & Etzel, 2004.

［45］Watson & Romrell, 1999.

［46］Mayo Clinic, 2009.

［47］Elger, 2006.

第六章

组织变革中的领导力

正如外部因素对医学教育改革所产生的压力一样，内在因素也同样驱动了改革的进展，而后者中尤其值得一提的是医学教育领军人物的愿景和能量。这些从院长到教师的高效领导者们，过去数十年来正在从内部对医学教育进行从逐个课程设置到整体培训项目的内部改革。这些教育领域的领军人物们正在通过对于课程、见习医生制度和住院医师培训项目的大规模改革，或是推动单位内部全面的课程改革方案，改变着其医学院的文化氛围。尽管对机构文化进行根本性变革的难度令人望而却步甚至举步维艰，但我们的研究依然发现了很多充满激情的领导者们对教学培训项目进行根本性变革的案例，其改革加强了医学生和住院医师的培养与教育。

本章首先概述了医学教育的内部组织结构，然后详述了各层级领导者们如何实现体制改革。我们所列举的案例中，包括实地考察获得的真实案例以及对关于领导力和组织变革相关文献进行的研究。由于将研究重点放在领导力及其动态改变过程，我们并未提供案例中所涉机构和人员的名称。

组织结构

尽管各医学院之间的组织结构存在诸多差异，但仍然有诸多相似之处。他们均为大型组织机构，全职教师的平均人数在 1000 名左右，但师资队伍规模从 100 名到近 8000 名不等，此外还聘用了约三倍于教师数量的教辅人员。其在校生人数在 164～1381 人范围，同时还培养着三倍于这一人数的住院医师和专科进修生[1]。正如在第五章关于资金问题讨论中所建议的那样，教学医院涉及数百万乃至数十亿美元规模的资金。应当说明的是，鉴于教师队伍的规模是依据临床和科研机构的需求以及培养医学生和住院医师的需求共同决定，因此师资队伍的规模并不一定与医学院校教育阶段班级的规模相关。

以 2007 年为例，各医学院录取医学生的平均人数为 553 名（平均每班 138 名），但不同医学院之间的具体招生人数大相径庭。梅奥临床医学院总计录取 164 名（每班 41 名），而伊利诺伊大学医学院总计 1381 名（每班 345 名）[2]。近年来为了实现在全美范围内医学院扩招 30% 的目标，现有医学院正在扩大班级的规模，而且新的医学院正在加紧建设。

职责划分

医学院校教育属于医学院院长的管辖范围，尽管这一职责一般会下放给负责医学生教育的分管副院长或院长助理。在一些学校中，助理院长或副院长会负责管理招生、学生日常事务、课程事务以及管理一个主管医学教育的办公室。相比之下毕业后医学教育的管理结构则更为松散，由相应机构和科室共同承担。毕业后医学教育办公室的领导通常被称为"指定住培负责人"（通常是分管医学生继续教育的副院长），他们负责监管这一机构辖下的所有住院医师培训和专科进修生培训项目，并作为与毕业后医学教育认证委员会的联络人。此外，每个住院医师培养项目也都有自己的项目主管来负责科室内的项目管理及协调。

对于医学院校教育而言，实现集中统一管理所需要的领导力，既来自院长和分管副院长，也需要课程设置委员会及其各下属委员会发挥积极主动、高度负责的作用。推动医学教育创新的动力来源众多，其中包括院长、分管课程的副院长、全国性调研报告、评审机构的报告、师资队伍甚至普通学生。然而，对于课程整体设计、授课管理、教学课程评估和改进的监管，却是医学院的课程设置委员会的职责所在。虽然该委员会负责对教师队伍的监管及其教学工作的质量，尽管课程的整体管理始终是由院长所决定。

支持创新

尽管每个医学院都会设置一个课程委员会，而且有些委员会能够实现启发创新的愿景式领导，而有的则行使基本的管理职能，制定教育大纲并监督执行，但是很多委员会几乎形同虚设。凡是领导得力的机构均能统筹资源支持医学教育，而且具有慧眼独具的愿景和创新型教育项目。这些项目将是本章讨论的重点。

为了鼓励创造力和创新力，许多医学院会针对教育创新设立奖项并提供相关基金，希望能够以此促进教学和培训。这些基金通常会被用于与课程的重新设计、教学方法的改进、教学设施的强化或者教育学本身相关的研究。我们访问的几所医学院，都在有意识地消除医学院校教育和毕业后医学教育之间的差别，特别是将消除某些差别作为其创新形式。举例而言，院校教育和毕业后医学教育都采用电子化成绩评估系统和教师排名系统，有些还采用电子化资料档案。有些医学院正在开发可供医学院校教育、毕业后医学教育，甚至是医学继续教育共享的课程，以培养这些阶段所规定的能力。我们对于这些一体化改革措施均高度支持。

尽管我们在调研期间发现了成功变革的诸多要素，但是它们往往是因地制宜、无法普适的。而在那些可供推广的因素当中，以下 5 个对改革目前的医学教育是必不可少的：

1. 高效的领导者和高效的团队；
2. 重视创新、探索精神和持续追求卓越的机构文化氛围；
3. 可提升执行力、严明纪律和促进创新的组织结构；
4. 鼓励创新和追求卓越的教学资源和支持服务；
5. 能够提高教育和学习的科学水平的学术团体。

这些创新和改变是否能够成功的关键因素是本章关注的重点。

高效的领导者和高效的团队

医学教育项目的成功，必须具备高效的领导者、高效的团队，以及在管理人员、教师、教辅人员和学生间实现和谐关系。事实上，我们在所调研的所有医学院中都发现了杰出的领导层和充满活力的管理团队。他们的工作热情、交流沟通、合作互助、教育创新及追求卓越方面的努力都令人印象深刻。尽管很难将领导者的角色从组织文化和资源中独立解析出来，但我们仍然发现了领导者及其引领的合作关系，帮助其所在医学院实现了教育培训项目的升华。

我们在多个层面上都可以看到领导力的作用。例如，一些医学院的院长们在启动和领导整个课程改革中发挥了核心作用，而有的医学院则是副院长层级的领导者在教育方式转型中起到了显著促进作用。在院系层面，主任、实习医师主管及住院医师主管则大大提高了其教学培训的水平。但无论在何种层面之上，这些例证当中都有着这些领导者团结协作的努力，也正因此才使得他们成功提高医学教育质量，并在这一过程中取得显著成果。下面我们将通过一个实例加以说明：

当一位新校长受聘于某农业州的一所医学院后，就职时所面对的是一所小规模州立社区型医学院，主要使命是为本州培养家庭医生。尽管课程设计和教学设施业已陈旧，但他仍叹服于这所学校对教育的高度重视。这位充满热情、平易近人的校长，一到任就向人们明确有力地表达了他全新和振奋人心的态度：我们要通过创办新型教育项目使得这所大学成为医学教育界的领头羊。他发表了热情洋溢且充满感染力的演说，阐述了为医学生提供良好教育的重要性，并坚持以实现学校的教育使命为工作重点。他重组了一个全新的领导团队，并鼓励团队成员对课程进行了全面改革。他们将医学院最初两年的教学模式，从传统的基于学科分类的教学，改变成为一个基于病例的结构完整的教学体系。之后他从那些热衷教学改革的教师中抽调力量用于课程计划制定，并委派教师们前往那些改革成绩突出的医学院中去，了解和学习全国范围内正在发生的医学教育创新改革。他们通过对全国范围内不同课程改革方案的审视以及进行脱胎换骨的改革，共同设计了全新的课程方案并付诸实施。这一目标的最终实现包含了整个团队各个层面对目标持之以恒的追求，为之付出辛勤的努力及强有力的领导。

为实现这一目标，这位校长通过提供额外的资源和政策导向来推动整个过程，并通过公开演讲来反复宣传他的观点并强调教育改革的重要性。在了解到临床技能尽管非常重要但却未能在课程构成中得到足够重视这一问题之后，他设立了一个临床技能中心供医学生和住院医师共同使用。课程的全面掌控权收归校长统一管理，并招募了多名医学教育家来支持这项工作。在争取到医学生们对于上述革新措施的完全认可后，医学院提供了额外的技术培训并连续三年上调了学费。

新课程方案取得的连续成功，应主要归功于这位校长对于医学生教育坚定不移的使命感，师资队伍团结一心通力合作，以及对教育事业增加资源投入。

上面案例中这位校长所采取的措施，堪称成功领导者行为的典范：他们宣传自己的愿景并唤起人们对变革的期盼，吸引并重用人才，营造具有创造力的文化氛围，建立起一套确保人们遵规守纪的组织结构，举止诚信谦逊，展示实现使命的坚定决心，以及高效获得并充分利用资源[3, 4, 5]。

成功的领导者还会深入细致地审时度势，汲取创新设想。他们通过专注的聆听、广泛的阅读、对问题深入的挖掘、寻找契机、挑战主流方式和提升系统化的学习来实现这一目标。一个具有创造力的领导者在其他人对于未来充满悲观时看到获得进展的可能性，他们打破壁垒以获取行动的成功[6]。领导者应当具备向展示崭新愿景，并说服动员大家共同实现目标的能力，并且积极主动工作[7]。他们还应对危机具有敏感的嗅觉并且能够自律行事，制定计划、组织文化和组织结构。

在我们所访问的所有医学院和住院医师培训项目中，不乏以教育为目标的强有力的领导团队。这些团队中不仅有院长和主管教学的副院长，还有委员会主席、教师领导、后勤成员，甚至有时还包括医学中心的首席执行官。尽管不同的学校和培训项目各有不同的组织结构变革背景，但它们都有一个令人印象深刻的团队。团队成员无不充满热情并乐于奉献地团结工作，致力于实现一个共同的目标，即为医学生和住院医师们提供出类拔萃的教育体验，并培养出能够独当一面、宅心仁厚的临床医生们。

而有些领导团队的宗旨则是针对课程的一个环节（例如见习期教育）进行设计并实施创新。详见下述案例。

在对前两年的医学院校教育课程进行改革之后，这所医学院的领导核心将工作重心转向了改革临床见习医师培训环节。一位副院长曾经批评了学生们在临床见习期间遇到的落差感（指最初两年教育与临床见习之间缺乏衔接），以及现有的临床环境无法满足三年级学生作为见习医师的教育需求等问题。根据其提出的改革要求，设在一家社区医院的多位见习项目主管全面改革了第三年见习医师的培养方案，以期提升学生们的学习体验。在获得了来自院长和医院首席执行官的支持以后，这些充满热情、富有创造力的项目主管们，着手开创医学临床教育的全新局面，而改革的力度甚至会改变这家医院的文化氛围。

最初创办的策划团队能够体现所有利益相关方的诉求，团结协作完成任务，并极具创造力。领导者们推动他们之间进行开诚布公地沟通，并从文献中找到足以佐证初期课程理念的指导原则和证据。领导者们明确地反复阐述了对于临床教育的远见卓识与美好愿景。他们的工作规划有序，因而在问题出现时能够明确找到症结所在。他们建立起高效的领导组织结构，以便在发现和明确拦路虎类问题时能够通过团队合作做出改变。这样一系列措施的结果，就是学生们获得了以门诊为核心、以患者为中心、贯穿全年的纵向见习经历。

机构领导者们的首要任务是遴选英才和用人得当，正如本例中的副院长理解社区医院的领导团队将对成功的教学创新起到决定性作用。领导者们按照文献建议，首先着手组建合适的团队——"让合适的人上车"[8]。变革在本质上属于一项团体工作[9, 10, 11, 12, 13]。

我们还观察到，充满使命感、坚持不懈的领导力对实现核心课程改革不可或缺，尤其是在改革局面需要依据新流程和关系进行调整时。下面的案例将说明这一点。

这位充满热情的副院长，在漫长的职业生涯中曾致力于很多项教学方案的设计。很早以前，他就曾组建过一支充满活力的教育改革领导团队。这个团队在接下来的数十年进行了大量的教育创新，从课程改革到临床综合表现考试，从创立教育人士协会到设计项目制的管理模式。这支团队带来的热情充满了感染力，无论是团队管理员、教师还是教辅人员，都积极投身到培养未来医师的事业中。除此以外，团队成员还不断寻求从学生和住院医师中获得反馈，使得他们同样成为这项学制改进过程中重要而不可或缺的一部分。

这位副院长的其中一项改革就是项目制的预算方案，即一种可以通过将教学预算与其分配方式挂钩的拨款方式。尽管这一模式耗时数年时间才得出精细的数据收集标准和方法，并使师资队伍充分明白其为教学付出的精力并非"义务劳动"，但是项目制的预算方案业已在教育项目评估和师资队伍资质评估工作中发挥了至关重要的作用。

这所医学院取得的另一成就是建立了教师团体，不仅对其提供资金支持还为教师们设置了荣誉待遇。这个教师协会鼓励教师们进行教学方面的深造，并认可、鼓励、表彰他们在教学方面的贡献。负责项目评估和教师培训的办公室设立专门的基金，通过学生们是否获得进步，教师们在教学与见习培训中的表现是否出色，以及一个教育项目本身的概况等多种反馈信息来实现教育质量的持续提升。这样一个评审机制可以监控教学是否有进步，并成为课程不断改进的基础。

这位副院长孜孜不倦于其创新努力，并帮助教师们重视这些重新将为其自身所积累的价值。在项目起步阶段，当问题浮出水面、沮丧爬上心头时，这种执着尤为重要。当然，这位领导者坚忍不拔的精神和对于意见开放的态度使他能够推进并不断优化这所学校中的教育项目。

领导力的研究项目还指出，没有一套通用的人格特质能够适用于所有的环境、时间和机构[14, 15]。不同情况需要不同类型的领导者。这样"具体情况具体分析"的领导力理论表明，领导者特质与机构的需求和文化之间存在一个化学反应般的相互作用。比如，一个学校或者一个项目可能需要一位富有远见和灵感的领导者来开启转变，而同时又需要一个强硬的谈判家能够在面对财源萎缩时减少预算、精简项目。根据这一理论，形成有效领导的真正关键，是领导者个体与机构及其内部文化的恰当匹配。

如果某项创新涉及课程的重大变革，那么大量的政策改变就会随之而来。一个成功的领导者会建立起联盟以支持改变，并提高对改革的支持力度[16, 17, 18]。一家机构的领导者必须学会放权给一位支持改革并能够成功带领改革进行的教师领导者，才能使得改革获得认可并得以实施[19]。除此以外，对改革坚忍不拔的追求（即领导者的专业精神）对解决重大改革后不可避免的阵痛是十分必要的。改革与生俱来的特质是破坏性、不稳定性和所诱发的焦虑。尽管创新是必需的，但创新的过程和实施必然面临巨大的挑战。创新和改革的生命周期中，标志性事件往往具有可预测性，一般称为"J曲线（J curve）"[20]。例如，业绩不佳的组织可能会在启动变革进程后发现，在变革初期业绩继续下滑，直到创建了新的规范和具备了新的能力之后才出现改善。在此早期阶段无法预判所有可能出现的问题，而且问题所在往往出人意料。但是，随着管理各新项目的能力逐步提升，组织的业绩通常都会比改革措施实施之前有所改善。因此，对于创新举措的不满通常在改革初期最为刺耳。除非领导者们坚定教师们对新模式的信心，消除他们的恐慌和沮丧心情，否则改革创新势必举步维艰，最终归于失败。其原因并非由于改革的设计缺陷，而是由于领导者们未能在创新初期顶住阻力和消弭人们的焦虑情绪。

充满创造力、创新意识和持续
自我完善精神的文化

高效的领导力对于管理改革固然关键，但是机构的文化氛围也是同样重要，而且可能会在教育改革进程中起到助力或者阻力的作用。一家机构的文化包括共同的理念、价值观、语言、符号、仪式、规范、习惯、对未来的预期以及长期积累起来的共同智慧：即"我们是谁，我们在这里如何工作"。机构的文化可以促进而且反映在其业绩上。"实现优异业绩的关键是（人们的）精神状态，而不仅仅是找到合适的人选和建立恰当的组织架构"[21]。然而，机构文化不仅仅会影响其成员的行为，还能促进他们持续进行自我完善。"真正的专业精神不仅是知之，还需行之，不仅是执行，还要追求尽善尽美"[22]。

机构文化因医学院、医院以及院系而异。有些医学院高度尊崇其教育使命，而有的则吝于认可其价值。有的医学院是医学教育创新的摇篮，而有的则被过往桎梏所限。创新型医学院都具有合作解决问题和产生新鲜设想的习惯，重视和支持创新，并对于品质提升有着孜孜不倦的追求；简而言之，他们是一个科学精神的共同体。在我们走访的医学院和住院医师培养项目中，有一批此类医学院堪为创新型文化的范例，正如下例所述：

一家小型医学院的组织文化特别重视时时刻刻为每位患者提供最佳诊疗服务，而且持续改进诊疗服务始终与持续改进教学水平相结合。这家医学院的院长和主管员工事务的副院长通力合作，创建了一个对从事教学并发挥教学领导力作用的教师们提供支持的计划。他们携手建立了一套将资金支持和教师培训挂钩的方案，凡是希望从事教学的教师必须完成一系列的培训项目。培训过程内容丰富，其中包括十余个讲座，内容涵盖教育与学习方式、教学方法、评估方法、教学技术、学术技巧和领导力提升等。当教师们完成了一定数量的培训项目之后，随着教职投入的增加，其临床方面的业绩指标也会相应减少。教师们若要承担更大的教学领导角色，比如担任课程或见习项目主管，则必须进行额外培训以保证其胜任工作。该院还设立了一个面向临床教育家的基金，对通过教师同行评议评为优异的教育项目给予时间和资金支持。在分派教师职责、职业发展途径、教师晋升机会，以及师资培养机会之间建立紧密联系，可以起到示范作用，有助于创建全心全意服务于患者、服务于学生培养以及服务于教师发展的良好文化氛围。

医学院与其所在大学一样同属知识建构场所。在此背景下，他们创建起追求持续成长的文化氛围，心无旁骛地投身于知识的进步。当教师们熟谙日常教学工作后，就可以将精力投入到应对新的挑战，致力于攻克更加高端和前沿的课题。这种环境氛围促使人们进行探索精神，尝试更好地解决现有问题的其他方案，细化对问题的解释，以及探讨更多的可能性。在一个鼓励团结协作、多学科携手合作、热忱欢迎创新、跨界和跨背景自由对话，以及乐见改进和成长机遇的文化氛围中，这种对知识的探究能够收益倍增。实现人人各尽所能，意味着每个人都能不断成长和学习[23]。

由于文化还必须与医学专业的核心价值观水乳交融，所以任何组织变革都必须以医学专业精神为准，正如下例所述：

> 一家科研型医学中心的总裁曾对该中心在专业精神方面的文化氛围颇为不满。为此他携手多家医学院和该医学中心的师资队伍，推出了一项全面计划来改革这一文化氛围，重拾医疗行业的专业精神。这一计划植根于专业精神的基本原则，涵盖教师、教辅人员、医疗卫生专业人士、住院医师和学生等。而且大学社区的所有成员都被要求宣誓："以我的名誉保证，身为本大学社区成员，我宣誓将在各项学术和专业工作中，行正直之道、执济世之情，怀敬畏之心。"
>
> 该医学中心按照专业精神的标准权衡每一项政策和每一个培训项目。例如，基于任务编制预算法的败笔在于其既未体现利他精神也无激励人心之处，或者说其被摒弃的原因在于其有违专业精神的文化。而该医学中心推出的这个项目还对有违专业精神的行为进行处罚，通过患者和学员满意度调查结果进行监测，创建一个匿名举报网站，直接向涉事个人指出问题所在，而对于医学生则是通过学生荣誉委员会指出其问题。在员工层面，这个项目将医学中心的离职率从33%降到了14%，使其跃升为所在都市区的最佳工作单位。鉴于机构的文化氛围改变十分缓慢，因此这一转变必须要拥有始终如一、持之以恒的支持和领导力，方可全面突破，实现基业长青。

创建以创新和专业精神为核心的文化是个耗时费力的过程，

因为打造崭新的行为模式和工作流程需要经历时间考验，而面对阻力的同时维系这一文化氛围需要竭尽全力、持之以恒。正如以下章节所述，鼓励创新和创造力的策略包括设立教育创新基金、医学教师和教育学研究者之间的合作，以及对前景良好的创新设想进行试点等。

推崇行动力、纪律性和创新精神的组织结构

正如第五章关于财务和管理制度方面的讨论中所提到的，美国的科研型医学中心在规模和复杂程度方面堪称世界之最。其权力往往由多个环节掌握且相互间关系比较复杂，即便是医学院院长或医学中心首席执行官都无法大权独揽地进行改革。然而，尽管许多此类医学中心因议而不决造成行动迟缓，但是也有些业已建立起了以结果为导向的治理结构来推动改革和创新。如同本章前述，我们调研的许多医学院都围绕校长办公室实现了强有力的统一领导，并设立了多个致力于创新的改革促进委员会。但是在这种模式并未成为常态的医学院和毕业后医学教育项目中，我们发现创新仅为个别现象，缺乏整体支持和指引。此等孤岛化的创新无法普及或对改变组织文化做出较大贡献。唯一出路是与其所在组织架构相结合，而后者承担起监管教学项目、保证改革条件、维持纪律并促进创新的责任。

组织架构界定了一家机构的内外关系格局、发展方向、所承担责任以及参与各方的义务。正如一座建筑的框架一样，一家机构的组织架构即可提升亦可局限其所能实现的目标[24]。尽管组织能够通过人力资源专业化和分工而有效提高效率，但是它还必须创建所需的协调与调控机制来提高效率，方可通过部门间合作实

现组织的整体目标。

如果院长办公室实现了集中统一领导，即可在整合和引领教育项目的资源分配方面承担核心作用。不同的院系、研究中心、临床业务部门，按照教师们所掌握的专业知识和技能将其划分入规模更小的下级单位进行管理。但出于整合教学资源的目的，必须通过有效的网络化合作来管理这些细分单元。教师、组织单位或业务项目如果独立度过高，将会损坏内部的相互依存与合作。因此，许多医学院正在创立新的一体化架构，重新整合那些原本各自为政的组织单元。

我们在所调研的医学院中，发现了在其教学管理者（通常是主管教学、课程设置和毕业后医学教育的副院长）和教师、教辅人员以及学员之间普遍存在协同合作关系。他们组成的团队如同创新公司一样，在学院内外竭力搜寻有见地的新设想，在全院范围内分享信息，并对那些设想进行验证[25]。但是许多医学院依然沿用糟糕的组织结构，为此新任院长的第一要务往往就是对其进行重组，正如下例所述：

一位干劲十足、创意频出的教师被聘任为主管教学的副院长，而且被院长指定承担全院课程改革的重任，旨在为 21 世纪培养合格医生。她首先的举措是组建了一个由资深教师构成的新的指导委员会来监管整个改革过程。这些教师们批准了她的改革指导方案，并决定从零开始，重新创建以核心能力培养为目标的课程体系。这一全新方案的特色在于推出一个整合型多学科的课程，重点在于小组教学、自主学习和较高的灵活性。委员会成员们全力以赴地工作了九个月，才基于最初方案的大纲提出了自己的愿景并且取得了内部共识。这一愿景随后被公布给医学院的医学教师们并获得了同意。为此目的，院长宣布投入三百万美元用于推进计划的实施并支持开发必备基础条件，以便监管、评估新的课程方案。在接下来的一年中，这位副校长又组建了六个跨学科的课程模块团队，为改革后的课程设计具体内容。这项涵盖四年课程的改革蓝图，得到了医学院教授评议会的批准。六个课程模块团队的领导者直接负责某个具体课程模块或其中部分内容，并向这位副校长和课程委员会汇报。

为了实现这一改革，这位副校长还搭建了一个新的组织架构来落实和管理新的课程。课程委员会人员组成由主管教学的副校长指定并主管委员会工作，向教授评议会提交年度报告。委员会成员每两个月开一次会，但其实际工作由负责领导六个核心课程模块的六名教师组成的执行委员会承担，后者作为领导者的薪酬按照20%的时间投入计算。他们每月与这位副院长开两次会，评估当前的课程并且对课程质量改进工作进行管理。这位副院长与教师团队之间保持沟通发挥了重要作用，同时强化了后者对于课程的主人翁意识。

这种伙伴性质的组织架构改革确立了领导核心的支持服务定位，为确保教师们改革成功奠定了基础。在学术项目部下面设置了四个课程管理科，即课程科、评估审核科、信息技术科，以及一个标准化病人项目中心。这一新的架构整合了统一行政管理和支持功能，并且通过课程委员会调动了师资队伍参与课程改革的积极性。

统一行政管理在为教育培训项目整合资源方面扮演了重要的

结构性角色。我们到访过的很多医学院都创建了全新的架构，以整合历来各自为政的部门。但是，正如下例所述，对创新和政策的监管有时需要由不同部门负责：

> 主管医学教育的副院长和助理院长们发现，负责课程运作管理的各个教师委员会（如课程和见习委员会）缺乏探索新机遇或激励同事积极参与的能力。而原因就在于现有课程压力业已令其无暇他顾，而且唯恐其举措可能遭到同事们质疑。有鉴于此，分管教学的副院长组建了多个监管委员会，分别负责管理见习前教育和见习期监管，分工负责前瞻设计、政策制定以及相关奖惩措施。这些委员会的组成教师们熟悉各自所在领域存在的问题，但并不负责实际运营，因此对教学和机构的实际需求拥有更为全面的理解。这一新的组织架构提升了创新在政策层面的等级和具体操作层面的创造力。所遴选的各委员会主席均为理性思考者和行动型领导者。

我们在实地调研中发现，医学院和住院医师培养项目都对其教育创新进行了小规模试点，以在策略方面取得经验并且争取到对改革的认同。这样的策略相比直接全面推开改革通常风险更小，更容易获得认可。有的医学院采用一种高科技公司普遍采用的模式，即快速样板法（rapid prototyping）进行小规模试点。根据这一方法，创新团队主动开发前景良好的产品样板并尽快将其交付用户。由于创新产品所需时间的 80% 都用在产品开发最后 20% 的阶段，所以会在产品完成度仅有 80% 的阶段交付用户，由后者进行测试、发现问题并提出改进意见。制造商和终端用户之间建立的这种合作过程，比那种直接在厂家内部完成全部产品开发方式具有更高的效率。如果将这一模式移植到医学教育上，表示创新课程或教育项目无须在付诸实施之前100%达到教师们的期望值，而且可以将合格尺度设定为容许教师们在创新项目初期达到成功标准的80%。前提是鼓励和支持学员们与教师合作推进改革项目，以完善教学项目，而且相关教师不会因初期遇到挫折而受处分。

正如上述案例所述，高效的组织架构可以通过设定高标准、监控成效，以及在未达标时采取行动来保证严谨度。这就需要明确目标、严谨评估，而且教学研究要具备明晰的战略目标，行动计划具有高度创造性，进行持续监测而且拥有制度严明的领导。

助推创新和卓越的教育资源与支持服务

高品质的医学生和住院医师培养项目需要充足的资源和强有力的支持服务。例如，在我们访问过的医学院中，资助医学院校教育和毕业后医学教育的教育项目经费增长，均发生在课程改革期间以及归因于高效的领导团队。其中包括对以下方向增加经费支持：教师经费，由课程、科目、见习和实习项目主任支配的经费，教育科技，临床技能和模拟教学中心，新教学楼，医学教育家和教师培养项目，评估和评比项目，学生指引和导师服务，以及扩大医学教育办公室的规模。尽管上述项目均会将增加医学院基础预算，但亦能为医学院完成其教育使命做出重大贡献。

各医学教育办公室和训练有素的医学教育家们（理学博士和医学博士），是推动医学教育创新和进步的关键资产。55年来，医学教育业已发展成熟，而且大部分医学院都建立了多个医学教育办公室。这些办公室的主要任务就是与教育学研究者们合作，优化课程效果、教育学方法以及评估工作。如此大规模、战略性投入在高等教育界独树一帜。

医学界尤其有别于其他专业之处，在于其长期致力于实现研究人员与医学院和住院医师培养项目的整合，借此引导和提高教育水平。咨询亚专科专家的做法，在医学界可谓司空见惯。因此，寻求教育专家们的指导意见，以解决课程、教学和评估方面的问题从逻辑上符合医学界传统[26]。医学院聘请教育学研究人员在二十世纪五十年代尚属罕见，但迄今业已成为常规做法。2007年，医学教育研究领导者协会（一个由众多医学教育办公室组成的专科学会）列出了其在北美的64个成员单位，而这一做法在世界各国范围内也日渐流行[27]。

我们访问的多个医学院和住院医师培养项目都聘请了具有教育学博士学位的专业人士，为教师们在课程提升、教学方法设计、能力提升、项目评估评审及教育技术方面提供咨询。在医学院层面，这些教育专家们或是在校长办公室或是在独立的医学教育办公室中工作，由此形成了一种统一管理模式。以下案例颇具典型意义：

> 院长根据课程改革的需要，聘请了一位医学教育专家发挥通用型专家的作用，为教师们在考试、项目评价和能力提升方面提供全方位帮助。然而，伴随着课程改革不断进行，新的挑战不断产生，医学院聘请了更多的具有某一方面特长的教育专家，在诸如教学技能、研究设计和检测、课程开发和成绩评估等方面提供帮助。目前该院共聘请了4位持有博士学位的教育专业人士，与教师们共同协作以提高教学和学术项目的科学性。

医生的培养

　　这些教育专家们的主要职责，就是进行教师能力提升项目来提高其教学水平，原因在于直到不久前，医学院教师们在承担教学任务之前还鲜有提前接受培训做好准备的[28, 29, 30]。我们调研的医学院和培养项目均设有教师能力提升项目，一般形式为针对以下课题的主题研讨会，例如主持小组讨论会、创建和应用教育技术、撰写试卷、给予反馈、临床环境下教学、教学的程序性技巧以及课程开发工作。很多医学院业已将这种分段式的师资培养方式，升级为为期一年的教师学者培养计划。这些计划所创造的机会，可供教师们更深入地掌握学习理论、课程开发、教学技术、教育学研究、领导力以及组织结构改变等内容。这些培训计划通常会延续一到两年，需要参与者们每周或每月一次开会讨论，每次会议均重点讨论一个教育项目，包括如何创建一门新课程或进行教学研究。此类计划的目的是培养出一批教学领导者，帮助他们在其机构内扮演医学教育的核心领导角色[31, 32]。多个医学及健康科学教育的硕士及博士培养项目，正在服务于那些有志于不断提升其教育学知识和研究能力的教师们，而且有越来越多的临床医生参与其中。在此方面的另一个趋势，则是这些教学改进项目业已不再局限于教师的范围，开始面向医学生和住院医师们提供培训。在有些医学院，学生们会攻读医学教育选修课程，其间参与教学工作、开发医学院课程，并完成一个教学课题。而在毕业后医学教育层面，有许多项目在科室内或跨科室开展，培养住院医师的教学能力[33]。

　　正如前述，尽管医学教育研究的中心化模式业已成为主流，但是在学系层面还存在多种其他模式。例如，各学系可以聘请教育家来强化自身在医学生和住院医师教育方面的表现，即为一种高度去中心化的改革策略。我们走访的多家医学院就采用了这种去中心化的、基于学系的模式作为中心化模式的有益补充。家庭医学系和内科学系就有着聘用教育专业人士的悠久历史，因其长期以来一直受到联邦政府提供的加强基层医疗水平的基金支持。而最近，外科学系及妇产科学系业已开始跟上步伐，正如以下两个例子所述：

　　某外科学系聘用了一位充满热情、精力充沛的教育专家来提升医学生和住院医师的教学水平。这位教学研究者与外科学系教师们携手合作，研发用于见习期和住院医师阶段的非传统课程和评价系统，为学生和住院医师提供正规的实验室技巧培训，以及进行教师能力提升和教学研究课程。她与教师们团结合作，逐渐实现了系内教与学的成功转变。她还通过与该系主任紧密合作创建了一个智囊论坛（think-tank retreat），以测算新的教育模式对于住院医师教育的影响。这一论坛的成果之一，就是落实了新的住院医师轮转制度。地方层面的领导力，同样引领了全国范围内的外科学教育改革。
　　另一所大学中有一位医学教育家在外科学系工作，负责为课程开发、技术开发、项目评价以及教学研究提供支持。他通过与系主任紧密合作，协调构建了一个外科教育及绩效团队（Surgical Education and Performance Group）。这一小组由护理教育专家、协调能力培训员、技巧教练以及那些对于教育创新、教育学研究、实践行为研究及表现研究感兴趣的外科医生组成。由这个团队的成员所领导的研究和创新，旨在理解并解决影响外科手术培训项目的各类问题，并通过系统创新提高项目质量。他不仅自行开展研究项目，还支持团队其他成员进行数据收集、分析、概念性研究、数据解释和论文撰写。

正如上述两例所述，教育学的重大创新研究不仅可以出自院系层面，也可以出自医学院层面。每个例子都证明，聘用经过正规培训的医学教学家与其他教师通力合作，对成功至关重要。为了提供这些资源，美国医学研究所[34]推荐国会设立一个竞争性基金项目以支持医学教育创新，还有人要求国立卫生研究院设立专门用于研究健康专业教育的部门[35]。这些举措均将促进创新与创造文化在医学教育界的普及。

学术团体促进教与学的学术研究

对教学各环节进行深入研究，即可了解教与学的学术水平。这些环节包括设计课程和在教学中应用、与学生互动、评估、反馈和改进。而教学的计划、实施影响所及范围，主要是人们的心目中、教室里以及由临床教师组成的临床教学环境中，因此较少为局外人所了解。其难点在于能否创建一个由热心教学的学者们组成的学术团体，并让他们有机会以论坛形式探讨教与学各环节中的问题。此类又称"教学公社"（teaching commons）的论坛是一个真实或虚拟的空间，可供教师们对教与学领域百家争鸣[36]。这些学术场合或同趣社群，在本地层面由教育研究会、研讨会、工作进度汇报会、教育论坛、教学培训项目、医学教育办公室以及医学教育家学会等创建。而在全球范围内，则主要依托专业会议和线上合作办公环境。

尽管医学院如同整体高等教育一样重点关注实现优异教学，

但新的做法更倾向于确保教学的学术性。换言之，新方法强调借鉴他山之石，将其成败经验公之于众供他人从中汲取经验教训，并促进整个领域的进步。卡内基教育促进基金会长期活跃在教育科学一线，致力于提升教学的学术性[37]，并创建了多个学者社群以探讨教与学的各类课题[38]。基金会的具体做法是长期研究"学习质量、（学习）与目标的符合度，及其对学生们的智力、实践和道德方面的影响"[39]。

为了鼓励这种在教学过程认真的反思，哥拉斯科（Glassick）、胡博（Huber）和麦若夫（Maeroff）提出了六项评估标准，每项均以一个引导性问题的形式提出[40]：

1. 清晰的目的：目的和目标是否清晰恰当？

2. 充分的准备：学者本身是否对其所在领域足够了解并拥有足够的技巧以胜任这项工作？

3. 合适的方法：学者是否建立了一个合适的学习环境并且使用了恰当的教学方式？

4. 明显的效果：目的是否实现和是否对本领域有所改进？

5. 有效的展示：学者是否采用恰当且有效的组织架构，清晰完整地介绍其研究工作？

6. 反思性的批评：学者是否批判性地评价和改进自己的工作？

我们所调研的医学院校教育和毕业后医学教育项目，均采用了多种方式来促进此类学术研究并创建了一个教师社群。其中最常见的方式是利用课程委员会和课程改革工作来促进品质提升。许多医学院一般都会从自身的众多教师（主要是医学教师）中选拔一人，海量浏览医学教育文献以便给同事们提供讨论课程和教学方法所需的信息，而且由其主持关于教育研究和理论的讨论。

医生的培养

建立教学公社的另一机制是一个形式较新颖的组织，名为医学教育家研究会，建立研究会的运动在全美乃至全球方兴未艾、广受欢迎。这些研究会与教师发展计划的区别主要在于三个基本的核心结构特征：①拥有一个正规的全院性的组织结构，不仅独立于校长办公室或院系，而且由该组织成员负责领导；②拥有资助任务相关工作的专用资源；③研究会成员为符合资质的全职教育家，通过严格的同行评议流程遴选，主要标准为教学、教育方面的领导力以及教育学术性水平。

最早的研究会由威斯康星医学院于 1990 年创建[41]，目前全美范围内业已创建了 30 多家研究会，而且每年还在不断涌现[42]。这些研究会的宗旨具有诸多共同之处，均致力于促进和支持教师们提升水平、实施教师发展项目、促进课程改革，而且倡导本大学的教育使命。其中一个研究会的起源详见下例：

数十年来，研究型医学院一向出于善意地忽视了其教育使命。教师们进行孤岛式教学，并不期许其教学工作对大学有任何重要价值和贡献，而教学工作也不能为他们的学术生涯带来任何助益。鉴于教师们意识到从事研究工作方可进步，因而流行的说法是"教学风险，个人承担"。今天，这一文化之所以出现重大转变，部分原因要归功于对教学实现了强有力的领导、课程改革、医学教育办公室的创建，以及医学教育家研究会（Academy of Medical Educators）的设立。其中后两者通过创新基金资助、研究会日活动、教育学术项目、教师发展计划以及对于教育重视程度的提升，促进理论教育创新和学术水平提升。教师们可以在加入教育家研究会的申请审批程序中，通过获得教育家资质（educator's portfolio）来证实其在教育方面对大学所做贡献。这一申请流程以及获准加入研究会，成了会员们进步和晋升的加速器。研究会成为公开表彰最佳教师的平台，并且创建了一个"知识公社"（intellectual commons）以分享关于教学和服务是由教师的组织结构方面的创意。研究会还成了医学院是否重视教学、教育创新和教育学术化领域的标志。教师们教学积极性明显提高恰好印证了这种校园文化转变。

为了进一步推进地方层面关于教与学的讨论，各地正在创建新的论坛以鼓励学生和教师们合作改进课程。在论坛上，学生们可以分享其对于科目、课程、教材、练习题及教学方法的观点，而且与教师们合作来改进课程。有些医学院还招募学生与教师合作起改进课程和制定教学大纲、自学教材、小测验、考试题、课程评估，以及其他有助于学习的主要工作，从而加速创新和课程改革的进程。

学术性教学需要筑基于前人贡献和最佳实践之上，而且教学的学术性要求将教师的工作公之于众并交由同行评审以便普及。在全美层面，这一进程正在通过一个隶属于美国医学院协会的网站 MedEdPortal 合作（http://www.aamc.org/mededportal）得以落实。网站中提供的同行评审的教材和医学教育项目知识库，可供医学教师分享其最佳实践成果、提交同行评审，而且被其他人所采用或调整以适应各自场景。这一网站中还为其他教育界人士提供了可供"照搬"的成熟课程。另一个全美层面的共享教育目标的知识库是健康教育资源图书馆（Health Education Assets Library, http://healcentral.org），其中重点是个性化目标或资源的数据库，提供例如图片、动画片、视频剪辑或插画等可以被教师们整合入新的教育产品中的资源。这些经过同行评审的知识库为传播和学术化教育产品提供了有效的机制。

专业组织同样在大力推进这种类型的学术化进程。美国医学院协会和美国教育研究协会（American Educational Research Association）都是提供共享医学教育研究结果和最佳实践结果的平台。医学专科社团还创建了教学相关的组织架构，并为此举办全国性会议。这些组织包括但不限于外科教师学会、家庭医生科教师学会、儿科见习项目主管协会，以及医学生精神病学教育项目主管协会，不一而足。这些专业团体以学术性社群的形式运作，帮助那些热衷教育工作的人们有条件探讨医学教育面对的关键性挑战，并分享其研究结果。

医学教育的学术化也得到了一些期刊的支持，其中包括《学院医学》（*Academic Medicine*）《健康科学教育前沿》（*Advances in Health Science Education*）《医学教育》（*Medical Education*）《医学教师》（*Medical Teachers*）《医学的教与学》（*Teaching and Learning in Medicine*）《健康专业评估》（*Evaluation in the Health Professions*）等。除此之外，多份医学专科杂志还发行了主题专刊和教育学增刊。

也许最重要的一点是，领导教学项目的教师们现在可以按照指南的指引，记录其对学术推广所做的教学贡献[43]。这份指南可以全方位实现教育工作学术化，而且可以加强教与学各环节的学术性，其中包括教学本身、课程开发、咨询和指导、教育领导和管理以及学员评估[44]。

专业教育的学术化路径，正如医学教育者研究会、医学教育办公室、专业会议和组织、学术期刊等所展现的那样，在整个高等教育尤其是各专业的教育领域中独树一帜，为教育改革贡献了重要的资源。

引领变革：未来之路

无论医学教育面临何等资源受限困局以及何等复杂性，正如第五章所述，我们发现足迹所至的各医学院和住院医师培养项目均已启动改革。高效、积极主动的领导者们与高效的领导团队正在合作改革课程，创建用于探索精神和自我完善精神的文化氛围，重塑组织架构以提高行动力和建章立制。合作伙伴们为教育和支持服务提供的资源，正在为创新和提升教学学术水平提供源源活水。正如本章中案例所阐明，医学教育完全可以进行重大改革，而且这些确凿证据证明了以下几章中所建议改革重组的可行性。然而，未来的工作任重道远，而改革的成败取决于在培养项目和政策层面采取何等举措来支持个人、机构乃至整个医学教育系统。此外还取决于从个别项目到全国性组织等各个层面的领导力。在末尾两章中，我们将为采取何等举措提供建议。

参考文献

［1］Association of American Medical Colleges, 2008.

［2］Association of American Medical Colleges, 2008.

［3］Kouzes & Posner, 1995.

［4］Kotter, 1996.

［5］Collins, 2001, 2005.

［6］Bereiter & Scardamalia, 1993.

［7］Collins, 2005.

［8］Collins, 2001, 2005.

［9］Kouzes & Posner, 1995.

［10］Kotter, 1996.

［11］Wright et. al., 2000.

［12］Gardner, 2007.

［13］Loeser, O'Sullivan & Irby, 2007.

［14］Fiedler, 1967.

［15］Vroom & Yetton, 1973.

［16］Kotter, 1996.

［17］Bolman & Deal, 2003.

［18］Loeser et. al., 2007.

［19］Loeser et. al., 2007.

［20］Jellison, 2006.

［21］Bolman & Deal, 2003, p. 262.

［22］Batalden & Davidoff, 2007, p.1059.

［23］Bereiter & Scardamalia, 1993.

［24］Bolman & Deal, 2003.

［25］Hargadon & Sutton, 2000.

［26］Miller, 1980.

［27］Davis, Karunathilake & Harden, 2005.

［28］Steinert, Cruess & Snell, 2005.

［29］Steinert et. al., 2006.

［30］Wilkerson & Irby, 1998.

［31］Searle, Hatem, Perkowski & Wilkerson, 2006;.

［32］Searle, Thompson & Perkowski, 2006.

［33］Wamsley, Julian & Wipf, 2004.

［34］Health Professions Education Summit, 2003.

［35］Wartman, 2004.

［36］Huber & Hutchings, 2005.

［37］Boyer, 1990.

［38］Glassick, Huber & Maeroff, 1997.

［39］Shulman, 2005a, p.Ⅵ.

［40］Glassick, Huber & Maeroff, 1997, p. 36, Exhibit 2.1.

［41］Simpson et. al., 2000.

［42］Dewey, Friedland, Richards, Lamki & Kirkland, 2005.

［43］Simpson et., 2007.

［44］Simpson et., 2007.

第四篇

·

面对明日挑战　预见可行性

第七章

实现愿景——医学教育改革

　　美国的医学教育系统在医学院校教育和毕业后医学教育阶段可谓既有优势亦有短板。我们相信，通过加强我们业已在实地调查中亲眼所见的革新力、创造力以及对卓越的追求，美国的医学院校和住院医师项目能够实现医学生和住院医师教育环节迫切需要的改革。但要最终实现这一目标，势必需要进行程序和政策层面的改革，为此我们将在第八章中讨论足以支持卓越和促进变革的政策改革。本书的导论和第一章中已经详述了医学教育有待实现的一组目标，而本章所介绍的就是医学教育如何采用新的程序化方式，实现这些目标。这些目标包括学习效果标准化和学习过程个性化，整合知识与临床经验、角色、责任，培养探索精神和自我完善的行为习惯，并目标明确地完成专业素质培养。医学教育如何借助新的系统化措施达到这些目标？这些都将在本章中进行详细描述。本章起始部分将首先阐述这些目标的基本原则和实现策略，然后将利用实例具体解释这些概念，阐述如何运用高效的教育方法，实现从医学院到完成住院医师培训阶段的四大目的。

核心教育目的

我们通过研究美国医学教育的优势与短板，同时综合了学习科学的各项成果，提出了一套课程设置、教学方法和教学评估的普适原则。这些原则广泛适用于各类教学对象或学员水平，具体说明如下：

◎ 在课程内容方面，教育者们必须进一步明确区分核心内容和其他内容[1, 2]。鉴于临床实践所必需的医学知识技能在不断变化，因此要尽量少用五年或十年前出版的教材。

◎ 处于不同水平的学员在掌握与胜任其级别所需的技能后，就不应被迫花时间重复这些临床活动，做无用功。医学教育必须更多地运用就绪评估方法，并且让课程具备充分的灵活性，可供不同学员自行选择学习难度。减少非核心课程的比重可为医学生和住院医师腾出更多的时间，钻研其兴趣领域以及尝试临床医生的非临床角色。

◎ 教学方法的每个层次都必须符合胜任力是最低标准的理念；这一标准是心存高远的临床医生们在核心课程方面必须达到的能力水平[3]。必须将追求卓越的远大理想传递给学生们并且反复熏陶。为此目的，我们认为医学院校和住院医师项目必须鼓励学生和住院医师养成终身追求卓越的理念，给他们灌输在4~6年正规培养期之后还必须继续学习的认知，并让他们做好及时掌握当代医学的前沿知识和技能创新的准备。

◎ 医学教育的基本教学方法旨在培养学习者们自主学习的积极性和技能，而促使他们自学的动力源自其自身的临床经验、关于其诊疗工作效果的信息，以及临床环境下和同行交流的成果[4]。鉴于这种"螺旋式学习模式"在现有知识、临床经验、发现后续问题以及正式研究之间架起了桥梁，因此将其传授给医学生和住院医师们，作为元认知监控（metacognitive monitoring）其自身学习方法的基础[5]。学生们应尽其所能地借助于临床工作中产生的问题，学习掌握包括医学基础理科课程在内的教学资料，这一点对于住院医师和低年级医学生同样重要。

◎ 医学生和住院医师在其整个医学教育过程中，都需要与教师们保持良好而稳固的关系，而后者则应提供挑战、支持和良好的榜样作用，以及个别指导的机会[6, 7]。

◎ 医学院校教育和毕业后教育两个阶段的医学教育，都必须通过评估来保证学生们符合核心课程中预定的在知识和成绩方面的能力标准。应在学习全过程中采用一套通用的能力考核体系，并且依据学习者的学习进度设定达标尺度。这种评估方法已有成功案例可供医学教育借鉴[8]。这种全美通用的尺度可帮助各医学院、住院医师以及学生们认识到，培训项目之间在入门学员能力方面的差别，以及如何依据其毕业生的成绩判断该项目的教学水平。

◎ 评估尺度只有超越学生和住院医师的知识和能力上限，才能让学生们认清自身差距和找到今后学习的方向，因为认清自身差距才是终身学习的驱动力[9, 10]。为了防止学生们对知识和技能的掌握缺乏连续性，并且加强其对医学现象的综合全面理解，对各方面能力的评估应当具有整体性和累积性。

◎ 追求卓越是医学专业精神的标志之一，甚至被有些人视为唯一标志[11]。因此，技术专长也同样属于一种追求而非特质。这一概念奠定我们的医学教育观的基础，进而交织融合了标准化和个性化、整体化、创新与自我完善以及身份认同感等多个培养目的。医生的身份认同感涵盖多个维度，其中一个方面的目标包括：通过标准化保证教学质量；通过个性化的教育过程，来确保人性化地对待学生，尊重其兴趣、能力与经验，从而促使他们获取更高的成就；希望临床医生在社会中扮演重要角色的期望值（即便是在培训期间），坚持要求其参与所在专业的建设。虽然我们为了凸显其中每一项目标，探讨了在教学设计中应注重个性化、整体化、探索精神和习惯培养，但在教育阶段所做的每一次选择，都会对医学生和住院医师的专业素质培养工作产生影响。有关培训项目必须充分考虑学生的体验，并且随时留意课程、教学法及评估过程可能传递出的明示和暗示信息，否则就可能偏离甚或破坏有关项目在专业素质培养方面的预期目标。

如何实现上述原则？我们对医学教育所提出的愿景，是基于对医学教育和学习科学的研究而且因所目睹的各项教育创新有感而发，其目的在于启迪和促进卓越教育的萌芽，从而化为卓越的患者诊疗水平。据此，我们对医学教育的系统性改革提出如下建议：

1. 学习效果标准化、学习过程个性化

◎ 明确每个阶段学习的目标，定期评估学生的能力。

◎ 为学习者建立"医学院校教育——毕业后教育——继续教育"一体化的通用能力培养体系，并设立恰当的培养基准。

◎ 允许学习者采用灵活多变的学习方法，在同一阶段内和不同阶段之间鼓励个性化学习过程；在完成核心课程基础上，为学习者提供从事感兴趣领域的机会。

2. 整合正规知识与临床经验、角色和责任

◎ 紧密结合正规知识和临床经验，包括提供早期接触临床以及后期复习科学知识的机会。

◎ 多角度解析疾病和临床情景。

◎ 提供了解临床医生的不同角色和责任的条件。

◎ 提升和其他健康从业人员合作的能力，能在复杂的医疗系统中为患者提供高效诊疗服务。

3. 培养探索精神和自我完善的行为习惯

◎ 同等重视培养常规性专长和适用性专长。

◎ 鼓励学生参与高难度工作以及知识建构工作。

4. 高度重视专业身份认同感的培养

◎ 提供与专业发展相关的伦理指导、反馈与反思机会。

◎ 支持师生建立有助于实现医疗行业的最高价值的关系。

◎ 鼓励探索作为医生的公民角色。

◎ 创建致力于追求卓越和持续自我完善的共同学习与实践的环境。

系统性教学方法：十一种选项

在实际操作中，以上设想应当如何实现呢？为了激发医学教育领导者的创新性思维，表 7.1 中提供了 11 种系统性教学方法：其中 4 种适合低年级医学生、2 种适合高年级医学生、2 种适合低年资住院医师，还有 3 种适合高年资住院医师。我们在制定这些方法时发现，尽管医学院校或住院医师培训项目有可能根据自身历史、使命或当前处境，从四个目标中的一个或者两个开始着手自我完善工作，但这四个目标是同等重要的。我们之所以在多数情况下为每种方法仅设定一个目标，唯一目的就是凸显课程、教学方法和评估方法必须携手合作方可实现目标。

鉴于院校和培训项目的目标不仅限于单门课程、见习培训和住院医师项目上，而是要争取在整个机构范围内实现上述目标，我们利用简要说明和一些典型假设学员案例来诠释这些方法。希望这些例子能起到抛砖引玉的作用，启发读者产生更多灵感。

其中一些教学方法可能很难在目前在临床环境中应用于医学教育。但是如果缺乏新思维的推动，教育体制就会如同上个 100 年一样，临床教育因缺乏改革动力而停滞不前，与此同时在医学科学和临床医疗行业业已出现大规模的颠覆性变革，而且人们在学习方式认知领域业已取得重大进步[12]。我们希望这些代表医学教育发展方向的案例能够振聋发聩，成为推动医学教育尽快进行改革的催化剂。

表 7.1　11 种系统性教学方法

教学方法	教学目标			
	标准化和个性化	整体性	创新与进步	身份认同感
低年级医学生				
核心和深度	√			
临床驱动型累积学习		√		
探索性和领域建设			√	
加入道德共同体				√
高年级医学生				
提升专业使命感	√		√	
环境和观点		√		
低年资住院医师				
问题重塑	√			
不确定性、信心和责任感				√
高年资住院医师				
临床医生的影响力		√		
每日创新与重大进步			√	
担起追求卓越的责任				√

低年级医学院校教育

安娜·谢菲尔德（Anna Sheffield）是她所在州公立医学院的一名一年级学生。23 岁时，她从人类学专业本科毕业，开始参加和平工作队志愿者工作并第一次考虑成为一名医生。然而，她在从几内亚比绍归国不久就结婚了，随之怀上了第一胎。在完成本科后医学预科期间，她怀上了第二胎。她高兴地发现，她所在的公立大学医学院可以提供诸多至关重要的福利待遇，虽然费用不如预期低廉。但最重要的在于对学生背景和兴趣多样性的重视。

课程的前三个月时间全部用于"拉平"学生们下一步学习的水平差距，然后才会开始一段高度整合的通用核心课程。入门项目的设置相对个性化——"医学的艺术与科学"——让学生有机会修读自然科学（必修）和社会、行为科学和医学人文（选修）课程。安娜凭借其社会科学的强大专业背景和经验参加了生物化学课程，并用一个学期时间和同学们讨论医学相关领域重要进展的研究论文。当通用核心课程"健康的基石、疾病和医疗"在第一年一月开课时，安娜业已做好准备应对那些基于药理学等自然科学的课程。冬季学期开始时，这位第一年医学生诵读了一系列医学誓言，并在撰写一篇名为《我们的从医理想》（*Our Ideals physicians*）共同声明的准备过程中探索了职业责任的维度。安娜确信，她对自然科学的探索、她的同学们对社会科学与患者叙事的探索让这次合作过程更简单、文章内容更深远。

因为安娜肩负着繁重的家务工作，而且既不希望让孩子们缺失母爱，也不希望错过体验为人母的喜悦和烦琐劳作，所以其所在医学院课程的灵活性就非常有吸引力。表现良好的学生可以在三年或五年时间内完成学业，依然按照四年制收取学费。在面试中，安娜结识了因各种原因受益于这种灵活性的学生。他们都说，学院协助促成了能够符合他们需求的最好安排，住院医师和教研组也对非临床活动给予支持。

最后，安娜欣喜地发现和申请了一个该医学院举办的全球卫生项目。她之前以为自己身为一个临床医生和母亲，不得不将对于国际医疗的兴趣放在一边。然而她在"医学的艺术与科学"（The Art and Science of Medicine）这门课程学习中参加了一个项目，其中的医学生、住院医师和教研组成员纷纷介绍了自己在国际医疗中的工作。她遇到了两个住院医师——两人都是年轻的父母，并都是住院医师阶段在国外工作。他们也肯定地告诉安娜：她可以继续在国际医疗领域进行深造，而且能够获得医学院的支持。备受鼓舞的安娜参加了国际医疗兴趣小组，并且选修了春季学期中关于发展中国家健康医疗的课程。

她期待着在高年级时医学院将会提供的工作机会——作为一名国际医疗小组成员参加海外项目。看到准同行们能够成功地为国际医疗做出贡献，安娜对于她在医学院校和住院医师阶段继续保持这种兴趣颇有信心。

医学院的第一阶段学习应当帮助医学生们培养起能受用终生的工作学习模式，以便将临床工作和持续学习相结合。具体来说，这一阶段必须向学生传授可证实"螺旋式学习进阶"的辩证关系。在这个螺旋模式中，现有临床经验以先前知识为框架，激励学习者去深入研究并进行正式学习，最终实现概念和技能上的进步；之后这一循环会在更高层级重复[13]。此外，医学院的初级阶段让医学生得以接触众多临床医生，并通过社会学习和协同工作掌握各项技能[14]。这一阶段的教育应当帮助医学生建立基础知识储备，可供其逐步积累更多的知识。医学生们同时还应掌握初级临床技能，借此提高其置身于临床环境中的教育效率，并尽可能贴近临床真实情景[15]。最后，医学院的早期教育为培养临床医生的身份认同感做好了准备，而其基础则是医学生们将在未来学医生涯中所需的服务热忱以及其他高尚的情操。

核心和深度。医学院教育的初级阶段无须采用"一刀切"模式。为了说明注重个性化和标准化原则的医学院校如何运转，我们将以"核心和深度"来介绍医学院的第一阶段学习。这个方法认为，医学生在学习伊始的知识背景多种多样，比自然科学和人文科学的博士生入学时要明显得多。而人文或者社会科学背景的医学生们往往对医学教育中的"硬科学"视为畏途，尤其是生物化学、分子生物学、药理学等；而自然科学背景的医学生们，则可能不理解人文科学和像人类学之类的学科如何能对医生工作做出贡献。虽然班级里学生背景多样化可以促进观点的多样性，但常见的一大麻烦就在于授课水平只能迁就水平较低的学生，故而对理科背景强的学生们不会构成挑战。行为和社会科学的课程同样可能掺水，并被过分简化以迎合对这些领域不熟悉的学生们。人文科学和叙事医学或是不属于教学范围内，或是仅作为选修课。

为解决由此带来的诸多挑战，参与我们所设计的培训计划的学生们必须精通自然科学、社会学和行为科学以及人文科学等领域，方可攻读医学公共课（学习结果标准化）。为此目的，我们建议让医学院教育从一门综合性课程开始，例如前述的安娜所参加的"医学的艺术与科学"课程。这一课程包括四个部分：①分子生物学和遗传学方面进展；②医学社会科学基础（人类学、心理学和社会学）；③生物统计学和流行病学介绍；④医学人文科学。

学生们必须在以上四部分中，选修其在本科阶段最为薄弱或是在分班考试时成绩最差的两个部分。在医学院学习的第一年，医学生的主要精力用于攻读"医学的艺术与科学"，辅以部分早期接触临床工作。

早期接触患者让医学生们得以用小组形式共同工作，而非采用"医学的艺术与科学"课程的授课式方法，而且在接触患者的入门阶段还同时展开全部四个内容领域的正规教学内容。在医学院学习的第二年，医学生开始攻读主要为公共课的"健康、疾病及医疗基础"课程，而同时继续攻读"医学的艺术与科学"的部分内容。这种教学方式可以让那些拥有理科背景的医学生们对文学产生兴趣，因其与医生角色以及苦难本体等问题直接相关。目前业已有多所医学院尝试通过让医学生们鉴赏艺术品来培养其观察能力，这种经验也可被此计划所借鉴。而拥有艺术史本科学位并在经过修读达到医学预科标准的学生，将会修读高级分子生物学和生物统计学等课程。在将学生们之间差距进行此类个性化"拉平"之后，可以让他们在攻读"健康和疾病"这一公共课中所有四大领域的课程时更为从容和自信。

尽管最适合"医学的艺术与科学"课程中内容的教学模式可因专业而异，但是其主流模式仍是小组讨论。另外，个人和小组形式的在线学习可以让学生们按照自己熟悉的节奏探索陌生课题和领域。医学生们（可能是同学或学长）可以作为彼此的同伴和老师。例如，一位拥有艺术史本科学位的学生可以为"观察的艺术"这一博物馆课程的小组长或讲解员，而另一位在本科阶段研习生物学的同学，则能在研讨课"生命科学的前沿课题"中，帮助那些人文背景的医学生。

采用"核心和深度"教学法的医学院校将采用评估方法对此计划提供多方面支持。例如，分班考试会对那些在四个领域之一有过先前体验且成绩优异的学生给予优先考虑，还可筛查学生们对"医学的艺术与科学"课程不同单元的掌握情况。如此运用评估方法既可满足个性化教学需求，又能证实学生们是否全都具备了攻读"健康与疾病"这一公共课程，而且还能在课程结束时，验证其是否如学习效果标准化这一教学目标所规定的那样掌握了本课程内容。

为实现学习效果标准化和学习过程个性化这两大目标，医学院校课程也应该支持灵活安排学习进度，以便学生承担家庭责任或探索非临床兴趣。正如安娜的经历所证明的，对灵活安排进度最为有效的支持，就是允许学业成绩良好的学生在学费不变的条件下，用 3～5 年时间完成医学院学业。

临床驱动型累积学习模式。医学院教育的低年级阶段应该充分、全面地体现"整合"这一理念的全部内涵，而"临床驱动型累积学习模式"的主要特点就在于正规知识和临床经验的充分整合[16]。从医学生们初入医学院校伊始，就应组织安排其接触临床，以实现精心规划、层次有序的一系列学习目标，而学生们正是通过这些排列有序的体验展开自己的学习。该方法的基本目标是让医学生们养成习惯，以临床体验为动力研读作为医疗实践基石的各个学科领域：基础理科内容、社会和行为科学、临床知识和技能、政策和医疗体系。虽然也有一些正规的面授式课程，但其内容必须始终与医学生们有待解决的临床问题相结合。这种做法可以促使他们投入更多时间深入社区医生诊室了解门诊医疗工作如何运转，并且练习自己的查体技能；他们也会在学到肺部疾病课程时参加胸科门诊举办的研讨会，并在学到肺部生理课程时参观重症监护病房，观察使用机械通气的患者。各种可能导致腹痛的疾病的教学会被安排在相应的各类临床环境中，例如妇产科诊室、儿科诊室、手术室和急诊科等。尽管无法让每个学生接触到所有的临床场景，但是通过学生们借助小组学习方式相互分享，反而让大家均可获得充分的临床体验。

在采用临床驱动型累积学习方法时，教学的初始目标就是让学生们知晓自己业已掌握的东西，一开始就让他们掌握优化学习效果必备的"螺旋式学习"等概念和元认知技能[17，18]。在临床工作环境中遇到的一个不利之处在于：尽管学生们能够逐步熟悉临床操作，但却对其所学的知识缺乏深层次原理的理解。为避免这种现象，导师应当重视如何帮助学生们运用所取得的临床经验，在锻炼技能的同时设法加强对概念的理解[19，20]。酌情使用有助于解构临床经验的模拟或其他方法，可以加强学生们对于核心性质的技能或概念的关注[21]。很多医学院校已经开始用模拟方法教授休克病理生理中的重要概念，这一做法就完全符合重视整体性的原则。

为了实现提高整体性的目标，评估就要避免割裂教材之间的关联性和按学科与技能分别评估。比如，某个客观结构化临床考试站点所设置的患者脾脏可触及；而此测试题可以（让考官）直接观察到学生能否与心情焦虑的患者建立友好关系，以及能否系统性、针对性地进行腹部查体。尽管最为熟练的学生可能会发现患者的脾脏增大，但发现脾肿大并非考核的要点。所有参加考试的学生都获知患者的腹部查体发现脾大，实验室检查发现贫血、白细胞显著增多和血小板中度增多；而学生们需要做出自己的鉴别诊断，并就所做诊断的分子遗传学机理进行讨论。通过这种方式，仅须设置一个客观结构化临床考试站点就可以整合性评估考察学生的人际沟通能力、查体技能、问题模式化能力以及基础科学知识。采用临床驱动型累积学习方法，就会让学生们主动承担起对此前课业学而时习之的责任。因此一个涵盖癌症、癌症的分子机制和临床表现的专题模块中，就可能会运用上腔静脉综合征的案例来考查学生对血管解剖的理解以及对肺癌流行病学的知识。这种方法可以保证对课程和学生逐步提高的程度进行高度整体性、累积性的评估。

低年级医学生们也需要体验其他同样重要的整合形式。对医疗工作者而言，如何通过共同协作从而达到满意的患者治疗效果，可能在我们的医疗系统中是最为重要的问题[22]。时下的医学教育无法让学生们做好充分的准备在整合性医疗团队中与其他成员有效合作，并对团队中各个成员的角色和责任有充分的理解。课程设置必须定期安排医学生们与其未来的工作同事（其他低年级医疗专业学生、护理学院学生、药剂师和理疗师等）在团队中合作解决问题，并对各个团队分别打分。

探索精神和学科建设。低年级医学教育遇到的一大难点，就是如何让他们认识到医学知识的动态性以及医学"真相"的临时性。学生们在开始学医时对医学知识的庞大体系敬畏有加，而且时常会盲目相信他们所学的是经过历史验证的真理[23]。即使意识到现有的认知是不完全的，他们也会认为医学知识处于连续性和线性进步中，年复一年地接近真理。医学生们的这种观点和理科博士研究生们形成鲜明对比，后者以建设学科的初心开始自己的博士研究生历程，证伪无用的模型并且推出更有帮助的模型。他们的贡献可以是为现有的学科渐进式添砖加瓦，而最佳贡献则是颠覆现有格局的远见卓识[24]。此类精神追求也值得医学界在医学生培养中效仿。

在课程设置中让新入学的医学生们也参与探索精神与自我完善工作，就是明确告知一年级医学生们，临床医生也要承担拓展新理念和方法的责任。重要的是，要让他们认识到，即便生命科学研究意义重大，但医学领域建设并非局限于传统意义上的生命科学研究。学生们需要认识到，提高患者福祉和增进公共健康的方式是多种多样的；所有为提高我们的认识水平和效率所付出的努力都是宝贵的。"探索精神和领域建设"课程的第二个特征即其开放性结构。与课时安排紧凑、主要精力投入授导式教学的课程不同之处在于，学生的一周时间要面对的是各类问题，并且支持他们独立或合作探究与找到解决方案[25]。虽然教师（及部分学生）可能将此课程设计贬为效率低下，但其反对意见唯有在教学的唯一目标是对现有知识进行单向传输时才能够成立。教学工作不同层次的大量实践经验证明，为了培养学生们这一领域的高度动态性并参与学科建设工作，学生们需要获得参与相关学科工作的机会，即使他们是在重新发现传承已久的知识和概念[26]。课程的重心随着学生们能力水平不断提高，逐步从预定的、按照问题导向型课程进行设计以保证学生们掌握关键的领域和概念，转向一种更为自然主义的手段，让学生们根据自身的临床经验构建问题框架。

"探索精神和学科建设"的教学设计需要合适的教学方法。教师应当鼓励学生们对所传授的真相抱持探究和怀疑态度，即便所谓真相系由教师们亲口传授[27]。教学方法支持同步培养常规和适应性的专长。而所谓常规专长系指对常见情况熟练、准确和有效地应对；无论这些情况是可能常见或相对少见、高风险或低风险，但是均具有比较标准的特征，可以采用预定的医学干预措施应对。

适应性专长则与之相反，需要的特质是打破常规[28, 29, 30]。适应性专长首先需要的是发现常规手段无法解决的异常情况；其次是能够重拾基础认知（而非条件反射式应对），采用对于此等情况可能更为奏效的方法。尽管人们通常认为应该首先掌握常规专长再去学习适应性专长，但这种线性思维可能促使人们过度依赖常规专长[31]。

在这一方面，自然科学专业的博士生学业对于在具有"探索精神和学科建设"型的医学院中，教学工作如何支持新生们培养适应性专长依然具有启发意义。在自然科学领域，研究生们进入实验室中成为研究小组成员。在他们掌握实验室研究工作的常规流程并读懂相关科学文献的同时，也要面对和参与所在实验室在研课题的讨论。学生们适应和深入所在学科领域、现有理论和开放式问题的速度越快，对实验室技能的掌握速度越快（培养常规专长），他们就越能深入、彻底地投入其实验室在提出并验证新理论方面的实际工作。之所以教师对学生们所持态度是构建"探索精神和领域建设"教学方法的重要因素，是因为其最核心的特征就在于高度学术性的师生关系、挑战水平适当，以及支持性的指导。

在强调"探索精神和学科建设"的项目中，其评估标准必须高于掌握现有知识和常规专长的水平（并非否认两者的重要性）。其他评估要素还包括：学生们贡献新知识的追求；能否明白在什么情况下，知识和能力的所谓"差不多"其实是差得远；能否诠释来自临床经验的实用且重要的问题并在面对难题时表现出的创造力和坚定性。这些维度可以通过合作者与导师们的整体评价进行记录，而且可能更重要的在于使用多种方法来记载解决问题的过程本身。资料档案中有一个项组件具有湿性实验室研究人员常用的实验记录本的部分功能，也可用于记录这一过程[32]。

加入道德共同体：正如我们一再强调指出的，医学教育中一个核心层面（可能是最为核心的部分）就是身份认同的转变，即所谓临床医生成长过程。从某种程度上说，医学教育的所有工作，以及我们通过诠释这些程序化方法所提出的每一个目标，无不传递出关于医学基本宗旨和价值观的信息。然而，所传递的这些信息大多并非明示性的。医学院校正在加大医学价值观的宣传力度，同时让学生们充分认识到，尽管当下距离他们可以堂而皇之地自称为医学博士还有三到四年的时间，但是他们业已成为医生群体的一员，而且业已开始享受医生的特殊待遇以及承担医生的责任。我们给第一年医学教育提供的这个方法，其重心就在于医学教育的这一层面。

"加入道德共同体"这种教学方法中的一项核心课程活动，是经过斟酌后宣示（学生们的）的自我承诺，这一做法可能是效仿由爱德华·莫罗（Edward R. Murrow）首创，由诺尔曼·格迪曼（Norman Gediman）在2004年重新推出的系列广播节目《我的信念》。就像安娜·谢菲尔德所经历的，学生们在这一计划开始时需要撰写一篇陈述其对医学使命所持理念的短文，在小组范围内对这些短文进行讨论，共同探讨各自观点异同。入学初期的这些对职业价值观理念的集体讨论为下一步的工作做好了铺垫，其中包括探讨医学伦理学的发展史、医生的各类誓言、当代专业精神契约，以及在一个多元化医生团队面对病情更为纷繁复杂的患者群体时所遇到的挑战。加入"加入道德共同体"的学生，就必须时常思考其与诊治患者的经历，会对其在"我们医生的理想与追求"主题下所做誓言产生何等影响，并记载可以体现其誓言中医生关键价值的具体范例。重要之处在于，"加入道德共同体"是临床科室和基础学科的教师们的共同行为。这一计划要求他们写下自己的誓言；还凸显了对以下特质的重视，比如反应敏捷、胸有成竹以及尊重观点分歧等专业特质；无论患者是否在场，师生们均须时时处处严于律己。

故事讲述、各类仪式以及行为榜样均为帮助医学生成长为医生的重要元素，而教师应该将其和学生的关系视作教学方法的组成部分[33,34]。因为医学生们在一个以"加入道德共同体"为核心的计划中早期接触患者，因此在其入学不久即举办"白衣典礼"恰当其时，而这也是诸多医学院校的常规安排[35]。然而由于医学

273

生们在就读医学院期间始终面临其职业身份的困扰，"加入道德共同体"计划会定期举行职业发展研讨会，可供学生们分享其积极想法和不满情绪。不仅是一年级时组建的小组成员们会在这些研讨会上重新聚首，而且还会邀请德高望重的教师辅导员以及一些年长一或两级的医学生们参与讨论。学生们可以在这些论坛中互相给予形成性反馈。例如，他们会应邀列出小组成员所具备的值得仰慕的特质，会对等地列出自己正在学习的内容，并提名一名小组成员与其合作。这些合作项目的核心内容无须惊世骇俗（比如一个学生可能仅仅想更多参与小组讨论，而另一个可能更关注充分备课）；而要点在于学生们能够在这些自选领域中互相指导，从而促成了互相依赖和互相信任的氛围。

由于医学最重要的价值不仅在于"可以获得医学博士学位"的课程，而是体现在所有课程之中[36]，所以所有教师均须参与专业精神评估工作。尽管也有制度设计可供发现和辅导那些学业极差的学生，但因其相对少见，所以人们更为关注的还是从专业精神的各维度帮助所有学生提升：责任心、人文情怀、追求卓越和乐于助人[37]。评价工作的核心应该是学生自述式自我评价，而且学生们也会为上述自我完善项目的合作伙伴们写下自己的评语。

高年级医学教育

哈里斯·罗伯茨（Harris Roberts）是一名三年级医学生，梦寐以求成为科学家。一开始他以为自己会成为一个化学家，但高中时他对人类的疾病产生了兴趣，并认为如果他得到医学博士学位就应该可以更好地实现自己的目标。高中时他在一个实验室做暑期志愿者工作，而且在本科时联名发表了一篇文章，并在一次美国的全国性会议上做了报告。他知道临床科研专家之路并非坦途，也想要确保自己获得充分的培训。但是他不肯为了在医学博士学位之外再多花时间攻读一个哲学博士学位。

因为他和自己在本科阶段工作过的实验室的学科带头人有良好的关系，哈里斯高兴地了解到，其所在大学的医学院非常重视培养创新和探索能力，所以他留在该大学攻读医学院。在入学后的选择方向阶段，学院的领导们对新入学的全班同学谈到，医学是一个重视学科建设的学科，任何医生都应当质疑现有方式方法，寻求创新和进步。对实验室研究工作拥有强烈兴趣的哈里斯，惊喜地发现学院所支持的探索范围十分广阔。在医学院的前两年，哈里斯慢慢开始享受同学们这种志同道合的感觉，他们有的憧憬未来对改善医疗系统做出贡献，有的憧憬就医患关系话题进行写作。

在第三个学年开学时，哈里斯业已从事了六年的系统生物学研究工作。对他来说，为了完成最后两年医学院学业以及三到五年住院医师培训和亚专科培训，中断其研究工作实在是心有不甘。不过幸运的是，其所在医学院最近启动了一种第三年的纵向门诊课程设置。尽管这一设置的初衷是让三、四年级每一个医学生都能以小组形式对一组门诊患者进行为期两年的诊疗工作，但是改革措施却让学生们间接受益。第三或第四年的医学生们被编入不同水平的四人小组。每个月都安排其中三个医学生参与诊治所在小组的门诊患者和其他临床活动，而另一个学生则参与非临床工作。这种安排使得哈里斯在第三年有三个月的全职研究时间，而且在参与临床工作的大部分时候，每个星期也都有一个或者两个半天可以自由支配。尽管这种模式需要进行权衡取舍，但是他发现自己的学科带头人同样能够以这种方式统筹平衡职业生活的不同层面。在医学院的第四年，哈里斯考虑直接进入见习阶段。医学院的内科住院医师培训项目为一些有志向的医学科学家保留了一些见习名额，在住院医师培训期间提供专门指导和研究条件，而且可以优先获选专科进修生职位。然而在一个大学度过八年时光后，他感到需要换个环境继续自己的生活，并且他有信心找到一个能够资助其实验室科学研究的住院医师培训项目。

与此同时，哈里斯在成绩优异地完成了第三年医学生的临床工作之后，希望在第四年尽量减少临床工作时间，因为他自信其住院医师培训足以提升这些临床技能。哈里斯安排了为期仅三个月的临床工作，即一个月的内科准实习医师培训、一个月的重症监护病房轮转以及一个月的临床选修，从而第四年获得八个月的时间专门进行研究工作。但是如果哈里斯未能从入学伊始就保持临床课业（尤其是第三年）表现优异，就不可能获准采用这种非临床活动为主的课业安排。

医学院学习的后半段，主要目的是提高学生参与住院及门诊患者诊疗的能力，以及了解一系列重要疾病的发展和康复过程。尽管传统上第三学年的课程内容围绕各医学专科展开，但是在我们看来其核心并非各个轮转的事实性内容。而更为重要的是让水平更好的学生们深化其对患者诊疗工作的认知，丰富其对患者体验的认识，学习各科医生如何合作给复杂病症进行有效的治疗，并对各专科具备充分的了解以便进入实习医师阶段[38, 39]。而且他们也不应该放弃对国际医疗、实验科学、医学人文学或改进医疗体制方面所怀有的远大抱负。

下述程序化教学方法将介绍在医学院学习的第三年和第四年，如何实现个性化和专业化、整体化、探索精神与自我完善，以及专业素质培养的目标。

加强专业使命感。在进入第三学年后，对学生们此前学业水平差距的重视程度，与"核心和深度"教学方法阶段相比业已大大下降。一个重点在于"加强专业使命感"的教学方法在学业繁重的临床学习期间，给以非临床学习为代表的个性化学习创造了条件。这个教学方法的目标是学习效果的标准化以及学习过程的个性化，其中的个性化包括鼓励学生进行探索精神与自我完善。

正如哈里斯在这一计划中体验到的，第三年的临床课业以纵向整合模式进行。学生们组成四人小组，以团队方式对一组患者进行诊疗，而始终有一名学生不参加此项活动，自行从事个性化的探索精神与自我完善方面课业。学生们平均将第三年时间的75%用于临床工作，而25%用于非临床工作，临床课业比重可以根据能力提高情况适度调整。比如，这一年如果初始安排是让学生们进行25次为期半天的内科门诊实习、15次妇产科实习，以及12次精神科实习，但是如果某个学生达到内科能力标准快于其达到精神科能力标准，那么其相关实习的次数就可以在年中重新调整，让他在精神科实习投入更多时间。这种课程设置除了可以侧重那些学习进度较慢的临床能力外，灵活的时间安排既可以（让学生们）提前学习高级临床学业，或为其从事探索精神和自我完善投入更多时间。学生在第四年拥有大量时间（正如哈里斯那样）来深化其在一个非临床的兴趣领域中的专长。这种安排也可支持选拔出的学生们在第三年末尾弯道超车，直接进入到毕业后第一年（PG1）的专科训练。由于学生们分享了同一组患者的诊疗经验而且可以自由进出临床工作环境，在以提升专业精神为核心的这一计划中，课程的一个实际内容就是团队合作诊疗、工作交接和临床沟通。

在以培养专业精神为核心的这一培训项目中，教学方法的一大特征就是长时间参与由学生、住院医师和教师等成员组成的各类兴趣社群。安娜·谢菲尔德甫入医学院就对此类社群有所了解，而且结识了多位在非洲工作过的住院医师，而哈里斯则是一个系统生物学实验室的资深成员。和拥有共同专业兴趣的教学导师之间形成纵向关系，给学生们提供了更多的高端学习环境。因为这种关系具有持久性，临床导师们能够容许在以临床学习为重心的第三年中（让学生们）自由安排自己的时间。在认可学生们可以自行设置学习目标的前提下，学生们与一位导师共同创建了一个，以探索精神和自我完善为核心个性化学习计划。这一学习方法中的临床和非临床内容都具有明显经过精心设计的体验（在研究专长的文献中通称为"主动实践"），学生们可以借此在自己本来可能名落孙山的知识和技能领域，提高自己的成绩[40]。

这种教学方法中对临床学业的评估完全以胜任力为准[41]，使学生们能够发现自己有待加强的领域，以及业已达到预期胜任力的领域。综合性评估也应涵盖非临床领域的学业成绩，由项目导师提供形成性反馈和综合评价。临床团队应承担起患者诊疗和临床效果的质量责任[42]；在个性化探索精神与自我完善的部分，评估的重点应当是学业成果本身。

场景和视角。第三学年的教学结构通常采用模块化轮转科室方式，无助于促进整体化学习。其重点在于学生当前所学的专科知识和技能，而且在专科之间和诊疗环境之间的差异与不连续性十分突出，让其间的共性和相互关联黯然失色。正如第三章所述，有些院校也开始尝试新型教学模式，把第三学年设计成一个纵向的以门诊体验为主的过程，以便在患者诊疗过程中给学生提供更加整体性的视角[43]，而且在这些纵向的临床结构中可以应用多种教学方法，为此我们介绍一种我们称之为"场景和视角"的教学方法。

在采用这种教学方法的计划中，课程设置的重点为在医院、门诊、居家以及社区等场景中为患者提供良好诊疗工作所需的知识和能力，而这种主次关系迥异于当前的传统式见习制度中按照专科知识分配的顺序。学生可以观察患者从一个临床场景中移动到另一个临床场景，从而认识到诊治疾病的方法是如何受到所在诊疗环境所影响。与瞬间抓拍或静止瞬间图像不同的是，学生们可以如同看电影一样，观察从诊断到实施治疗方案的决定，以及治疗效果等疾病发展全过程。正如第三章所述，见习前期学习过程以及为期一年的顺序排列的模块化见习培训，具有"狼吞虎咽后一丢了之"的特点。而与此相反的是，新的学习方法让学生们认识到他们所学的技能具有累积性，而且可以适用于各个学科领域。比如，学生们会发现，他在精神科学到的知识和技能也可以在诊疗焦虑的外科手术患者时派上用场。

场景和视角学习方法的一大目的，就是让学生们更全面认识各类健康专业人士和非正式照护者们在诊疗病情复杂患者时所发挥的作用，认识到医疗团队中这些成员所持的不同视角，而且能够了解临床医生们如何出于患者福祉而相互合作[44]。这种安排与顺序排列、按专科进行见习的制度下，学生们唯住院医师之命是从的做法形成鲜明对比。而纵向型面向门诊患者的教学项目则会在学生及其患者间建立紧密关系；学生们必须学会处理医生的观点与患者及其家属之间意见出现的分歧。不仅如此，他们还能够从患者的视角发现医疗服务系统存在的衔接失当和矛盾，发现在基层医疗单位的临床医生与一位重要的专科医师之间所持的诊疗意见分歧，对一名重病缠身、惊慌失措的患者所产生的影响，以及在医院住院部与家庭护理团队之间协调不佳而给出院安排带来的后果。

教育方法应当如同场景和视角学习方法那样鼓励进行跨学科整合。当学生们制定自己的学习目标和筛选哪些受临床体验启发准备进行研究的课题时，教师们应当鼓励学生们思考采用什么方法去解决某一专科中的课题，而非将重心放在那些业已存在的问题上。例如，急性肾衰竭发生在内科、儿科和外科患者身上会有哪些临床表现？这些专科的临床医生们所采用的治疗方案有何异同？强调整体性的教育方法鼓励学生们自行掌控学习的主动权，以保证临床体验能够激励学生们探究相关的自然科学、社会心理问题，并且深入研究诊疗行为所处的医疗体系，以及核心性的临床内容和实用性的"具体做法"类问题[45]。学生们可以通过这种方式编制出一个精密的"概念地图"，整合其对于各类不同且独特的认知领域的理解[46]。

高度重视整体性的评估方式，重点在于考察学生们的理解能力以及将在某一场景获取的技能运用到其他场景的能力以及合作的能力。一种资料档案练习（portfolio exercise）方式会要求学生们采集患者病情信息并记入病历，涉及至少两个场景（比如住院部、门诊部、养老院或是家里）而且患者病情相同或相似（取下患者识别码）。而该病历条目的信息输入（portfolio entry）必须简要记载连续性和间断性、相似之处和相异点。此类练习的重点在于培训学生看待问题的视角或思维方式。这种练习会让学生们研究一个他们十分熟悉且病情复杂的患者，并且从患者本人、近亲或好友、主管医师以及亚专科会诊专家等诸多视角中选取三个，逐一从不同视角探讨此患者的一段病程。以知识为核心的评估方式，会要求学生们表现出其在所有学科的累积性进步，并能从多个专科的视角讨论某一种病情。客观结构化临床考试站点的评估方式则会要求学生提供诊疗意见，例如，回答一名家庭医学科的前列腺癌患者所提出的关于治疗选项、相对疗效以及远期并发症等问题。学生们应能具备对于治疗方案选项的基本知识，以及帮助患者在某一存在较大不确定性及异议的问题上通过谈判争取权益的技巧。在这一咨询练习完成后，可能会要求学生进行写作练习，描述他会把讨论过程中的哪些内容报告给接手的外科医生，以及这么做的原因。来自以上多个渠道的反馈既可以用作评估方式，也可用作学生们了解患者诊疗和团队工作存在不同视角时的形成性资料。

前期住院医师培训

年方 24 岁的莎莉尼·普拉萨德（Shalini Prasad）正在家庭医学科修读其毕业后第一年培训（PG1）。她毕业于新德里的医学院并且获得 MBBS 学位，而且在 USMLE 考试第一和第二阶段均取得优异成绩。她之所以选择在美国完成住院医师培训，是因为她非常希望面对这里会遇到的挑战而且希望拓展自己的视野。然而，不同于她那些在美国进行住院医师培训的朋友们不同之处是，她不打算移民美国而是要回到印度，在大型医疗机构中诊治患者。

莎莉尼在家庭医学科的报考者中名列前茅，而且选择了位于美国某一平原州的培训项目，而非原先打算的选择位于大城市的项目。如此选择的原因是这一项目可以让她获得家庭医疗领域的全方位培训，其中包括接生和简单外科手术，以便更符合其未来在印度的行医环境需求。她的住院医师项目设立在一个有三万人口小镇的社区医院，是这个医疗中心唯一支持的毕业后医学教育项目。即便是所社区医院，但是该医院拥有两名普通内科医生、一名心内科医生、一名儿科医生以及一名普外科医生，外加六名家庭医生。其他亚专科医师位于该州首府，车程在 90 分左右。

在她为自己获得培训岗位的成功庆幸之余，莎莉尼就开始对自己的住院医师培训项目产生一丝畏难情绪了。她的家人都在印度，而且尽管她在高中时就来过美国，但是她的旅行团当时只游览过那些大城市。所以，除了所有新手实习医师都存在的不安情绪之外，莎莉也对自己能否适应美国中西部乡村生活，而且得到本地患者认可而忧心忡忡。而这种情绪对于她的项目主管来说却是司空见惯的，这个实习医师班里几乎半数学生都是海外医学院的毕业生。家庭医学住院医师培训项目制定了一套计划，来帮助新来的实习医师们适应当地文化，并且帮助他们得到社区居民的认可。虽然实习期从 6 月的第 3 周才开始，但是实习医师们被鼓励至少提前两周到达，以参加一系列入职指导和评估活动。这个项目举行了一个六站式 OSCE 考试，重点考察医生们面对新患者询问病史的能力、查体能力以及鉴别诊断的能力，以及发现需要求助的急症或病情不稳定病例的能力况。OSCE 考试同时评估英语技能和对于实习医师颇有难度的人际沟通能力，例如与滥用药物患者讨论临终事宜的能力。对于那些 OSCE 考试结果显示为有必要加强某一个或多个专业领域能力的实习医师们来说，还提供了补课充实的机会。

莎莉尼在挑选住院医师培训项目期间，特别吸引她的则是这一住院医师培训项目的"社区伙伴"计划。一些在两年内曾有家人住院治疗的家庭获得接待一名新实习医师的机会。接待家庭所承担的责任包括参加一个前实习期欢迎派对，每月一次邀请所接待的实习医师共进早午饭或晚餐，邀请住院医师参加教堂礼拜等日常社区活动，以及参加美国国庆等特殊庆祝活动，目的就是为背井离乡的住院医师们营造家庭环境，帮助他们培养对所在社区历史文化的情感，并且了解当地人民如何看待医院和医院提供的医疗服务。尽管"社区伙伴"计划这个新想法开始和进展得比较慢，但它现已颇受居民青睐，尤其是高中生家长们非常珍惜让他们的孩子结识来自异国文化的年轻医师的机会。双方业已进行过几次互访，由住院医师的父母在家乡接待一名来自"社区伙伴"计划的访客。

莎莉尼也非常喜欢与她的家庭医学科导师相处。医院安排每位实习医师在这个小镇上的六个家庭医生中选择一人合作，并且与其每周一起工作一至两个半天，而这一安排就如同莎莉尼的临床培训基地一样。她的导师如预期般非常重视她的临床进步、个人生活以及未来规划。她很快融入了临床工作，尽管其导师的所有患者都知道她是个学员，但多位患者仍将她视作自己的主治大夫。

尽管获得上述的有利条件，但是其为期一年的实习医师工作依然跌宕起伏。这一年中，莎莉有一个月的时间在病房跟随一名第三年住院医师轮转，但她从未完全明白这个住院医师的期望标准到底是什么，更不要说达到这些标准了。轮转期间，在一个漫长而干燥沉闷的一月份，一位14岁男孩罹患流感后死于呼吸困难。在死亡与并发症病例讨论会上，那个住院医师暗示是莎莉尼对呼吸机操作不当导致其死亡。她因此而深受打击，直到2月份举办的下一次季度性实习医师聚会时她才逐渐恢复自信。她的培训项目主管在聚会时让实习医师们写下各自经历的最大亮点和低潮时刻，以及团队与患者之间产生的矛盾，之后他们进行了分享与讨论。

相对而言，这一年中的一个亮点发生在莎莉尼全力以赴组织实施在区域内提供儿科诊疗服务的那个月。她的原计划是在社区儿科医师诊室的第二个月看儿科门诊，但是她在第一个月儿科门诊结束时就已经达到了实习医师的要求。相对应地，她班中另一位实习医师因尚未达到相应的胜任力而接替了她的儿科门诊工作。这样莎莉便可以与儿科带教医生以及州公共健康部门一起做一个项目，而这也是她首次真正涉足其未来想在印度从事的医疗卫生系统方面的工作，因此引起她极大兴趣。

住院医师培训初级阶段的目的与医学院第三年相似。毕业后第一年（PG1）以及在部分周期更长的住院医师培训项目的毕业后第二年（PG2），教学目的均是让学生们掌握广泛的专业知识基础以及其所选专科的基本操作流程。医学院第三年和第四年的学生们接触专科医学的途径，是诊疗住院与门诊患者以及观察其所在专科的临床医生之间以及与医疗团队中其他成员之间的互动。医学院后期的学生们在内科或外科学习8~14周，仅可供其对该专科大致有所了解。因此，进入住院医师培训项目的医学院毕业生们有必要系统性地深度参与其所选专科的临床医生进行的诊疗，需要紧密结合临床、教学和体验来建立适应性强且丰富的知识储备的机会。此外还需要在保证患者得到优质、安全诊疗的前提下，逐步系统地学习该专科的操作流程以提高熟练度。

正如第四章所述，因为课程取决于低年资住院医师的任务和职责[47,48,49]，所以有关毕业后第一年和第二年的教学决定与住院医师的工作安排直接相关。通常情况下，这些决定首先是基于对各住院病区所诊疗患者的工作量的评估，而大多数低年资住院医师都被安排到最繁忙的岗位上。低年资住院医师刚好处于第四章所述的多层监管系统的中间位置。他们一方面要观察高年资住院医师如何与主治医们协商制定诊疗方案[50]，一方面还要充任治疗方案的具体实施者，即便前期所做贡献微乎其微。除此之外，他们还要在与医学院相关的学术型住院医师培训项目中，督导三年级医学生们提高身体检查能力、学习与实践基本操作以及掌握临床沟通的能力。尽管初期的住院医师们也参加大查房和临床讨论会等教学活动，其学习过程的核心部分依然主要借助于与周边同侪间的互动。鉴于评估的侧重点在于考察毕业后第一年的医师们充任实施者角色时的效率，因此诸如组织能力、时间管理、效率、合作意识以及与他人相处等方面的优势，会让他们获得较好的评估分数。

然而，我们认为安排住院医师们从事何等医疗任务，应该首先考虑其所处水平需要学习的内容，以及何等临床环境和活动有利于其学习。如果认定安排低年资住院医师承担住院患者诊疗工作无法满足其学习需求，那么住院医师培训项目有责任将其重新安置以满足其需求。我们为此也提供了多个方法。

问题重塑。因为住院医师构成医院工作的有机组成部分，所以既要创建能够保证个性化的灵活性，又要保证培训效果标准化就非常具有挑战性。也可以采取一个非常简单的方法，那就是安排住院医师们连续数月从事临床工作，相信大家都能找到恰好匹配其渐进式教育需求的岗位，而且与其日趋专业化的职业发展重心相吻合。然而常识证明，有些住院医师需要 5 个月的时间才能获得其同侪仅用 2 个月就能获得的能力，而且对于同样的轮转体验可能不适合主攻另外专业方向的住院医师。但无论需求如何，病患都需要获得诊疗服务，而住院医师们必须在轮转期间接触更多患者以保证学习质量。因此无论是从教学还是临床的角度来看，让临床科室每个月都要操心下个月会有多少住院医师参与患者诊疗的做法，是完全行不通的。那么考虑到管理一所结构复杂的医院时所面对的现实情况，培训项目如何同时照顾到住院医师的体验个性化以及教学效果的标准化呢？

首先，住院医师的每一次临床轮转都必须具有确凿的教学意义，而且能够明显有助于整合住院医师的学习[51]。依此理念设计的住院医师培训项目首先应该考虑的原则是：在这一轮转科室内，低年资医生应该在导师指导下接触到什么样的临床体验？应该接触多少病例？应达到何等熟练度或精深度？

其次，则是找到适当的临床机会，可供其在良好的教学环境中获取预期的体验。要做到这一点，需要适当的学习进度、充足的阅读和反思时间，而且得到一位深思熟虑、具有挑战性且乐于助人的教师的支持。因为没有哪个住院医师培训项目所设置的临床教学机会可以涵盖所需的各项内容，所以在项目设计时就应该淘汰掉那些即便颇有益处，但不过是培训项目中业已充分介绍的第三、第四或第五顺位的案例。如此周密的规划可以发现住院医师有待掌握，但依然欠缺且必须掌握的经验。最能体现此类差距的案例，就是安排住院医师参加所有专科的全方位、实用性门诊轮转。一个推崇体验个性化与各科核心能力标准化的培训项目，会努力保证住院医师们拥有在不同门诊环境中熟练诊疗患者的机会。以莎莉尼为例，她在毕业后第二年会接手一组位于养老院或居家的患者，前往其住处进行诊治。

虽然为住院医师提供一套安排合理、效果显著的临床体验，是培养核心能力的必经之路，但这种做法并未阐明如何在保证所有轮转岗位人手充沛的同时，解决保证个性化这一高难度的问题。可供选择的一个解决方案，就是根据住院医师们进站时的能力水平，安排其参与所轮转科室各个层次的诊疗工作。例如在莎莉尼的案例中，可以随时安排一名同事接手她原计划在儿科门诊第二个月的工作。若非如此，那名儿科教师在当月就无法获得一名住院医师作为助手。住院患者的诊治环境比门诊尤为复杂，即便也有权宜之计可供选择。可以两名内科住院医师在其毕业后第二年实习期内在心脏病加护病区轮转为例。其中一名住院医师正在学习掌握相关知识、操作技巧和经验，尚未准备好为急性或症状不稳定型心脏病患者提供完全胜任岗位需求的诊治工作，而另一名住院医师无论是在其现有经验、天资或是积极性方面，均已具备第二年住院医师应该掌握的基本能力。虽然两人均承担了轮流值夜班收治患者以及指导第一年住院医师的工作，但他们在其中大部分时间的表现可能截然不同。前者会始终在病区里接受带教医生和亚专科医师指导，提高诊治这一病区中患者所需的技能。而后者虽然也会和团队一起进行工作查房，但随后便可自行安排时间去钻研心脏疾病的前沿课题，既可以延续前一名住院医师在社区服务中尚未完成的工作，抑或是研究患者流向或医疗服务中存在的问题。这样的安排可以让承担相同工作任务的住院医师们，能够依据与其自身专业发展相适应的层次分别解决相关问题。

显而易见的是，在上述环境中支持实习医师和住院医师的学习，要求带教医生们具备考察前者的学习进展和因材施教的能力，而且要求住院医师培训项目酌情为住院医师匹配导师。鉴于外科手术的可观摩性，因此至少在教学能力层面，外科住院医师培训项目较之认知性的专科，能够更好地提升学员的能力上限；而以"置信职业行为"（entrustable professional activities）为核心的教师发展计划，就可以帮助非手术专科的教师们深入了解其住院医师的能力水平[52]。

对于所有专科而言，可供评判住院医师能力的一个结构性因素，就是一位带教医生与一位住院医师搭档工作的时间是否充分。（相互间）建立起稳固持久的关系有助于主治医师深入了解住院医师的能力，并且让前者能够为后者创造满足接下来的重点学习目标的机会。这一现象在外科尤其明显，因为外科带教医生在带教陌生住院医师时往往采取认为后者需要帮助指导的保守立场。（他们不了解）在住院医师从事其本可独立完成的工作时指手画脚，会减弱这一体验对住院医师的教学价值。让带教医生和住院医师间较长时间搭档，能够更准确地评估后者的能力及其在更为高端的诊疗项目中的表现，从而帮助他们为独立行医做好更充分的准备。为了保证这一"问题重塑"教学方法达到预定目标，就需要进行准确的能力评估以区分哪些住院医师还需要更多的临床体验，哪些住院医师虽然培训级别相同，但已做好研究诊疗流程改造之类课题。

迷茫感、自信心和责任。众所周知，（实习医师们在）一年的实习期内会承受巨大的压力和挑战，而且这些不利条件其实在许多方面有助于锻造其专业精神。而以专业素质培养为核心的住院医师培训项目前期的课程核心内容，就是放手让刚刚出道的医生面对医疗环境的压力、迷茫感、患者死亡、团队内部矛盾及其自身的负面情绪反应。即使值班时间有所缩短，但巨大的工作量本身依然会让人心情压抑、沮丧不堪。正如一位新住院医师所说，"心情最糟糕的情况是我下午 5 点参加查房时，（指导我的）住医师又给我派了 100 件工作，这还不算他在我去门诊（clinic）之前已经派给我的 100 件工作。然后我发现他本可以在我去门诊时完成其中的 50 到 70 件工作，但却袖手旁观。[53]"

令人遗憾的是，许多住院医师培训项目都忽视了实习医师们这一体验或未能有效解决这一问题[54]。莎莉尼所在的住院医师项目尽管并未进行正式的面授式课程，但却创办一些论坛来讨论这些问题。莎莉尼发现除了实习医师聚会的环境之外，她的家庭医学科导师也可以成为自己的良师益友、精神支柱和顾问。不仅如此，由于其所在住院医师项目的文化氛围比较开放和互信，多位住院医师们在发病率和死亡率讨论会后找到她，表示他们也认为莎莉尼受了委屈。

凡是能帮助住院医师从迷茫走向自信和勇于承担责任的住院医师培训项目，所采用的教学法必须能够在多种重要关系（尤其是其与项目主管和指导医师之间的关系）之间找到教学的定位。例如，因为莎莉尼的培训项目中有多位家庭医学科的指导医师本身就是毕业于这个培训项目，因此对于代际传承具有强烈的使命感。他们在承担指导医师工作之前，会与项目主管一起召开一个正式的教师专业发展研讨会。研讨会重点强调他们所承担工作的重要性，而且专门授课辅导其掌握共情倾听能力。这些指导医师们每年都会聚首数次，时间通常安排在实习医师聚会之后，这样就可以知道哪些实习医师需要得到重点关照并且让项目主管对其予以指导。能否促使指导医师与其实习医师进行共同探索的关键，就在于如何解决在必要时求助与保持和提升其专业信誉之间的矛盾[55]。因为在家庭医学科这一专业中，掌握咨询专科医师的时机是最能体现胜任力的一个特点，所以指导医师们被鼓励去讲述自己作为临床医生的工作故事，并且分享自己在此方面经历的磨炼。

虽然对支持住院医师从迷茫到自信与负责的成长阶段可以进行明确的评估，但主要为形成性评估，而最重要的评估人则是上级住院医师和家庭医学科指导医师。相关评估的关注点，可能是住院医师的积极性、在住院病区团队以及指导医师工作的参与度、寻求帮助的情况以及承担主管医师时的表现。

高级住院医师培训

陈丹医生（Dr. Dan Chen）准备参加一个教师职位的面试，这个职位会占用他三分之一的时间协助模拟中心主管开展工作，另外三分之二的时间则继续血管外科医生的工作。他在医学院即将毕业时对医学教育产生了兴趣，并热切地希望继续从事自己在住院医师阶段开展的、有关多学科手术团队利用模拟技能来改善术后护理的研究项目。

陈丹医生在初中时期就立志成为一名医生，并且为了上医学院而刻苦学习。虽然他在医学院入学考试中成绩不错，但是却在面试中屡屡碰壁且因被各家医学院拒之门外而沮丧万分。但是他在下一年里非正式师从多位医生，在两家诊所中做志愿者，并且学习了如何更好地与患者及医护人员交流沟通。当他一年后重新申请医学院时，他在与人对话时更加从容自信，同时获得两所医学院录取。

在医学院的前两年，他继续刻苦加强沟通与人际交往能力。到第三年年中时，他就能以专业新人的身份，十分自如地在临床环境中应用自己所学的知识和技能以及与患者和同事互动。陈丹医生尤其享受自己在外科的经历，因为外科手术室的工作强度，切实的成就感以及团队合作使他很激动。在外科，他也遇到了很多杰出的榜样和导师。在第三年他与血管外科的卡德医生搭档合作了近 4 周时间。在此期间，他全程参与了对三个患者诊治工作，从其术前查房到手术，一直到其康复期与术后护理。卡德医生让陈丹医生深度参与患者诊疗工作，给予他与其说是学生倒不如说更像年轻搭档的待遇。卡德医生还对陈丹医生应该如何加强对其他专科的学习，以便惠及和拓展未来从事外科工作的大局观提出了建议。

在了解到模拟中心可为学习基本手术技能发挥重大作用之后，他决定参加一门关于医学教育的选修课，并且加入了一个研究利用模拟设备提高手术中团队沟通能力的项目。这一体验让他报名参加了一个正式选修课程，课程内容涵盖更多的医学教育课程，并且参加了一个关于手术室团队沟通能力的研究项目。他决定利用医学院第四年的时间重点研究这个项目。

陈丹医生的主要兴趣是在另一所拥有先进模拟中心的大学，参加其所开设的住院医师项目。尽管在住院医师期间缺乏足够时间在模拟中心学习，但他发现其研究成果可以应用于模拟中心正在开展的许多课题中。凭借其在医学院的相关经历，陈丹医生能够与研究项目中的外科教师们合作。因其所进行的关于手术室团队沟通能力的研究工作，而获邀加入了一个以提高手术室团队合作为目标的医院质量改善委员会。

他选择这个外科培训项目的原因之一，就是将其视为一个能够弯道超车进入外科亚专科进修的机会。所以在三年普通外科训练并且所有能力达标后，他进入了血管外科的亚专科进修期。这个培训项目让他不仅有机会提升能力，还能进行研究工作，以及开展如何利用模拟中心的任务训练器来培训未来血管外科医生的工作。

住院医师高阶培训的目标与实习医师阶段截然不同。住院医师们此刻正在为独立及无指导行医做准备，而对高年资住院医师的期望值是能够处置"未经诊治的"临床问题，迅速地依据患者陈述区分重要的病情特征和陈述中与重点无关的细节，运用广博的知识基础，熟练进行复杂操作步骤，以及运用常规性与适应性专长，而非依据对经常出现的临床问题的理解去执行高年资医生的医嘱。不仅如此，尽管患者诊疗工作的责任依法依然由指导医师承担，但是高年资住院医师也要对自己的工作流程承担较大责任。他们应在医疗团队中时时刻刻发挥领导作用，监督指导中级和低年资医师，并且承担团队全体成员的教学工作。在 3 年住院医师的专科培训期间，他们要从第 2 年初就开始发挥领导作用；在外科（为期 5 年的住院医师培训）期间，他们在第 3 年就开始不时承担这一职责，而在第 4 和第 5 年则承担重要的领导作用。

凡是旨在培养此类高级能力的教育项目，与那些旨在培养实习医师技能水平的项目势必存在重大区别。正如第四章中所释，无论是外科等以手术操作为主的住院医师培训，还是家庭医学科和神经内科等非手术性专科，都是通过让高年资住院医师承担更多高级临床工作来完成其培养过程。具体采用的培养方式，包括让住院医师们处理比较常见的疾病，承担难度更高的任务，或者让他们承担病情或治疗更为复杂的患者诊疗工作。尽管上述两个策略中的前者在非手术性专科更为典型，而后者更多体现出手术性专科的特征，但其面临教育挑战本质上并无不同：两者均须在保持充分指导监管以确保患者安全的同时，让住院医师逐步学会处置难度越来越大的临床挑战以及适应指导日趋减少的环境，而且能够准确定性高年资住院医师的能力水平。尽管这一阶段的住院医师们业已是自信自立且以自学为主的学习者，但是教师们依然可以通过分享自己的经验来帮助住院医师们掌握更精细微妙的方法，以及拓展储备更多的诊疗应对手段。

临床医生的影响力。医生们在社会上扮演多重角色，为此住院医师培训项目必须为学员们创造条件，体验临床医生们在临床职责中所发挥影响力。此类机会的例证，可以参见陈医生参与模拟和沟通研究工作及其在质量改善委员会的工作。其他住院医师们也许会选择深入其毕业后医学教育项目所在的社区，也许会参与其所在的专科组织的工作。医生作为公民所扮演的这些角色，让住院医师们能够以更为广阔的视野认识医学，同时能够充分认识资助方、雇主、政府以及政策制定者的视角。让住院医师为承担医生公民角色做好准备，也是住院医师培训项目所承担的诸多任务的组成部分[56]。有必要为住院医师们也开设那些目前面向医学生们，名为"学术焦点""发现之路"和"重点领域"之类的各种课程。因为在医学院校教育层面，设计这些培训项目时集思广益极其重要，所以我们并未仅仅将其视为某种生物科学研究的机会。与之相反，住院医师们有机会到公共健康部门工作，在其专科社团的全国委员会任职，并且应该在其所在州议会的健康委员会进行校外实习。

围绕此类教学活动的评估，重点在于评估住院医师在首创精神、自我引导、合作能力以及领导力等方面的特点。当然，在"临床医生的影响力"领域所完成学业的效率也十分重要。来自住院医师本人、其同事和导师的视角，均可用于形成性评估以及总结性评估。

日常创新与重大改进。在以"日常创新与重大改进"为组织核心的住院医师项目中,住院医师通过与其他医疗专业人士合作实现治疗工作的效率最大化。尽管住院医师们对于所在医院的医疗系统是否运转良好,具有细致入微、来自一线的认识,但是他们的这些认知并未得到重视和转化成患者福祉。这一弊病除了错失改善相关医疗卫生系统的宝贵机遇之外,还会让住院医师们产生其意见不受重视的感觉,而且让他们失去了学习变革管理、组织发展以及项目评估等方面重要技能的机会。虽然住院医师所从事的患者诊疗工作从未超越其认知和独立操作技能的上限,但是正因为未能要求其从事各类事务性等非临床工作,或从事无助于其教学的诊疗工作,大多数住院医师均有条件参与那些可以改进其所在医疗系统的项目。这些改革项目既能以个人或小组形式进行,也可能规模较大或高度分散,既可能是长期性的也可能是短期性的。"日常创新"一词,是米罗保罗斯和斯卡达玛利亚[57]用来描述临床医生(至少是一部分医生)在针对不佳治疗方案所做常规调整时常用的术语。这些项目应该源自住院医师们对于改善治疗效果的兴趣和认知,而且应该为住院医师们创造机会,与那些旨在改善患者安全和诊治效果的社群合作。有志于此的高年资住院医师应该参与到重视治疗方法及质量的委员会和任务小组的工作中。其他住院医师们可能对提高其患者所在社区的健康水平更感兴趣。

支持日常创新和重大改进的教学活动,会鼓励住院医师们不仅考虑其所诊治的某一患者的具体病情,也要考虑其所在医疗系统在为患者提供有效诊疗方面所发挥的是促进作用还是干扰作用。凡是重视日常创新和重大改进的住院医师培训项目均会涵盖内容广泛,但是亦可适用于社区型住院医师项目和具有学术性。积极参与的带教医生们会与住院医师联系紧密,并且帮助他们理解如何有效地在其工作环境中提高患者治疗效率。主旨为提高诊疗治疗效果的兴趣社群会支持住院医师与带教医生开展项目合作，前者还会被鼓励提出项目、参与改革工作，以及普及所见所学。

评估的重点自然是放在住院医师所开展的项目上。而项目结果衡量指标包括住院医师所从事的项目是否成功地达到预期的变革及其所提出议题的重要性，而且以上内容均会被记录在案[58]。另外，团队成员们也可以对其合作者的主动性、合作性及效率进行评估[59]。

承担追求卓越的责任。 以"追求卓越"为核心的住院医师项目，会在专业素质培养的过程中植入持续追求卓越的内核。全力以赴争取为个别或群体患者实现最佳诊疗效果，是一项既具普遍性且具个体性的专业特质。凡是重视这一目标的住院医师培训项目，均会选择一个始终以提高患者诊疗效果为目标的学习环境，并且充分利用这一环境对学习产生的强大、积极和塑造性的影响力。身处其中的住院医师（以及医学生）自然会融入以提高质量为目标的各个微系统[60]。尽管课程的一项核心内容就是自我完善的目标本身，但尤其值得一提的是，如第二章所述，各层级的学员们对思维习惯、问题重塑以及在专业实践方面的长期投入等问题所进行的深入探讨。更具本质性的问题在于，让人们将追求卓越视为临床医生养成专业认同感的重要维度。在住院医师和医学生从简单的以疾病为本的知识升级到改善患者诊疗效果层面时，应该要求他们去观察周围同侪和带教医生是如何工作的。

医生工作的性质决定其主要教学法就是辅导方式。在一个以追求卓越为团队共同价值观的环境中，住院医师们可以从与同侪和导师相处中受益、成长[61]。如果这种学习环境运转良好，那么自我评估和相互信任将成为实现提高诊疗质量和病患疗效目标的基石；学生们通过观察其教师们采用（如听取汇报）的典型做法，以探讨提高诊疗效果的方式。跨专科团队所体现的多视角的重要性得到承认；住院医师和医学生们之所以学习如何获得其非医生同事的反馈意见，并非出于从事跨专业工作的理念，而是因其可以改善患者的诊疗效果[62]。

这一环境本身以及身处其中的人们强化了力争卓越这一远大目标的品质。

而与此相应的评估策略，则将重点放在学员的自我评估上。尽管医生工作的性质需要内化其行为动机，但医生工作本身也是相互依赖、相互合作的。因此，项目团队可以共同评估其工作是否达标，评估其合作过程的效率，并且习惯性地相互提供反馈。综合评估也同样适用于评价住院医师在"追求卓越"方面的个人成长。

将变革付诸实施

医学院及住院医师项目课程委员会应该积极进行创新思考，如何在不同的项目中实施这些建议、并对其加以改进。每个项目都必须研判其所处的特殊环境条件，并让其设想适应本地条件。对致力于学习并实施改革的项目提供支持，医疗专业必须如同面对患者诊疗工作那样，就提高质量问题进行沟通与合作。然而，除非医学教育的相关规定与资助做出相应改变，仅仅改革程序方法的效果十分有限。我们在第八章中探讨了可以采取哪些政策改革，以推动、支持实现卓越的医学教育。

参考文献

[1] diFrancesco et. al., 2005.

［2］Core Committee, 2002.

［3］Brooks, 2009.

［4］Hoff, Pohl & Bartfield, 2004.

［5］ten Cate, Snell, Mann & Vermunt, 2004.

［6］Haidet & Stein, 2006.

［7］Kendrick et. al., 1993.

［8］Wilson & Scalise, 2006.

［9］Miflin, Campbell & Price, 2000.

［10］Teunissen & Dornan, 2008.

［11］Leach, 2002.

［12］Christakis, 1995.

［13］Hewson, 1991.

［14］Palincsar, 1998.

［15］Lave & Wenger, 1991.

［16］Teunissen et. al., 2007.

［17］Croskerry, 2003.

［18］Kuiper & Pesut, 2004.

［19］Billet, 1996.

［20］Prawat, 1993.

［21］Grossman et. al., 2009.

［22］Baker, Salas, King, Battles & Barach, 2005.

［23］Mylopoulos & Regehr, 2009.

［24］Beriter & Scardamalia, 1993.

［25］Martin, Rayne, Kemp, Hart & Diller, 2005.

［26］Norman & Schmidt, 1992.

［27］Schwartz & Martin, 2004.

［28］Barnett & Koslowski, 2002.

［29］ Baroody, 2003.

［30］ Hatano & Oura, 2003.

［31］ Feltovich et. al., 1997.

［32］ Carraccio & Englander, 2004.

［33］ Haidet et. al., 2008.

［34］ Kenny et. al., 2003.

［35］ Huber, 2003.

［36］ Goldstein et. al., 2006.

［37］ Arndd & Stern, 2006.

［38］ Hauer, O'Brien & Poncelet, 2009.

［39］ Hirsch et. al., 2007.

［40］ Moulaert, Verwijnen, Rikers & Scherpbier, 2004.

［41］ Ringsted et. al., 2006.

［42］ Haan et. al., 2008.

［43］ Ogur & Hirsh, 2009.

［44］ Hall & Weaver, 2001.

［45］ Dornan et. al., 2005.

［46］ West et. al., 2002.

［47］ Jagannathan et. al., 2009.

［48］ Ringsted et. al., 2006.

［49］ Sheehan et. al., 2005.

［50］ Rogoff et. al., 2003.

［51］ Maddaus et. al., 2008.

［52］ ten Cate & Scheele, 2007.

［53］ Ackerman, Graham, Schmidt, Stern & Miller, 2009, p. 30.

［54］ Levine et. al., 2006.

［55］ Kennedy, Regehr, Baker & Lingard, 2009.

［56］Gruen et. al., 2004.

［57］Mylopoulos Scardamalia, 2008.

［58］Carraccio & Englander, 2004.

［59］Farmer, Beard, Dauphinee, LaDuca & Mann, 2002.

［60］Nelson, Godfrey, Batalden et. al., 2008.

［61］Viggiano et. al., 2007.

［62］Eva & Regehr, 2005.

第八章

高效政策支持实现卓越教育

美国的医疗行业之所以能够全球领先，部分要归功于参与医学教育的各行各业利益相关者们[1]始终秉持对教育与医疗工作的严苛标准。他们之中既有医学院院长、教师与学系主任、教学医院首席执行官、医学总监、住院医师培训项目主管和毕业后医学教育学院的院长；也有认证、资质验证和行医执照监管机构的负责人、医学专业学术组织负责人；此外还包括联邦和州政府官员、基金会负责人、捐赠人和患者。上述人等以各自的方式影响着医学教育的设计、实施以及资金筹集。因此，虽然课程主管院长、住院医师项目主管、见习医师课程培训主管承担计划实施教学项目的直接责任，但是他们仍需要满足（行业外）监管机构提出的要求并在此类机构规范监管下运作。若要落实第七章所推荐的培养方案，就必须在州或全美层面对美国医学教育的资金筹措和规管进行改革。事实上，实现医学院或住院医师培训项目的成功创新，掌控及影响医学教育的出资人、规管当局和专业学术组织都必须主动参与改革工作。此外，所有的利益相关者都必须在改

1　此处系指积极参与项目实施或完成，其利益可能受到积极或消极影响的个人或组织，为管理学术语。

革中彼此合作、相互配合。换言之，无论是从个人还是集体角度来讲，每一个利益相关者都在推动医学教育新模式中扮演着重要角色。

我们建议，医学教育界的主要利益相关者可以采取七个步骤来发展医学教育，并最终惠及公众健康：

1. 美国医学院协会联合各医学院，共同修订医学预科课程及录取规定。

2. 行医执照的认证、资质验证和执照授予机构，共同为医学继续教育制定统一框架，并建立高效机制来协调标准以及解决管辖权方面的冲突。

3. 教学医院首席执行官和住院医师项目主管共同合作，改善患者诊疗工作和临床教育质量，并开发符合临床实践要求的教育项目。

4. 医学院院长与教学医院首席执行官应支持教学工作，包括提供资金支持、导师、教师能力培养、褒奖及学术晋升等。

5. 医学院院长与教学医院首席执行官合作，促使医学教育基金的用途公平、公开且符合医学院及教学医院的宗旨。

6. 美国医学院协会、美国医学会、毕业后医学教育认证委员会、各医学专科学会及各医学院，应争取私人、联邦和州政府基金长期坚持资助医学教育，以支持医学教育的基础设施、研究与创新。

7. 美国医学院协会、美国医学会、毕业后医学教育认证委员会、各医学专科学会及各医学院，应合作制定医学人力资源政策。而且有必要采取各类干预措施来解决医学教育费用、培训年限以及医疗职业生存能力等问题，确保美国拥有社会所需的各专科及亚专科临床医师。

修订课程标准及录取规定

一百多年前，弗莱克斯纳等为各医学院制定了一份预修课程清单，而迄今依然沿用。然而百年来沧桑巨变，（当时的）诸多全新领域业已成为医学基础课程，其中包括遗传学、分子科学、统计学和人口学、心理学、社会学、学习科学。有鉴于此，美国医学院协会和医学院必须共同制定一套涵盖范围更广、更与时俱进和更具前瞻性的预修课程。这些课程不仅要准确反映出基础医学、临床医学和社会科学的整合性质，还要体现出临床医生必备的核心能力[1]。

美国医学院协会和霍华德·休斯医学中心合撰的《未来医生必须掌握的科学基础（2009）》[*Scientific Foundations for Future Physicians*（*2009*）] 提出了医学预科及医学院应培养的科学素养。这份报告也强调了以下领域的重要性：①向医学院和大学推荐科学课程；②与招生委员会磋商录取规定；③与美国医学院协会磋商医学院入学考试（MCAT）内容；④向医学院课程设置委员会提议，将基础科学纳入医学院课程中；⑤向全国医学考核委员会（NBME）建议，将基础科学素养列入测评范围。上述机构必须齐心协力，这些建议方有望付诸实施。

实现医疗专业和医学院班级生源的多元化是至关重要之举，而为此需要创建一个高质量且多元化的"管线"。多元化能够提高全体学生的教育质量，从而能够培养出更具文化理解力的临床医生，为服务多元化的患者群体做好充分准备。此外，鉴于非主流背景的临床医生多在缺医少药的社区和非英语社区行医，因此消除语言和文化隔阂有助于实现健康公平性[2]。因此，有必要创办更多的"流水线"培训项目来帮助少数族裔学生有机会就读医学院。

有必要对招生标准本身进行重新设计，以录取那些有望具备医生必备能力和素养的考生。但遗憾的是，大多数医学院目前使用的遴选标准过分侧重基础科学知识，缺乏医生所需具备的综合素质的全面考核。不仅如此，现有的招生标准忽视了生源背景的多样性，一般通过年级平均成绩和医学院入学考试（MCAT）成绩进行筛选。这种机械化的初筛模式更易于淘汰少数族裔的考生。而这一弊病还被标准化面试所放大——面试官们往往更加青睐与自己同属一类人的申请者[3]。新型招生方法，比如多站式小型面试法（multiple mini-interview，MMI）等，可以在选拔过程中更真实地评估学生的非智力因素，因此应该得到更广泛的应用[4, 5, 6, 7, 8, 9]。美国医学院协会需要在招生过程中推广最佳实践方法，并且帮助各医学院在当地调整采用这些方法。

医学教育全过程的基本框架和效率机制

负责保证大众健康安全的各个机构——即认证、资质验证和行医执照颁发机构——必须就相关预期目标彼此协调并合理界定各自管辖范围。正如第五章所述，医学教育的管理和资金运作并非由单独一家机构负责，而是由多个机构参与这个过程，而且相互之间对于培训项目和学生设置的期望标准往往相互矛盾。然而，如果 LCME、ACGME 及其所属各个住院医师培训评审委员会和ACCME 共同合作，就可以划定通用于医学院校教育、毕业后医学教育及医学继续教育的能力域，并针对各个层级制定相关标准。这种方式可以增强医学教育的一致性，提升每一培训环节的培训质量，赋予教师和学生共同语言，减少医学院和培训项目承担的负担[10]。

行医执照的颁发和资质验证标准业已进行类似的更新和调整。正如第五章中所述，美国的临床医生必须通过三段式的美国医师执照考试（USMLE），证明其业已具备行医必备的知识储备，然后在其准备行医的州申请行医执照。美国医师执照考试的各阶段，分别在基础科学课程期末（第二学年）、见习期期末（第四学年）和实习期期末，面向相关人员开放。上述考试安排所针对的是 1920 年以来沿用的三段式医学教育方式，但却与现代医学教育脱节，而且不利于我们所提倡的整体性和灵活性。鉴于早期接触临床业已成为前两年课程的常规内容，重点在于基础科学知识的美国医师执照考试第一阶段业已陈旧落伍，而美国医师执照考试第三阶段也存在同样问题。这是那个只需获得医学博士学位和进行一年实习即可全科行医的时代所遗留的产物。而现状之所以延续仅仅因为不会触及各考试机构（NBME、FSMB 以及 ABMS）的利益分配。

全美州立医学考试委员会联盟（FSMB）坚持认为，在获颁行医执照之前必须首先通过国家级考试是必备之举，唯此才能让各州按照统一标准评估考生。尽管我们对此说法并不反对，但却认为在毕业后第一年末就颁发独立行医执照过于草率。美国医师执照考试第三阶段的内容，并不适用于除少数曾参加过渡实习者之外的医学院毕业生。

为此我们提出的建议是，在第三年末或第四年初单独安排一次执照考试，对基础科学、临床知识和临床技能进行整体性评估；取消在实习期内进行的美国医师执照考试第三阶段考试，代之以其所在专科学会认证以利于独立行医。如此安排可以合理地将考试划分为两个阶段：第一阶段是临近医学院毕业时的综合性 USMLE 考试，以保证毕业生能够在督导下行医；第二阶段是住院医师培训结束时的专科学会考试，可供各州依据考试结果评定是否给相关医生颁发独立行医执照。

　　不同（考试）机构之间的利益之争既不利于医学教育也贻害患者诊疗工作。已完成培训的住院医师都已做好独立行医的准备，并将在行医过程中终身学习，不断提升知识水平和技能。这是（教育体制）对美国人民权益的基本保障。如果无法清晰划分各机构的管辖范围，就必须创建一个国家级监督机构，来协调与医学教育相关的认证、资质验证和行医执照颁发机构。同理，应该建立一个更有活力、更有信誉的住院医师培训阶段后教育体系，来帮助医生们在终生行医期间保持能力水平。因此，医学教育相关机构（包括专科认证、执照颁发和毕业后教育机构）必须优化其期望值和目标并协调彼此工作。

以医疗实践为准改革患者诊疗
和临床教育工作

　　身处培训阶段的临床医生们通过诊疗病患进行学习，而且所处的工作环境有的有利于而有的不利于他们追求卓越。其实，高质量的患者诊疗工作正是未来的医生们培养职业习惯的最佳"学习实验室"。无论环境如何，以学习为目的的临床实践必须以患者为中心，鼓励医疗服务体制与时俱进，而后者直接关乎患者能否获得最佳诊疗效果。医学生、住院医师和进修医生们均可为质量改进与患者安全计划添砖加瓦[11]。

　　需要为（诊疗）质量担责的不仅是培训中的医生们，医院主管、临床主管和带教医生们必须保证学生和住院医师们的学习环境奉行患者至上的文化。教学医院应该成为追求卓越的指路明灯，诠释如何改善各个群体、社区以及个人的健康水平[12]。

有效患者诊疗的要素之一就是良好的团队合作。培训中的医生们（包括医学生和住院医师）需要有机会在运行良好的团队中，与其他医疗健康专业的受训者们共同工作和学习。有必要再次强调的是，临床环境文化会强有力地影响医生、护士以及其他医务工作者如何合作以及受训者所认知的医疗模式[13]。

住院医师培训项目所提供的培训，必须符合医疗专业的期望值。临床教育应该从完全围绕住院患者和医疗业务驱动型的培训模式，转变为包容门诊业务等能够更真实反映大多数医生未来工作的其他环境。为了实现这一目标，毕业后医学教育认证委员会必须将住院医师对其患者的诊治效果纳入考核指标。住院医师培训项目能否重视住院医师所实施的患者诊治效果，以及能否帮助其改善提高诊治效果，应该成为培训项目的评估标准。最后一点要说的是，资助住院医师教育的资金应该掌握在教育者手中，而不是由医疗中心首席执行官支配。

资金支持、监管、教师发展、
社会认可和学术进步

实现美国医学教育创新和改革的核心力量，是为承担教师职责殚精竭虑、以此为荣的带教医生们。迫于日益增加的临床工作压力，带教医生们只得牺牲教学时间。但是这种现状弊端极大，必须对教学工作提供出充分支持。此外，随着课程改革对医学教育结构的改变，带教医生们将会扮演新的角色并担负新的责任。这些新的使命呼唤加强教师能力培养，以及由技能精湛且经验丰富的高年资医生提供指导。

传统上的教师发展机制，就是向教师们传授教学方法，一般是采用研讨会的形式来培养其授课指导技能[14]。除了这些不定期培训外，还需要提供如第六章中所述的教育学者项目（Teaching Scholars Programs），以加强教师们成功承担教育职责必备的知识、技能和价值观[15]。

教师们还需要一个被称为"教学公社"的同侪教师与学者社群[16]，可供他们以学术方式探讨教与学中遇到的问题。在第六章中，我们讨论了进修学院的概念；这些学院可以帮助教师们进步、提供教师发展机会、推动课程改革，同时宣传弘扬医学院与大学的教学宗旨。

此外，应该将全身心投入教学的教师们的教学贡献归档记录，作为其学术晋升的资质[17]。为了奖励和激励那些承担主要教学责任的教师们，大学的各晋升委员会必须将这些形式的学术贡献纳入其晋升标准和教学标准的文件之中。另外，院长办公室、医学教育办公室和进修学院可以对其工作提供资金支持，以及为教育评估及研究提供基础设施支持，来推动教育创新以及教与学的学术水平。

保障资助信息公开、公平并符合教学宗旨

医学院和教学医院的融资渠道包括患者诊疗服务、教学活动、研究经费、慈善捐赠、专利版税、学费、学杂费，以及资助方（主要是联邦医疗保险和医疗补助资金）。正如第五章中曾提到的，专用资源往往被挪作他用。由于私营商业保险公司自然不会为医学教育承担其本应支付的费用，所以这方面的支出只能用其他资金补充。带教医生的诊疗工作所得收入往往被用来资助教学，有时也用于研究项目。这种成本转移策略（或称交叉补贴策略）曾

经运行良好，但是现在则屡遭质疑：部分原因是未能从某一过高收入业务分摊资金支持另一业务的费用，而且有关规定禁止此类成本转移行为。

很多医学院和教学医院开始尝试采用基于任务的管理方法，按照任务收入分摊费用，同时将教学活动作为战略重点，保障其所需经费。如此安排，带教医生和科室为该机构所承担的教学、研究、患者治疗和社区服务等任务所做贡献得到了充分认可，而且可以根据其贡献依据战略优先级别分配收入。我们建议，医学院应该采用透明的机制，保证管理的简约性、可预见性、公平性和可信度[18]。

为基础设施、创新和科研提供持续的资金保证

医学教育的本质就是从实践中学：一个学习如何行医以及学习如何持续调整改进医疗实践的过程。然而，将医学教育视为"边干边学"的观点，并非贬低基础设施、教师资源和能力，以及独立于临床机构的研究基地对于医学教育的重要性。医学教育并非仅仅是临床工作的副产物。政府和基金会等资助机构可以利用创新基金来推动变革，与1910年《弗莱克斯纳报告》的作用并无二致。弗莱克斯纳先生身为洛克菲勒基金会旗下的教育基金会的负责人，为各医学院筹措了数百万美元以支持其教学项目，其贡献堪与其对北美医学教育所提出的批评相提并论[19]。

今日的创新基金资助方式依然能够有助于指引和推动教育改革，而且由此发现的最佳实践法可以得到推广。美国医学院协

会、美国医学协会、毕业后医学教育委员会、各医学专科委员会和基金会，可以通过联合举办全国性论坛分享创新设想、促使各地采取改革行动，以及将这些建议向其会员宣传来推进教育改革进程。

　　必须创建一个强大且有可持续性的医学教育研究资助机制，以便用实证研究来指导教育项目决策，并且加大教育创新力度。缺失上述资源的教育研究，仅能停留在对教育政策改革建言献策的水平。目前的医学教育尚未具备提供运用强大研究方法的多机构研究所需资金条件。然而，唯有在医学教育研究界获得所需资金之后，业界才能了解对于教育和融资方式进行的改革，是否可以真正提高医学教育水平，以及对患者诊治效果和降低医疗成本发挥积极作用。

美国的医学人力资源政策

　　医学教育是一项必须获得社会鼎力支持的公益事业。美国各州政府历来就是医学院校教育的主要资助方，而联邦政府则通过联邦医疗保险和医疗补助资金资助毕业后医学教育。然而，这两种渠道的投入在医生教育总成本中所占比例正在逐步缩减，这一趋势亟待逆转。

　　在大多数发达国家，尤其是许多健康产出优于美国的欧盟国家，医学生的自费比例很低，有些甚至可获免学费待遇[20]。随着美国各州政府对医学教育资助的缩水，公立和私立大学的学费以及学生债务水平均在持续增长。在不久的未来，将只有富人才能负担得起医学教育的费用，而除了少数几个专科之外，年轻医生们也将无力偿还学生贷款和过上合理的体面生活，由此进一步加剧专科医师分布不均的问题。这些问题可以通过多种举措予以解决：政府增加对医学院及住院医师培训项目的长期资助水平；提供奖学金以及低或零利率贷款；出台如国民卫生服务队等债务减免政策，以吸引医生们去缺医少药地区行医。

毕业后医学教育的资助至少在两个方面遭遇挑战。首先，对于教学医院提供的医疗服务会产生培训相关费用支出的认可，产生了超乎预期的效果，即各联邦医疗保险和医疗补助计划服务中心（Centers for Medicare and Medicaid Services，CMS）业已开始对住院医师培训项目提供支持。除了不合理地将住院医师限定在服务住院患者之外，CMS 还设置了医疗补助计划资助的住院医师总人数上限，以便控制成本。而住院患者和门诊患者诊疗工作的复杂程度日益增加，住院医师值班的时长限制，以及医学院毕业生人数的扩大等因素，均阻碍了增加受资助住院医师岗位的努力。重新规划毕业后医学教育所需的灵活性和创新性，需要得到覆盖面更广、政治化程度更低的资金支持。联邦医疗保险最近做出的一系列系统性变革，承认（今天的）医疗工作业已与 45 年前这一保险计划初启时截然不同。如设立针对门诊用药的联邦医疗保险基金 D 部分（part D funding），就是根据医疗行为和费用大多数发生在医院以外这一实际情况做出的调整行为。无论联邦政府是继续通过 CMS 注入资金来支持医学教育，还是通过其他途径，其资助架构都必须能支持所有专科的住院医师们参加门诊诊疗工作。

其次，间接和直接医学教育基金的宗旨是支付与住院医师培训有关费用，但其接收方却并非负责承办培训项目的机构。换言之，与住院医师教育相关拨款是由医学中心入账接收，但负责向住院医师培训项目主任和副主任，以及其他众多与住院医师培训相关的成本中心发放薪水的学术部门却并未收到此笔款项。在用于住院医师项目的拨款入账医学中心后，应立即交由负责住院医师教育项目设计和实施的人员负责管理。

通力合作实现改革

改革业已迫在眉睫。美国医学教育体系不应继续沉醉于百年前的辉煌创举之中了。今日社会本身、医疗工作的性质和提供方式，遑论技术和通讯方式等方面业已发生了深刻变革，无一不亟待推出崭新的医学教育理念。运用学习科学和实证研究方法对医学生和住院医师学业所进行的研究工作，进一步提示医学教育全面改革的紧迫性。

需要得到医学界的大力支持，方可保证将这些建议落实为政策行动。尽管调动医学教育界的关键利益相关方的改革积极性殊非易事，但只要具备强大且远见卓识的领导力就能够让改革蓝图化为现实。改革措施可以在任何层面推进，既可以是某个医学院或某个住院医师培训项目内部的课程和培训项目创新，也可以是地方或全美层面的政策改变，直至实现资助模式改革。总体来说，我们的建议为各个阶段未来的医学教育提供了一张蓝图以及行动时间表。

通过落实这些建议来实施政策改革，以及支持我们在第七章提出的纲领性目标，坚定支持临床医生教育改革的决策者们必将惠及公众健康。落实这些建议将推动医学教育的卓越水平更上层楼，并为全球的专业教育树立榜样。最为重要的是，让培养出的医生们能够拥有坚定不移的身份认同感，坚持以探索精神追求卓越，以及成为道德共同体中的一员，将可保证为患者提供最高质量的医疗服务。

参考文献

［1］Emanuel, 2006.

［2］Coleman et. al., 2008.

［3］Kreiter et. al., 2004.

［4］Eva, Reiter, Rosenfeld, ad Norman, 2004a, 2004b.

［5］Eva, Rosenfeld, et. al., 2004.

［6］Lemay, Lockyer, Collin & Brownell, 2007.

［7］Reiter & Eva, 2005.

［8］Reiter, Salvatori, Rosenfeld, Trinh, Eva, 2006.

［9］Rosenfeld, Reiter, Trinh & Eva, 2008.

［10］Committee on the Health Professions Education Summit, 2003.

［11］Spear, 2006.

［12］Committee on the Roles of Academic Health Centers in the 21st Century, 2003.

［13］Gittell, 2009.

［14］Steinert et. al., 2006.

［15］Gruppen, Frohna, Anderson & Lowe, 2003.

［16］Huber & Hutchings, 2005.

［17］Simpson et. al., 2007.

［18］Detmer & Steen, 2005.

［19］Ludmerer, 1999.

［20］Ginsburg et. al., 2008.

全书参考文献

Aagaard, E., Teherani, A., & Irby, D. (2004). Effectiveness of the one-minute preceptor model for diagnosing the patient and the learner: Proof of concept. *Academic Medicine, 79*(1), 42–49.

Accreditation Council for Graduate Medical Education. (2001). ACGME highlights its standards on resident duty hours—May 2001. Retrieved from http://www.acgme.org/acWebsite/resInfo/ri_OSHAresp.asp

Accreditation Council for Graduate Medical Education. (2007). Common program requirements: General competencies. Retrieved from http://www.acgme.org/outcome/comp/GeneralCompetenciesStandards21307.pdf

Accreditation Council for Graduate Medical Education. (2009). Retrieved from http: www.acgme.org/acWebsite/newsResleases/newsRel_11_05_08.pdf

Ackerman, A., Graham, M., Schmidt, H., Stern, D., & Miller, S. (2009). Critical events in the lives of interns. *Journal of General Internal Medicine, 24*(1), 27–32.

Albanese, M. (2000). Problem-based learning: Why curricula are likely to show little effect on knowledge and clinical skills. *Medical Education, 34*(9), 729–738.

Alexander, P. (2003). The development of expertise: The journey from acclimation to proficiency. *Educational Researcher, 32*(8), 10–14.

Alguire, P. (1998). A review of journal clubs in postgraduate medical education. *Journal of General Internal Medicine, 13*(5), 347–353.

Allison, J., Kiefe, C., Weissman, N., Person, S., Rousculp, M., Canto, J., et al. (2000). Relationship of hospital teaching status with quality of care and mortality for Medicare patients with acute MI. *Journal of the American Medical Association, 284*(10), 1256–1262.

Anderson, G., Greenberg, G., & Wynn, B. (2001). Graduate medical education: The policy debate. *Annual Review of Public Health, 22*, 35–47.

Anderson, J. (1980). *Cognitive psychology and its implications*. San Francisco: W. H. Freeman.

Arnold, L., Shue, C., Kalishman, S., Prislin, M., Pohl, C., Pohl, H., et al. (2007). Can there be a single system for peer assessment of professionalism among medical students? A multi-institutional study. *Academic Medicine, 82*(6), 578–586.

Arnold, L., & Stern, D. (2006). What is medical professionalism? In D. Stern (Ed.), *Measuring medical professionalism* (pp. 15–38). New York: Oxford University Press.

Arora, V., Guardiano, S., Donaldson, D., Storch, I., & Hemstreet, P. (2005). Closing the gap between internal medicine training and practice: Recommendations from recent graduates. *American Journal of Medicine, 118*(680–685).

Association of Academic Health Centers (2009). Criteria for membership. Retrieved from http://www.aahcdc.org/about/members.php

Association of American Medical Colleges. (2008). *AAMC data book: Medical schools and teaching hospitals by the numbers 2008.* Washington, DC: Association of American Medical Colleges.

Association of American Medical Colleges, Ad Hoc Council of Deans. (2004). *Educating doctors to provide high quality medical care: A vision for medical education in the United States.* Washington, DC: Association of American Medical Colleges.

Association of American Medical Colleges & Howard Hughes Medical Institute. (2009). *Scientific foundations for future physicians.* Washington, DC: Association of America Medical Colleges.

Ayanian, J., & Weissman, J. (2002). Teaching hospitals and quality of care: A review of the literature. *Milbank Quarterly, 80*(3), 569–593.

Babbott, S., Beasley, B., Hinchey, K., Blotzer, J., & Holmboe, E. (2007). The predictive validity of the internal medicine in-training examination. *American Journal of Medicine, 120*(8), 735–740.

Baker, D., Salas, E., King, H., Battles, J., & Barach, P. (2005). The role of teamwork in the professional education of physicians: Current status and assessment recommendations. *Journal on Quality and Patient Safety, 31*(4), 185–202.

Barnes, L. (1994). *Teaching and the case method: Text, cases and readings.* Boston: Harvard Business School Press.

Barnett, S., & Koslowski, B. (2002). Adaptive expertise: Effects of type of experience and the level of theoretical understanding it generates. *Thinking and Reasoning, 8*(4), 237–267.

Baroody, A. (2003). The development of adaptive expertise and flexibility: The integration of conceptual and procedural knowledge. In A. Baroody & A. Dowker (Eds.), *Development of arithmetic concepts and skills: Constructing adaptive expertise* (pp. 1–34). Mahwah, NJ: Erlbaum.

Barzansky, B., & Etzel, S. (2004). Educational programs in U.S. medical schools, 2003–04. *Journal of the American Medical Association, 292*(9), 1025–1031.

Batalden, P., & Davidoff, F. (2007). Teaching quality improvement: The devil is in the details. *Journal of the American Medical Association, 298*(9), 1059–1061.

Batalden, P., Leach, D., Swing, S., Dreyfus, H., & Dreyfus, S. (2002). General competencies and accreditation in graduate medical education. *Health Affairs, 21*(5), 103–111.

Bates, D., Shore, M., Gibson, R., & Bosk, C. (2003). Patient safety forum: Examining the evidence: Do we know if psychiatric inpatients are being harmed by errors? What level of confidence should we have in data on the absence or presence of unintended harm? *Psychiatric Services, 54*(12), 1599–1603.

Bell, D., Fonarrow, G., Hays, R., & Mangione, C. (2000). Self-study from web-based and printed guideline materials. A randomized, controlled trial among resident physicians. *Annals of Internal Medicine, 132*(12), 938–946.

Bell, S., Krupat, E., Fazio, S., Roberts, D., & Schwartzstein, R. (2008). Longitudinal pedagogy: A successful response to the fragmentation of the third-year medical student clerkship experience. *Academic Medicine, 83*(5), 467–475.

Benner, P. (1984). *From novice to expert: Excellence and power in clinical nursing practice.* Menlo Park, CA: Addison-Wesley.

Benner, P., Sutphen, M., Leonard, V., & Day, L. (2009). *Educating nurses: A call for radical transformation.* San Francisco: Jossey-Bass.

Benner, P., Tanner, C., & Chesla, C. (1996). *Expertise in nursing practice: Caring, clinical judgment, and ethics.* New York: Springer.

Bereiter, C., & Scardamalia, M. (1993). *Surpassing ourselves: An inquiry into the nature and implications of expertise.* Chicago: Open Court.

Berry, P. (2008). Achieving independence: A decision-making framework for doctors in training. *Clinical Medicine, 8*(5), 512–514.

Bhandari, M., Montori, V., Devereaux, P., Dosanjh, S., Sprague, S., & Guyatt, G. (2003). Challenges to the practice of evidence-based medicine during residents' surgical training: A qualitative study using grounded theory. *Academic Medicine, 78*(11), 1183–1190.

Bilimoria, K., Kmiecik, T., DaRosa, D., Halverson, A., Eskandari, M., Bell, R., et al. (2009). Development of an online morbidity, mortality, and near-miss reporting system to identify patterns of adverse events in surgical patients. *Archives of Surgery, 144*(4), 305–311.

Billett, S. (1996). Situated learning: Bridging sociocultural and cognitive theorising. *Learning and Instruction, 6*(3), 263–280.

Billett, S. (2001). *Learning in the workplace: Strategies for effective practice.* Crows Nest, Australia: Allen & Unwin.

Billett, S. (2002). Workplace pedagogic practices: Co-participation and learning. *British Journal of Educational Studies, 50*(4), 457–481.

Billett, S. (2006). Constituting the workplace curriculum. *Journal of Curriculum Studies, 38*(1), 31–48.

Bleakley, A., & Bligh, J. (2008). Students learning from patients: Let's get real in medical education. *Advances in Health Sciences Education Theory and Practice, 13*(1), 89–107.

Bodenheimer, T., Berenson, R., & Rudolf, P. (2007). The primary care-specialty income gap: Why it matters. *Annals of Internal Medicine, 146*(4), 301–306.

Boex, J., Boll, A., Franzini, L., Hogan, A., Irby, D., Meservey, P., et al. (2000). Measuring the costs of primary care education in the ambulatory setting. *Academic Medicine, 75*(5), 419–425.

Boex, J., & Leahy, P. (2003). Understanding residents' work: Moving beyond counting hours to assessing educational value. *Academic Medicine, 78*(9), 939–944.

Bolman, L., & Deal, T. (2003). *Reframing organizations: Artistry, choice, and leadership.* San Francisco: Jossey-Bass.

Bordage, G. (1994). Elaborated knowledge: A key to successful diagnostic thinking. *Academic Medicine, 69*(11), 883–885.

Bordage, G., & Lemieux, M. (1991). Semantic structures and diagnostic thinking of experts and novices. *Academic Medicine, 66*(9S), S70–S72.

Boshuizen, H., & Schmidt, H. (1992). On the role of biomedical knowledge in clinical reasoning by experts, intermediates, and novices. *Cognitive Science, 16*(2), 153–184.

Boud, D., Cohen, R., & Sampson, J. (Eds.). (2001). *Peer learning in higher education: Learning from and with each other.* Sterling, VA: Stylus.

Boyer, E. (1990). *Scholarship reconsidered: Priorities of the professoriate.* Princeton: Carnegie Foundation for the Advancement of Teaching.

Bragard, I., Razavi, D., Marchal, S., Merckaert, I., Delvaux, N., Libert, Y., et al. (2006). Teaching communication and stress management skills to junior physicians dealing with cancer patients: A Belgian interuniversity curriculum. *Support Care Cancer, 14*(5), 454–461.

Brancati, F. (1989). The art of pimping. *Journal of the American Medical Association, 262*(1), 89–90.

Branch, W., Jr. (2000). Supporting the moral development of medical students. *Journal of General Internal Medicine, 15*(7), 503–508.

Branch, W., Jr., Hafler, J., & Pels, R. (1998). Medical students' development of empathic understanding of their patients. *Academic Medicine, 73*(4), 361–362.

Branch, W., Jr., & Paranjape, A. (2002). Feedback and reflection: Teaching methods for clinical settings. *Academic Medicine, 77*(12 Pt 1), 1185–1188.

Branch, W., Jr., Pels, R., Lawrence, R., & Arky, R. (1993). Becoming a doctor: Critical-incident reports from third-year medical students. *New England Journal of Medicine, 329*(15), 1130–1132.

Bransford, J., Brown, A., & Cocking, R. (1999). *How people learn: Brain, mind, experience and school.* Washington, DC: National Academies Press.

Brooks, M. (2009). Medical education and the tyranny of competency. *Perspectives in Biology and Medicine, 52*(1), 90–102.

Busari, J., & Scherpbier, A. (2004). Why residents should teach: A literature review. *Journal of Postgraduate Medicine, 50*(3), 205–210.

Buyx, A., Maxwell, B., & Schone-Seifert, B. (2008). Challenges of educating for medical professionalism: Who should step up to the line? *Medical Education, 42*(8), 758–764.

Carraccio, C., Benson, B., Nixon, L., & Derstine, P. (2008). From the educational bench to the clinical bedside: Translating the Dreyfus developmental model to the learning of clinical skills. *Academic Medicine, 83*(8), 761–767.

Carraccio, C., & Englander, R. (2004). Evaluating competence using a portfolio: A literature review and web-based application to the ACGME competencies. *Teaching and Learning in Medicine, 16*(4), 381–387.

Cave, M., & Clandinin, D. (2007). Revisiting the journal club. *Medical Teacher, 29*(4), 365–370.

Christakis, N. (1995). The similarity and frequency of proposals to reform U.S. medical education: Constant concerns. *Journal of the American Medical Association, 274*(9), 706–711.

Chumley-Jones, H., Dobbie, A., & Alford, C. (2002). Web-based learning: Sound educational method or hype? A review of the evaluation literature. *Academic Medicine, 77*(10S), S86–S93.

Clark, J., & Simpson, A. (2008). Integrating basic science into clinical teaching initiative (IBS-CTI): Preliminary report. *Journal of Pediatrics, 153*(5), 589–590e2.

Cohen, P., (2009). Training for expertise: The Harvard Medical School Cambridge Integrated Clerkship tutorial. *The Clinical Teacher, 6*(3), 28–33.

Coates, W., Crooks, K., Slavin, S., Guiton, G., & Wilkerson, L. (2008). Medical school curricular reform: Fourth-year colleges improve access to career mentoring and overall satisfaction. *Academic Medicine, 83*(8), 754–760.

Coleman, A., Palmer, S., & Winnick, S. (2008). *Roadmap to diversity: Key legal and educational policy foundations for medical schools.* Washington, DC: Association of American Medical Colleges.

Collins, J. (2001). *Good to great: Why some companies make the leap and others don't.* New York: HarperCollins.

Collins, J. (2005). *Good to great and the social sectors.* Boulder, CO: Jim Collins.

Colliver, J. (2000). Effectiveness of problem-based learning curricula: Theory and practice. *Academic Medicine, 75*(3), 59–76.

Colthart, I., Bagnall, G., Evans, A., Allbutt, H., Haig, A., Illing, J., et al. (2008). The effectiveness of self-assessment on the identification of learner needs, learner activity, and impact on clinical practice: BEME Guide no. 10. *Medical Teacher, 30*(2), 124–145.

Committee on the Health Professions Education Summit, Institute of Medicine. (2003). *Health professions education: A bridge to quality.* Washington, DC: National Academies Press.

Committee on Quality of Health Care in America, Institute of Medicine. (2000). *To err is human: Building a safer health system*. Washington, DC: National Academies Press.

Committee on Quality of Health Care in America, Institute of Medicine. (2001). *Crossing the quality chasm: A new health system for the 21st century*. Washington, DC: National Academies Press.

Committee on the Roles of Academic Health Centers in the 21st Century, Institute of Medicine. (2003). *Academic health centers: Leading change in the 21st century*. Washington, DC: National Academies Press.

Commonwealth Fund. (2003). *Envisioning the future of academic health centers. Final report of the Commonwealth Fund Task Force on Academic Health Centers*. New York: Commonwealth Fund.

Cook, D. (2006). Where are we with web-based learning in medical education? *Medical Teacher, 28*(7), 594–598.

Cooke, M., Irby, D., & Debas, H. (2003). The UCSF Academy of Medical Educators. *Academic Medicine, 78*(7), 666–672.

Core Committee, Institute for International Medical Education. (2002). Global minimum essential requirements in medical education. *Medical Teacher, 24*(2), 130–135.

Coverdill, J., Adrales, G., Finlay, W., Mellinger, J., Anderson, K., Bonnell, B., et al. (2006). How surgical faculty and residents assess the first year of the Accreditation Council for Graduate Medical Education duty-hour restrictions: Results of a multi-institutional study. *American Journal of Surgery, 191*(1), 11–16.

Cox, K. (2001). Stories as case knowledge: Case knowledge as stories. *Medical Education, 35*(9), 862–866.

Croskerry, P. (2003). The importance of cognitive errors in diagnosis and strategies to minimize them. *Academic Medicine, 78*(8), 775–780.

Croskerry, P. (2005). The theory and practice of clinical decision-making. *Canadian Journal of Anesthesiology, 52*(6), R1–R8.

Cruess, R., & Cruess, S. (2006). Teaching professionalism: General principles. *Medical Teacher, 28*(3), 205–208.

Custers, E. (2008). Long-term retention of basic science knowledge: A review study. *Advances in Health Sciences Education: Theory and Practice*. Retrieved from http://www.springerlink.com/content/e77v5w36j07n7576/

DaRosa, D., Bell, R., Jr., & Dunnington, G. (2003). Residency program models, implications, and evaluation: Results of a think tank consortium on resident work hours. *Surgery, 133*(1), 13–23.

Davis, D. (2005). Knowledge translation: The next big thing. *Canadian Journal of Continuing Medical Education, 17*(4), 102–106.

Davis, D., O'Brien, M., Freemantle, N., Wolf, F., Mazmanian, P., & Taylor-Vaisey, A. (1999). Impact of formal continuing medical education: Do conferences, workshops, rounds, and other traditional continuing education activities change physician behavior or health care outcomes? *Journal of the American Medical Association, 282*(9), 867–874.

Davis, D., & Ringsted, C. (2006). Accreditation of undergraduate and graduate medical education: How do the standards contribute to quality? *Advances in Health Sciences Education: Theory and Practice, 11*(3), 305–313.

Davis, M., Karunathilake, I., & Harden, R. (2005). AMEE education guide no. 28: The development and role of departments of medical education. *Medical Teacher, 27*(8), 665–675.

de Virgilio, C., Chan, T., Kaji, A., & Miller, K. (2008). Weekly assigned reading and examinations during residency, ABSITE performance, and improved pass rates on the American Board of Surgery examinations. *Journal of Surgical Education, 65*(6), 499–503.

Department of Veterans Affairs. (2004). *VERA educational funds guidelines.* Washington, DC: Department of Veterans Affairs.

Detmer, D., & Steen, E. (2005). *The academic health center: Leadership and performance.* New York: Cambridge University Press.

Detsky, A. (2009). The art of pimping. *Journal of the American Medical Association, 301*(13), 1379–1381.

Dewey, C., Friedland, J., Richards, B., Lamki, N., & Kirland, R. (2005). The emergence of academies of educational excellence: A survey of U.S. medical schools. *Academic Medicine, 80*(4), 358–365.

Dienstag, J. (2008). Relevance and rigor in premedical education. *New England Journal of Medicine, 359*(3), 221–224.

diFrancesco, L., Pistoria, M., Auerbach, A., Nardino, R., & Holmboe, E. (2005). Internal medicine training in the inpatient setting: A review of published educational interventions. *Journal of General Internal Medicine, 20*(12), 1173–1180.

Dornan, T., Boshuizen, H., King, N., & Scherpbier, A. (2007). Experience-based learning: A model linking the processes and outcomes of medical students' workplace learning. *Medical Education, 41*(1), 84–91.

Dornan, T., Hadfield, J., Brown, M., Boshuizen, H., & Scherpbier, A. (2005). How can medical students learn in a self-directed way in the clinical environment? Design-based research. *Medical Education, 39*(4), 356–364.

Downing, S. (2002). Assessment of knowledge with written test forms. In G. Norman, D. Newble, & C. van der Vleuten (Eds.), *International handbook of research in medical education* (pp. 647–672). Dordrecht, Netherlands: Kluwer.

Dreyfus, H., & Dreyfus, S. (1986). *Mind over machine: The power of human intuition and expertise in the era of the computer.* New York: Free Press.

Driessen, E. (2009). Portfolio critics: Do they have a point? *Medical Teacher, 31*(4), 279–281.

Driessen, E., van Tartwijk, J., van der Vleuten, C., & Wass, V. (2007). Portfolios in medical education: Why do they meet with mixed success? A systematic review. *Medical Education, 41*(12), 1224–1233.

Dweck, C. (2000). *Self-theories: Their role in motivation, personality and development.* Philadelphia: Psychology Press.

Elger, W. (2006). Managing resources in a better way: A new financial management approach for the University of Michigan Medical School. *Academic Medicine, 81*(4), 301–305.

Emanuel, E. (2006). How to redefine a medical education. *Chronicle of Higher Education, 53*, B12–B15.

Epstein, R. (1999). Mindful practice. *Journal of the American Medical Association, 282*(9), 833–839.

Epstein, R. (2007). Assessment in medical education. *New England Journal of Medicine, 356*(4), 387–396.

Epstein, R., & Hundert, E. (2002). Defining and assessing professional competence. *Journal of the American Medical Association, 287*(2), 226–235.

Ericsson, K. (2002). Attaining excellence through deliberate practice: Insights from the study of expert performance. In M. Ferrari (Ed.), *The pursuit of excellence through education* (pp. 21–55). Mahwah, NJ: Erlbaum.

Ericsson, K. (2004). Deliberate practice and the acquisition and maintenance of expert performance in medicine and related domains. *Academic Medicine, 79*(10S), S70–S81.

Ericsson, K. (2007). An expert-performance perspective of research on medical expertise: The study of clinical performance. *Medical Education, 41*(12), 1124–1130.

Eva, K. (2005). What every teacher needs to know about clinical reasoning. *Medical Education, 39*(1), 98–106.

Eva, K., & Cunnington, J. (2006). The difficulty with experience: Does practice increase susceptibility to premature closure? *Journal of Continuing Education in the Health Professions, 26*(3), 192–198.

Eva, K., Cunnington, J., Reiter, H., Keane, D., & Norman, G. (2004). How can I know what I don't know? Poor self-assessment in a well-defined domain. *Advances in Health Sciences Education, 9*(3), 211–224.

Eva, K., & Regehr, G. (2005). Self-assessment in the health professions: A reformulation and research agenda. *Academic Medicine, 80*(10S), S46–S54.

Eva, K., Reiter, H., Rosenfeld, J., & Norman, G. (2004a). The ability of the multiple mini-interview to predict pre-clerkship performance in medical school. *Academic Medicine, 79*(10S), S40–S42.

Eva, K., Reiter, H., Rosenfeld, J., & Norman, G. (2004b). The relationship between interviewer characteristics and ratings assigned during a multiple mini-interview. *Academic Medicine, 79*(6), 602–609.

Eva, K., Rosenfeld, J., Reiter, H., & Norman, G. (2004). An admissions OSCE: The multiple mini interview. *Medical Education, 38*(3), 314–326.

Farmer, E., Beard, J., Dauphinee, W., LaDuca, T., & Mann, K. (2002). Assessing the performance of doctors in teams and systems. *Medical Education, 36*(10), 942–948.

Feltovich, P., Spiro, R., & Coulson, R. (1997). Issues of expert flexibility in contexts characterized by complexity and change. In P. Feltovich, K. Ford, & R. Hoffman (Eds.), *Expertise in context: Human and machine* (pp. 125–146). Menlo Park, CA: AAAI/MIT Press.

Feudtner, C., Christakis, D., & Christakis, N. (1994). Do clinical clerks suffer ethical erosion? Students' perceptions of their ethical environment and personal development. *Academic Medicine, 69*(8), 670–679.

Fiedler, F. (1967). *A theory of leadership effectiveness.* New York: McGraw-Hill.

Flexner, A. (1910). *Medical education in the United States and Canada.* New York: Carnegie Foundation for the Advancement of Teaching.

Flexner, A. (1925). *Medical education: A comparative study.* New York: Macmillan.

Flexner, A. (1940). *I remember: The autobiography of Abraham Flexner.* New York: Simon and Schuster.

Flexner, A. (1943). *Henry S. Pritchett: A Biography.* New York: Columbia University Press.

Forsythe, G. (2005). Identity development in professional education. *Academic Medicine, 80*(10S), S112–S117.

Foster, C., Dahill, L., Golemon, L., & Tolentino, B. (2005). *Educating clergy: Teaching practices and pastoral imagination.* San Francisco: Jossey-Bass.

Gardner, H. (2007). *Responsibility at work: How leading professionals act (or don't act) responsibly.* San Francisco: Wiley.

Garg, M., Boero, J., Christiansen, R., & Booher, C. (1991). Primary care teaching physicians' losses of productivity and revenue at three ambulatory-care centers. *Academic Medicine, 66*(6), 348–353.

Gbadebo, A., & Reinhardt, U. (2001). Economists on academic medicine: Elephants in a porcelain shop? *Health Affairs, 20*(2), 148–152.

Ginsburg, J., Doherty, R., Ralston, J. Jr, Senkeeto, N., Cooke, M., Cutler, C., et al. (2008). Achieving a high-performance health care system with universal access: What the United States can learn from other countries. *Annals of Internal Medicine, 148*(1), 55–75.

Gittell, J. (2009). *High performance healthcare: Using the power of relationships to achieve quality, efficiency and resilience.* New York: McGraw Hill.

Glassick, C., Huber, M., & Maeroff, G. (1997). *Scholarship assessed: Evaluation of the professoriate.* San Francisco: Jossey-Bass.

Goldman, L., Caldera, D., Southwick, F., Nussbaum, S., Murray, B., O'Malley, T., et al. (1978). Cardiac risk factors and complications in non-cardiac surgery. *Medicine, 57*(4), 357–370.

Goldstein, E., Maestas, R., Fryer-Edwards, K., Wenrich, M., Oelschlager, A., Baernstein, A., & Kimball, H. (2006). Professionalism in medical education: An institutional challenge. *Academic Medicine, 81*(10), 871–876.

Golub, J., Weiss, P., Ramesh, A., Ossoff, R., & Johns, M., III. (2007). Burnout in residents of otolaryngology—head and neck surgery: A national inquiry into the health of residency training. *Academic Medicine, 82*(6), 596–601.

Gore, D. (2006). National survey of surgical morbidity and mortality conferences. *American Journal of Surgery, 191*(5), 708–714.

Grady, M., Batjer, H., & Dacey, R. (2009). Resident duty hour regulation and patient safety: Establishing a balance between concerns about resident fatigue and adequate training in neurosurgery. *Journal of Neurosurgery, 110*(5), 828–836.

Grant, H., & Dweck, C. (2003). Clarifying achievement goals and their impact. *Journal of Personality and Social Psychology, 85*(3), 541–553.

Grantcharov, T., Bardram, L., Funch-Jensen, P., & Rosenberg, J. (2003). Learning curves and impact of previous operative experience on performance on a virtual reality simulator to test laparoscopic surgical skills. *American Journal of Surgery, 185*(2), 146–149.

Greenhalgh, T. (2001). Storytelling should be targeted where it is known to have greatest added value. *Medical Education, 35*(9), 818–819.

Greeno, J. (2006). Learning in activity. In K. Sawyer (Ed.), *The Cambridge handbook of the learning sciences* (pp. 79–96). New York: Cambridge University Press.

Gross, C., Donnelly, G., Reisman, A., Sepkowitz, K., & Callahan, M. (1999). Resident expectations of morning report: A multi-institutional study. *Archives of Internal Medicine, 159*(16), 1910–1914.

Grossman, P., Compton, C., Igra, D., Ronfeldt, M., Shahan, E., & Wiliamson, P. (2009). Teaching practice: A cross-professional perspective. *Teachers College Record, 111*(9), 2055–2100. Retrieved from http://www.tcrecord.org

Gruen, R., Pearson, S., & Brennan, T. (2004). Physician-citizens: Public roles and professional obligations. *Journal of the American Medical Association, 291*(1), 94–98.

Gruppen, L., & Frohna, A. (2002). Clinical reasoning. In G. Norman, D. Newble, & C. van der Vleuten (Eds.), *International handbook of research in medical education* (pp. 205–230). Dordrecht, Netherlands: Kluwer.

Gruppen, L., Frohna, A., Anderson, R., & Lowe, K. (2003). Faculty development for educational leadership and scholarship. *Academic Medicine, 78*(2), 137–141.

Guest, C., Regehr, G., & Tiberius, R. (2001). The lifelong challenge of expertise. *Medical Education, 35*(1), 78–81.

Haan, C., Edwards, F., Poole, B., Godley, M., Genuardi, F., & Zenni, E. (2008). A model to begin to use clinical outcomes in medical education. *Academic Medicine, 83*(6), 574–580.

Hafferty, F. (1998). Beyond curriculum reform: Confronting medicine's hidden curriculum. *Academic Medicine, 73*(4), 403–407.

Hafferty, F. (2006). Professionalism: The next wave. *New England Journal of Medicine, 355*(20), 2151–2152.

Hafferty, F., & Franks, R. (1994). The hidden curriculum, ethics teaching, and the structure of medical education. *Academic Medicine, 69*(11), 861–871.

Haidet, P., Hatem, D., Fecile, M., Stein, H., Haley, H., Kimmel, B., et al. (2008). The role of relationships in the professional formation of physicians: Case report and illustration of an elicitation technique. *Patient Education and Counseling, 72*(3), 382–387.

Haidet, P., Kelly, P., Bentley, S., Blatt, B., Chou, C., Fortin, A., et al. (2006). Not the same everywhere: Patient-centered learning environments at nine medical schools. *Journal of General Internal Medicine, 21*(5), 405–409.

Haidet, P., Kelly, P., Chou, C., & Communication, Curriculum, and Culture Study Group (2005). Characterizing the patient-centeredness of hidden curricula in medical schools: Development and validation of a new measure. *Academic Medicine, 80*(1), 44–50.

Haidet, P., & Stein, H. (2006). The role of the student-teacher relationship in the formation of physicians. The hidden curriculum as process. *Journal of General Internal Medicine, 21*(1S), S16–S20.

Hall, P., & Weaver, L. (2001). Interdisciplinary education and teamwork: A long and winding road. *Medical Education, 35*(9), 867–875.

Hamdy, H., Prasad, K., Anderson, M., Scherpbier, A., Williams, R., Zwierstra, R., et al. (2006). BEME systematic review: Predictive values of measurements obtained in medical schools and future performance in medical practice. *Medical Teacher, 28*(2), 103–116.

Hammond, I., Taylor, J., Obermair, A., & McMenamin, P. (2004). The anatomy of complications workshop: An educational strategy to improve the training and performance of fellows in gynecologic oncology. *Gynecologic Oncology, 94*(3), 769–773.

Hamstra, S., Dubrowski, A., & Backstein, D. (2006). Teaching technical skills to surgical residents: A survey of empirical research. *Clinical Orthopedics and Related Research, 449*, 108–115.

Hansen, L., Brandt, S., Christopherson, C., Gilmore, H., Halverson, K., Hinkley, L., et al. (1992). The Yankton Model Program. *South Dakota Journal of Medicine, 45*(4), 103–107.

Hargadon, A., & Sutton, R. (2000). Building an innovation factory. *Harvard Business Review, 78*(3), 157–166.

Hart, L., Skillman, S., Fordyce, M., Thompson, M., Hagopian, A., & Konrad, T. (2007). International medical graduate physicians in the United States: Changes since 1981. *Health Affairs, 26*(4), 1159–1169.

Hatala, R., Brooks, L., & Norman, G. (2003). Practice makes perfect: The critical role of mixed practice in the acquisition of ECG interpretation skills. *Advances in Health Sciences Education, 8*(1), 17–26.

Hatano, G., & Oura, Y. (2003). Commentary: Reconceptualizing school learning using insight from expertise research. *Educational Researcher, 32*(8), 26–29.

Hauer, K., O'Brien, B., & Poncelet, A. (2009). Longitudinal, integrated clerkship education: Better for learners and patients. *Academic Medicine, 84*(7), 821.

Hebert, R., & Wright, S. (2003). Re-examining the value of medical grand rounds. *Academic Medicine, 78*(12), 1248–1252.

Hemmer, P., Hawkins, R., Jackson, J., & Pangaro, L. (2000). Assessing how well three evaluation methods detect deficiencies in medical students' professionalism in two settings of an internal medicine clerkship. *Academic Medicine, 75*(2), 167–173.

Hewson, M. (1991). Reflection in clinical teaching: An analysis of reflection-on-action and its implications for staffing residents. *Medical Teacher, 13*(3), 227–231.

Hirsh, D., Gutterson, W., Batalden, M., Beck, S., Bernstein, C., Callahan, J., et al. (2006). The Harvard Medical School-Cambridge Integrated Clerkship. *Journal of General Internal Medicine, 21*(S4), 186.

Hirsh, D., Ogur, B., Thibault, G., & Cox, M. (2007). "Continuity" as an organizing principle for clinical education reform. *New England Journal of Medicine, 356*(8), 858–866.

Hitchcock, M. (2002). Introducing professional educators into academic medicine: Stories of exemplars. *Advances in Health Science Education, 7*(3), 211–221.

Hoff, T., Pohl, H., & Bartfield, J. (2004). Creating a learning environment to produce competent residents: The roles of culture and context. *Academic Medicine Special Themes: Educating for Competencies, 79*(6), 532–540.

Hoffman, K., & Donaldson, J. (2004). Contextual tensions of the clinical environment and their influence on teaching and learning. *Medical Education, 38*(4), 448–454.

Hogan, A., Franzini, L., & Boex, J. (2000). Estimating the cost of primary care training in ambulatory settings. *Health Economics, 9*(8), 15–26.

Holmboe, E. (2004). Faculty and the observation of trainees' clinical skills: Problems and opportunities. *Academic Medicine, 79*(1), 16–22.

Holmboe, E., Lipner, R., & Greiner, A. (2008). Assessing quality of care: Knowledge matters. *Journal of the American Medical Association, 299*(3), 338–340.

Horwitz, I., Horwitz, S., Daram, P., Brandt, M., Brunicardi, F., & Awad, S. (2008). Transformational, transactional, and passive-avoidant leadership characteristics of a surgical resident cohort: Analysis using the multifactor leadership questionnaire and implications for improving surgical education curriculums. *Journal of Surgical Research, 148*(1), 49–59.

Howe, A. (2002). Professional development in undergraduate medical curricula: The key to the door of a new culture? *Medical Education, 36*(4), 353–359.

Huber, M., & Hutchings, P. (2005). *The advancement of learning: Building the teaching commons.* San Francisco: Jossey-Bass.

Huber, S. (2003). The white coat ceremony: A contemporary medical ritual. *Journal of Medical Ethics, 29*(6), 364–366.

Humphrey, H., Smith, K., Reddy, S., Scott, D., Madara, J., & Arora, V. (2007). Promoting an environment of professionalism: The University of Chicago "Roadmap." *Academic Medicine, 82*(11), 1098–1107.

Hundert, E., Hafferty, F., & Christakis, D. (1996). Characteristics of the informal curriculum and trainees' ethical choices. *Academic Medicine, 71*(6), 624–642.

Hutchins, E. (1995). *Cognition in the wild.* Cambridge, MA: MIT Press.

Iglehart, J. (1999). Support for academic medical centers: Revisiting the 1997 Balanced Budget Act. *New England Journal of Medicine, 341*(4), 299–304.

Iglehart, J. (2008). Medicare, graduate medical education, and new policy directions. *New England Journal of Medicine, 359*(6), 643–650.

Irby, D. (2007). Educational continuity in clinical clerkships. *New England Journal of Medicine, 356*(8), 856–857.

Irby, D., Cooke, M., Lowenstein, D., & Richards, B. (2004). The academy movement: A structural approach to reinvigorating the educational mission. *Academic Medicine, 79*(8), 729–736.

Irby, D., & Wilkerson, L. (2003). Educational innovations in academic medicine and environmental trends. *Journal of General Internal Medicine, 18*(5), 370–376.

Issenberg, S., McGaghie, W., Petrusa, E., Gordon, D., & Scalese, R. (2005). Features and uses of high-fidelity medical simulations that lead to effective learning: A BEME systematic review. *Medical Teacher, 27*(1), 10–28.

Jacobsohn, V., DeArman, M., Moran, P., Cross, J., Dietz, D., Allen, R., et al. (2008). Changing hospital policy from the wards: An introduction to health policy education. *Academic Medicine, 83*(4), 352–356.

Jagannathan, J., Vates, G., Pouratian, N., Sheehan, J., Patrie, J., Grady, M., et al. (2009). Impact of the Accreditation Council for Graduate Medical Education work-hour regulations on neurosurgical resident education and productivity. *Journal of Neurosurgery, 110*(5), 820–827.

Jarrell, B., Mallot, D., Peartree, L., & Calia, F. (2002). Looking at the forest instead of counting the trees: An alternative method for measuring faculty's clinical education efforts. *Academic Medicine, 77*(12), 1255–1261.

Jeffe, D., Andriole, D., Sabharwal, R., Paolo, A., Ephgrave, K., Hageman, H., et al. (2006). Which U.S. medical graduates plan to become specialty-board certified? Analysis of the 1997–2004 National Association of American Medical Colleges Graduation Questionnaire database. *Academic Medicine, 81*(10S), S98–S102.

Jellison, J. (2006). *Managing the dynamics of change: The fastest path to creating an engaged and productive workforce.* New York: McGraw-Hill.

Johnson, S., & Finucane, P. (2000). The emergence of problem-based learning in medical education. *Journal of Evaluation in Clinical Practice, 6*(3), 281–291.

Jones, R., & Korn, D. (1997). On the cost of educating a medical student. *Academic Medicine, 72*(3), 200–210.

Kane, R., Bershadsky, B., Weinert, C., Huntington, S., Riley, W., Bershadsky, J., et al. (2005). Estimating the patient care costs of teaching in a teaching hospital. *American Journal of Medicine, 118*(7), 767–772.

Kanna, B., Deng, C., Erickson, S., Valerio, J., Dimitrov, V., & Soni, A. (2006). The research rotation: Competency-based structured and novel approach to research training of internal medicine residents. *BMC Medical Education, 6*(52). Retrieved from http://www.biomedcentral.com/1472–6920/6/52

Kendrick, S., Simmons, J., Richards, B., & Roberge, L. (1993). Residents' perceptions of their teachers: Facilitative behaviour and the learning value of rotations. *Medical Education, 27*(1), 55–61.

Kennedy, T., Lingard, L., Baker, G., Kitchen, L., & Regehr, G. (2007). Clinical oversight: Conceptualizing the relationship between supervision and safety. *Journal of General Internal Medicine, 22*(8), 1080–1085.

Kennedy, T., Regehr, G., Baker, G., & Lingard, L. (2005). Progressive independence in clinical training: A tradition worth defending? *Academic Medicine, 80*(10SS), S1–S6.

Kennedy, T., Regehr, G., Baker, G., & Lingard, L. (2009). Preserving professional credibility: Grounded theory study of medical trainees' requests for clinical support. *BMJ, 338*(b128). Retrieved from http://www.bmj.com/

Kenny, N., Mann, K., & MacLeod, H. (2003). Role modeling in physicians' professional formation: Reconsidering an essential but untapped educational strategy. *Academic Medicine, 78*(12), 1203–1210.

Knapp, R. (2002). Complexity and uncertainty in financing graduate medical education. *Academic Medicine, 77*(11), 1076–1083.

Kneebone, R. (2005). Evaluating clinical simulations for learning procedural skills: A theory-based approach. *Academic Medicine, 80*(6), 549–553.

Koh, G., Khoo, H., Wong, M., & Koh, D. (2008). The effects of problem-based learning during medical school on physician competency: A systematic review. *Canadian Medical Association Journal, 178*(1), 34–41.

Kotter, J. (1996). *Leading change.* Boston: Harvard Business School Press.

Kouzes, J., & Posner, B. (1995). *The leadership challenge: How to keep getting extraordinary things done in organizations.* San Francisco: Jossey-Bass.

Krajewski, K., Siewert, B., Yam, S., Kressel, H., & Kruskal, J. (2007). A quality assurance elective for radiology residents. *Academic Radiology, 14*(2), 239–245.

Kravet, S., Howell, E., & Wright, S. (2006). Morbidity and mortality conference, grand rounds, and the ACGME's core competencies. *Journal of General Internal Medicine, 21*(11), 1192–1194.

Kreiter, C., Yin, P., Solow, C., & Brennan, R. (2004). Investigating the reliability of the medical school admissions interview. *Advances in Health Sciences Education: Theory and Practice, 9*(2), 147–159.

Kuiper, R., & Pesut, D. (2004). Promoting cognitive and metacognitive reflective reasoning skills in nursing practice: Self-regulated learning theory. *Journal of Advanced Nursing, 45*(4), 381–391.

Kuo, A., Irby, D., & Loeser, H. (2005). Does direct observation improve medical students' clerkship experiences? *Medical Education, 39*(5), 518–555.

Lai, C., Aagaard, E., Brandenburg, S., Nadkarni, M., Wei, H., & Baron, R. (2006). Brief report: Multiprogram evaluation of reading habits of primary care internal medicine residents on ambulatory rotations. *Journal of General Internal Medicine, 21*(5), 486–489.

Lave, J., & Wenger, E. (1991). *Situated learning: Legitimate peripheral participation.* Cambridge, England: Cambridge University Press.

Leach, D. (2002). Competence is a habit. *Journal of the American Medical Association, 287*(2), 243–244.

Lemay, J., Lockyer, J., Collin, V., & Brownell, A. (2007). Assessment of noncognitive traits through the admissions multiple mini-interview. *Medical Education, 41*(6), 573–579.

Levine, R., Haidet, P., Kern, D., Beasley, B., Bensinger, L., Brady, D., et al. (2006). Personal growth during internship: A qualitative analysis of interns' responses to key questions. *Journal of General Internal Medicine, 21*(6), 564–569.

Levine, R., O'Boyle, M., Haidet, P., Lynn, D., Stone, M., Wolf, D., et al. (2004). Transforming a clinical clerkship with team learning. *Teaching and Learning in Medicine, 16*(3), 270–275.

Liaison Committee on Medical Education (2008). Functions and structure of a medical school: Standards for accreditation of medical education programs leading to the M.D. degree. Retrieved from http://www.lcme.org/functions2008jun.pdf

Lingard, L., Schryer, C., Garwood, K., & Spafford, M. (2003). "Talking the talk": School and workplace genre tension in clerkship case presentations. *Medical Education, 37*(7), 612–620.

Linn, M. (2007). Creating lifelong science learners: What models form a firm foundation? *Educational Researcher, 25*(5), 18–24.

Littlefield, J., DaRosa, D., Paukert, J., Williams, R., Klamen, D., & Schoolfield, J. (2005). Improving resident performance assessment data: Numeric precision and narrative specificity. *Academic Medicine, 80*(5), 489–495.

Loeser, H., O'Sullivan, P., & Irby, D. (2007). Leadership lessons from curricular change at the University of California, San Francisco, School of Medicine. *Academic Medicine, 82*(4), 324–330.

Long, D. (2000). Competency-based residency training: The next advance in graduate medical education. *Academic Medicine, 75*(12), 1178–1183.

Ludmerer, K. (1985). *Learning to heal: The development of American medical education.* New York: Basic Books.

Ludmerer, K. (1999). *Time to heal: American medical education from the turn of the century to the era of managed care.* Oxford, England: Oxford University Press.

Ludmerer, K. (2000). Time and medical education. *Annals of Internal Medicine, 132*(1), 25–28.

Lyon, H., Healy, J., Bell, J., O'Donnell, J., Shultz, E., Moore-West, M., et al. (1992). PlanAlyzer, an interactive computer-assisted program to teach clinical problem solving in diagnosing anemia and coronary artery disease. *Academic Medicine, 67*(12), 821–828.

Maddaus, M., Chipman, J., Whitson, B., Groth, S., & Schmitz, C. (2008). Rotation as a course: Lessons learned from developing a hybrid online/on-ground approach to general surgical resident education. *Journal of Surgical Education, 65*(2), 112–116.

Madsen, P., Desai, V., Roberts, K., & Wong, D. (2006). Mitigating hazards through continuing design: The birth and evolution of a pediatric intensive care unit. *Organization Science, 17*(2), 239.

Mallon, W. (2009). Introduction: The history and legacy of mission-based management. *Academic Medicine, Management Series: Mission-Based Management.* Retrieved from http://journals.lww.com/academicmedicine/Documents/00001888-200604001-00001.pdf

Mandin, H., Harasym, P., Eagle, C., & Watanabe, M. (1995). Developing a "clinical presentation" curriculum at the University of Calgary. *Academic Medicine, 70*(3), 186–193.

Mandin, H., Jones, A., Woloschuk, W., & Harasym, P. (1997). Helping students learn to think like experts when solving clinical problems. *Academic Medicine, 72*(3), 173–179.

Martin, T., Rayne, K., Kemp, N., Hart, J., & Diller, K. (2005). Teaching for adaptive expertise in biomedical engineering ethics. *Science and Engineering Ethics, 11*(2), 257–276.

Maudsley, G. (1999). Do we all mean the same thing by "problem-based learning"? A review of the concepts and a formulation of the ground rules. *Academic Medicine, 74*(2), 178–185.

Maudsley, R. (2001). Role models and the learning environment: Essential elements in effective medical education. *Academic Medicine, 76*(5), 432–434.

Mayo Clinic. (2009). Mayo's mission. Retrieved from http://www.mayoclinic.org/about/missionvalues.html

McDonald, F., Zeger, S., & Kolars, J. (2007). Factors associated with medical knowledge acquisition during internal medicine residency. *Journal of General Internal Medicine, 22*(7), 962–968.

McGlynn, E., Asch, S., Adams, J., Keesey, J., Hicks, J., DeCristofaro, A., et al. (2003). The quality of health care delivered to adults in the United States. *New England Journal of Medicine, 348*(26), 2635–2645.

Mechanic, R., Coleman, K., & Dobson, A. (1998). Teaching hospital costs: Implications for academic missions in a competitive market. *Journal of the American Medical Association, 280*(11), 1015–1019.

Megali, G., Sinigaglia, S., Tonet, O., & Dario, P. (2006). Modeling and evaluation of surgical performance using hidden Markov models. *IEEE Transactions on Biomedical Engineering, 53*(10), 1911–1919.

Melck, A., Weber, E., & Sidhu, R. (2007). Resident continuity of care experience: A casualty of ambulatory surgery and current patient admission practices. *American Journal of Surgery, 193*(2), 243–247.

Michaelsen, L., Knight, A., & Fink, L. (2004). *Team-based learning: A transformative use of small groups in college teaching*. Sterling, VA: Stylus.

Miflin, B., Campbell, C., & Price, D. (2000). A conceptual framework to guide the development of self-directed, lifelong learning in problem-based medical curricula. *Medical Education, 34*(4), 299–306.

Miller, G. (1980). *Educating medical teachers*. Cambridge, MA: Harvard University Press.

Mistiaen, P., Francke, A., & Poot, E. (2007). Interventions aimed at reducing problems in adult patients discharged from hospital to home: A systematic meta-review. *BMC Health Services Research, 7*(47). Retrieved from http://www.biomedcentral.com/1472–6963/7/47

Montgomery, K. (2006). *How doctors think: Clinical judgment and the practice of medicine*. New York: Oxford University Press.

Moulaert, V., Verwijnen, M., Rikers, R., & Scherpbier, A. (2004). The effects of deliberate practice in undergraduate medical education. *Medical Education, 38*(10), 1044–1052.

Moulton, C., Dubrowski, A., MacRae, H., Graham, B., Grober, E., & Reznick, R. (2006). Teaching surgical skills: What kind of practice makes perfect? A randomized, controlled trial. *Annals of Surgery, 244*(3), 400–409.

Moulton, C., Regehr, G., Lingard, L., Merritt, C., & McRae, H. (2010). Operating from the other side of the table: Control dynamics and the surgical educator. *Journal of the American College of Surgeons, 210*(1), 79–86.

Mueller, P., Segovis, C., Litin, S., Habermann, T., & Thomas, A. (2006). Current status of medical grand rounds in departments of medicine at U.S. medical schools. *Mayo Clinic Proceedings, 81*(3), 313–321.

Muijtjens, A., Schuwirth, L., Cohen-Schotanus, J., Thoben, A., & van der Vleuten, C. (2008). Benchmarking by cross-institutional comparison of student achievement in a progress test. *Medical Education, 42*(1), 82–88.

Mylopoulos, M., & Regehr, G. (2007). Cognitive metaphors of expertise and knowledge: Prospects and limitations for medical education. *Medical Education, 41*(12), 1159–1165.

Mylopoulos, M., & Regehr, G. (2009). How student models of expertise and innovation impact the development of adaptive expertise in medicine. *Medical Education, 43*(2), 127–132.

Mylopoulos, M., & Scardamalia, M. (2008). Doctors' perspectives on their innovations in daily practice: Implications for knowledge building in health care. *Medical Education, 42*(10), 975–981.

Nasca, T., Veloski, J., Monnier, J., Cunningham, J., Valerio, S., Lewis, T., et al. (2001). Minimum instructional and program-specific administrative costs of educating residents in internal medicine. *Archives of Internal Medicine, 161*(5), 760–766.

Nelson, E., Batalden, P., Huber, T., Mohr, J., Godfrey, M., Headrick, L., et al. (2002). Microsystems in health care: Part 1. Learning from high-performing front-line clinical units. *Joint Commission Journal on Quality Improvement, 28*(9), 472–493.

Nelson, E. C., Godfrey, M. M., Batalden, P. B., et al. (2008). Clinical microsystems: Part 1. The building blocks of health systems. *Joint Commission Journal on Quality and Patient Safety, 34*(7), 367–78.

Nendaz, M., & Bordage, G. (2002). Promoting diagnostic problem representation. *Medical Education, 36*(8), 760–766.

Neufeld, V., & Barrows, H. (1974). The "McMaster philosophy": An approach to medical education. *Academic Medicine, 49*(11), 1040–1050.

Newton, B., Barber, L., Clardy, J., Cleveland, E., & O'Sullivan, P. (2008). Is there hardening of the heart during medical school? *Academic Medicine, 83*(3), 244–249.

Norcini, J. (2003). Peer assessment of competence. *Medical Education, 37*(6), 539–543.

Norcini, J., Blank, L., Duffy, F., & Fortina, G. (2003). The mini-CEX: A method for assessing clinical skills. *Annals of Internal Medicine, 138*(6), 476–481.

Norman, G. (2005). Research in clinical reasoning: Past history and current trends. *Medical Education, 39*(4), 418–427.

Norman, G. (2006). Building on experience: The development of clinical reasoning. *New England Journal of Medicine, 355*(21), 2251–2252.

Norman, G., Eva, K., Brooks, L., & Hamstra, S. (2006). Expertise in medicine and surgery. In K. Ericsson, N. Charness, P. Feltovich, & R. Hoffman (Eds.), *The Cambridge handbook of expertise and expert performance* (pp. 339–353). New York: Cambridge University Press.

Norman, G., & Schmidt, H. (1992). The psychological basis of problem-based learning: A review of the evidence. *Academic Medicine, 67*(9), 557–565.

Norman, G., & Schmidt, H. (2000). Effectiveness of problem-based learning curricula: Theory, practice and paper darts. *Medical Education, 34*(9), 721–728.

Nutter, D., Bond, J., Coller, B., D'Alessandri, R., Gewertz, B., Nora, L., et al. (2000). Measuring faculty effort and contributions in medical education. *Academic Medicine, 75*(2), 199–207.

O'Brien, B., Cooke, M., & Irby, D. (2007). Perceptions and attributions of third-year student struggles in clerkships: Do students and clerkship directors agree? *Academic Medicine, 82*(10), 970–978.

Ogur, B., & Hirsh, D. (2009). Learning through longitudinal patient care-narratives from the Harvard Medical School-Cambridge Integrated Clerkship. *Academic Medicine, 84*(7), 844–850.

Ogur, B., Hirsh, D., Krupat, E., & Bor, D. (2007). The Harvard Medical School-Cambridge Integrated Clerkship: An innovative model of clinical education. *Academic Medicine, 82*(4), 397–404.

Paget, M. (2004). *The unity of mistakes: A phenomenological interpretation of medical work*. Philadelphia: Temple University Press.

Palincsar, A. (1998). Social constructivist perspectives on teaching and learning. *Annual Review of Psychology, 49*(1), 345–375.

Papa, F., & Harasym, P. (1999). Medical curriculum reform in North America, 1765 to the present: A cognitive science perspective. *Academic Medicine, 74*(2), 154–164.

Papadakis, M., Arnold, G., Blank, L., Holmboe, E., & Lipner, R. (2008). Performance during internal medicine residency training and subsequent disciplinary action by state licensing boards. *Annals of Internal Medicine, 148*(11), 869–876.

Papadakis, M., Hodgson, C., Teherani, A., & Kohatsu, N. (2004). Unprofessional behavior in medical school is associated with subsequent disciplinary action by a state medical board. *Academic Medicine, 79*(3), 244–249.

Papadakis, M., & Loeser, H. (2006). Using critical incident reports and longitu-dinal observations to assess professionalism. In D. Stern (Ed.), *Measuring medical professionalism* (pp. 159–174). New York: Oxford University Press.

Papadakis, M., Loeser, H., & Healy, K. (2001). Early detection and evaluation of professionalism deficiencies in medical students: One school's approach. Academic Medicine, 76(11), 1100–1106.

Papadakis, M., Osborn, E., Cooke, M., & Healy, K. (1999). A strategy for the detection and evaluation of unprofessional behavior in medical students. *Academic Medicine, 74(9)*, 980–990.

Papadakis, M., Teherani, A., Banach, M., Knettler, T., Rattner, S., Stern, D., et al. (2005). Disciplinary action by medical boards and prior behavior in medical school. *New England Journal of Medicine, 353(25)*, 2673–2682.

Pauwels, J., & Oliveira, A. (2006). Three-year trends in the costs of residency training in family medicine. *Family Medicine, 38(6)*, 408–415.

Petrusa, E. (2002). Clinical performance assessments. In G. Norman, D. Newble, & C. van der Vleuten (Eds.), *International handbook of research in medical education* (pp. 673–709). Dordrecht, Netherlands: Kluwer.

Philibert, I. (2008). Accreditation Council for Graduate Medical Education and Institute for Healthcare Improvement, 90-Day Project. Involving res-idents in quality improvement: Contrasting "top-down" and "bottom-up" approaches. Retrieved from http://www.acgme.org/acWebsite/ci/ 90DayProjectReportDFA_PA_09_15_08.pdf

Poncelet, A., & O'Brien, B. (2008). Preparing medical students for clerkships: A descriptive analysis of transition courses. *Academic Medicine, 83(5)*, 444–451.

Pradhan, A., Sparano, D., & Ananth, C. (2005). The influence of an audience response system on knowledge retention: An application to resident educa-tion. *American Journal of Obstetrics and Gynecology, 193(5)*, 1827–1830.

Prawat, R. (1993). The value of ideas: Problems versus possibilities in learning. *Educational Researcher, 22(6)*, 5–16.

Prince, J., Vallabhaneni, R., Zenati, M., Hughes, S., Harbrecht, B., Lee, K., et al. (2007). Increased interactive format for morbidity and mortality conference improves educational value and enhances confidence. *Journal of Surgical Education, 64(5)*, 266–272.

Ramsey, P., Coombs, J., Hunt, D., Marshall, S., & Wenrich, M. (2001). From concept to culture: The WWAMI program at the University of Washington School of Medicine. *Academic Medicine, 76(8)*, 765–775.

Ratanawongsa, N., Teherani, A., & Hauer, K. (2005). Third-year medical stu-dents' experiences with dying patients during the internal medicine clerk-ship: A qualitative study of the informal curriculum. *Academic Medicine, 80(7)*, 641–647.

Regehr, G. (2001). *Report to Canadian institutes of health research committee: Research in medical education fund.* Ottawa, Canada: Association of Canadian Medical Colleges.

Regehr, G., & Mylopoulos, M. (2008). Maintaining competence in the field: Learning about practice, through practice, in practice. *Journal of Continuing Education in the Health Professions, 28*(1S), S19–S23.

Reiter, H., & Eva, K. (2005). Reflecting the relative values of community, faculty, and students in the admissions tools of medical school. *Teaching and Learning in Medicine, 17*(1), 4–8.

Reiter, H., Salvatori, P., Rosenfeld, J., Trinh, K., & Eva, K. (2006). The effect of defined violations of test security on admissions outcomes using multiple mini-interviews. *Medical Education, 40*(1), 36–42.

Rich, E., Liebow, M., Srinivasan, M., Parish, D., Wolliscroft, J., Fein, O., et al. (2002). Medicare financing of graduate medical education: Intractable problems, elusive solutions. *Journal of General Internal Medicine, 17*(4), 283–292.

Ringsted, C., Skaarup, A., Henriksen, A., & Davis, D. (2006). Person-task-context: A model for designing curriculum and in-training assessment in postgraduate education. *Medical Teacher, 28*(1), 70–76.

Robins, L., Brock, D., Gallagher, T., Kartin, D., Lindhorst, T., Odegard, P., et al. (2008). Piloting team simulations to assess interprofessional skills. *Journal of Interprofessional Care, 22*(3), 325–328.

Rogoff, B., Paradise, R., Arauz, R., Correa-Chavez, M., & Angelillo, C. (2003). Firsthand learning through intent participation. *Annual Review of Psychology, 54*, 175–203.

Rosen, J., Hannaford, B., Richards, C., & Sinanan, M. (2001). Markov modeling of minimally invasive surgery based on tool/tissue interaction and force/torque signatures for evaluating surgical skills. *IEEE Transactions on Biomedical Engineering, 48*(5), 579–591.

Rosenfeld, J., Reiter, H., Trinh, K., & Eva, K. (2008). A cost efficiency comparison between the multiple mini-interview and traditional admissions interviews. *Advances in Health Sciences Education: Theory and Practice, 13*(1), 43–58.

Rosinski, E. (1988). *The society of directors of research in medical education: A brief history.* San Francisco: University of California, San Francisco.

Ruedy, J., MacDonald, N., & MacDougall, B. (2003). Ten-year experience with mission-based budgeting in the Faculty of Medicine of Dalhousie University. *Academic Medicine, 78*(1), 1121–1129.

Salomon, G. (1993). *Distributed cognitions: Psychological and educational considerations.* New York: Cambridge University Press.

Scardamalia, M., & Bereiter, C. (2006). Knowledge building: Theory, pedagogy, and technology. In K. Sawyer (Ed.), *The Cambridge handbook of the learning sciences* (pp. 97–115). New York: Cambridge University Press.

Schackow, T., Chavez, M., Loya, L., & Friedman, M. (2004). Audience response system: Effect on learning in family medicine residents. *Family Medicine, 36*(7), 496–504.

Schauer, R., & Schieve, D. (2006). Performance of medical students in a non-traditional rural clinical program, 1998–99 through 2003–04. *Academic Medicine, 81*(7), 603–607.

Schmidt, H. (2004). Alternative approaches to concept mapping and implications for medical education: Commentary on reliability, validity and future research directions. *Advances in Health Sciences Education: Theory and Practice, 9*(3), 251–256.

Schmidt, H., & Boshuizen, H. (1993). On the origins of intermediate effects of clinical case recall. *Memory & Cognition, 21*(3), 338–351.

Schneider, J., Coyle, J., Ryan, E., Bell, R., Jr., & DaRosa, D. (2007). Implementation and evaluation of a new surgical residency model. *Journal of the American College of Surgeons, 205*(3), 393–404.

Schön, D. (1987). *Educating the reflective practitioner.* San Francisco: Jossey-Bass.

Schwartz, D., Bransford, J., & Sears, D. (2005). Efficiency and innovation in transfer. In J. Mestre (Ed.), *Transfer of learning: Research and perspectives* (pp. 1–52). Greenwich, CT: Information Age.

Schwartz, D., & Martin, T. (2004). Inventing to prepare for future learning: The hidden efficiency of encouraging original student production in statistics instruction. *Cognition and Instruction, 22*(2), 129–184.

Searle, N., Hatem, C., Perkowski, L., & Wilkerson, L. (2006). Why invest in an educational fellowship program? *Academic Medicine, 81*(11), 936–940.

Searle, N., Thompson, B., Friedland, J., Lomax, J., Drutz, J., Coburn, M., et al. (2010). The prevalence and practice of Academies of Medical Educators: A survey of U.S. medical schools. *Academic Medicine, 85*(1), 48–56.

Searle, N., Thompson, B., & Perkowski, L. (2006). Making it work: The evolution of a medical educational fellowship program. *Academic Medicine, 81*(11), 984–989.

Sharif, I., & Ozuah, P. (2001). Resident pairing: A successful way to meet RRC requirements in the ambulatory setting. *Academic Medicine, 76*(5), 569–570.

Sheehan, D., Wilkinson, T., & Billett, S. (2005). Interns' participation and learning in clinical environments in a New Zealand hospital. *Academic Medicine, 80*(3), 302–308.

Sheppard, S., Macatangay, K., Colby, A., & Sullivan, W. (2008). *Educating engineers: Designing for the future of the field.* San Francisco: Jossey-Bass.

Shuell, T. (1996). Teaching and learning in a classroom context. In D. Berliner & R. Calfee (Eds.), *Handbook of educational psychology* (pp. 726–764). New York: Simon & Schuster Macmillan.

Shulman, L. (2005a). Foreword. In M. Huber & P. Hutchings (Eds.), *The advancement of learning: Building the teaching commons* (pp. v–viii). San Francisco: Jossey-Bass.

Shulman, L. (2005b). Signature pedagogies in the professions. *Daedalus, 134*(3), 52–59.

Simpson, D., Fincher, R., Hafler, J., Irby, D., Richards, B., Rosenfeld, G., et al. (2007). Advancing educators and education by defining the components and evidence associated with educational scholarship. *Medical Education, 41*(10), 1002–1009.

Simpson, D., Marcdante, K., Duthie, E., Jr., Sheehan, K., Holloway, R., & Towne, J. (2000). Valuing educational scholarship at the Medical College of Wisconsin. *Academic Medicine, 75*(9), 930–934.

Sloan, T., Kaye, C., Allen, W., Magness, B., & Wartman, S. (2005). Implementing a simpler approach to mission-based planning in a medical school. *Academic Medicine, 80*(11), 994–1004.

Smith, C., Morris, M., Francovich, C., Hill, W., & Gieselman, J. (2004). A qualitative study of resident learning in ambulatory clinic: The importance of exposure to "breakdown" in settings that support effective response. *Advances in Health Sciences Education: Theory and Practice, 9*(2), 93–105.

Smith, C., Morris, M., Hill, W., Francovich, C., & Christiano, J. (2006). Developing and validating a conceptual model of recurring problems in teaching clinic. *Advances in Health Sciences Education: Theory and Practice, 11*(3), 279–288.

Smith, K., Saavedra, R., Raeke, J., & O'Donell, A. (2007). The journey to creating a campus-wide culture of professionalism. *Academic Medicine, 82*(11), 1015–1021.

Smith, M., Wood, W., Adams, W., Wieman, C., Knight, J., Guild, N., et al. (2009). Why peer discussion improves student performance on in-class concept questions. *Science, 323*(5910), 122–124.

Sobral, D. (2002). Cross-year peer tutoring experience in a medical school: Conditions and outcomes for student tutors. *Medical Education, 36*(11), 1064–1070.

Spear, S. (2006). Fixing healthcare from the inside: Teaching residents to heal broken delivery processes as they heal sick patients. *Academic Medicine, 81*(10S), S144–S149.

Springer, L., Stanne, M., & Donovan, S. (1999). Effects of small-group learning on undergraduates in science, mathematics, engineering, and technology: A meta-analysis. *Review of Educational Research, 69*(1), 21–51.

Stanley, A., Khan, K., Hussain, W., & Tweed, M. (2006). Disorganized junior doctors fail the MRCP (UK). *Medical Teacher, 28*(1), e40–42.

Starfield, B. (1992). *Primary care: Concept, evaluation and policy.* New York: Oxford University Press.

Stefanidis, D., Scerbo, M., Sechrist, C., Mostafavi, A., & Heniford, B. (2008). Do novices display automaticity during simulator training? *American Journal of Surgery, 195*(2), 210–213.

Steinert, Y., Cruess, S., Cruess, R., & Snell, L. (2005). Faculty development for teaching and evaluating professionalism: From programme design to curriculum change. *Medical Education, 39*(2), 127–136.

Steinert, Y., Mann, K., Centeno, A., Dolmans, D., Spencer, J., Gelula, D., et al. (2006). A systematic review of faculty development initiatives designed to improve teaching effectiveness in medical education: BME Guide No. 8. *Medical Teacher, 28*(6), 497–526.

Stern, D., & Papadakis, M. (2006). The developing physician: Becoming a professional. *New England Journal of Medicine, 355*(17), 1794–1799.

Stewart, J. (2008). To call or not to call: A judgment of risk by pre-registration house officers. *Medical Education, 42*(9), 938–944.

Stiles, B., Reece, T., Hedrick, T., Garwood, R., Hughes, M., Dubose, J., et al. (2006). General surgery morning report: A competency-based conference that enhances patient care and resident education. *Current Surgery, 63*(6), 385–390.

Stites, S., Vansaghi, L., Pingleton, S., Cox, G., & Paolo, A. (2005). Aligning compensation with education: Design and implementation of the Educational Value Unit (EVU) system in an academic internal medicine department. *Academic Medicine, 80*(12), 1100–1016.

Sullivan, W. (2004). *Work and integrity: The crisis and promise of professionalism in America* (2nd Ed.). San Francisco: Jossey-Bass.

Sullivan, W., Colby, A., Wegner, J., Bond, L., & Shulman, L. (2007). *Educating lawyers: Preparation for the profession of law.* San Francisco: Jossey-Bass.

Sullivan, W., & Rosin, M. (2008). *A new agenda for higher education: Shaping a life of the mind for practice.* San Francisco: Jossey-Bass.

Sweeney, G. (1999). The challenge for basic science education in problem-based medical curricula. *Clinical and Investigative Medicine, 22*(1), 15–22.

Tamblyn, R. (1998). Use of standardized patients in the assessment of medical practice. *Canadian Medical Association Journal, 158*(2), 205–207.

Tang, T., Hernandez, E., & Adams, B. (2004). "Learning by teaching": A peer-teaching model for diversity training in medical school. *Teaching and Learning in Medicine, 16*(1), 60–63.

ten Cate, O., & Scheele, F. (2007). Competency-based postgraduate training: Can we bridge the gap between theory and clinical practice? *Academic Medicine, 82*(6), 542–547.

ten Cate, O., Snell, L., Mann, K., & Vermunt, J. (2004). Orienting teaching toward the learning process. *Academic Medicine, 79*(3), 219–228.

Tess, A., Yang, J., Smith, C., Fawcett, C., Bates, C., & Reynolds, E. (2009). Combining clinical microsystems and an experiential quality improvement curriculum to improve residency education in internal medicine. *Academic Medicine, 84*(3), 326–334.

Teunissen, P., Boor, K., Scherpbier, A., van der Vleuten, C., van Diemen-Steenvoorde, J., van Luijk, S., et al. (2007). Attending doctors' perspectives on how residents learn. *Medical Education, 41*(11), 1050–1058.

Teunissen, P., & Dornan, T. (2008). Lifelong learning at work. *BMJ, 336*(7645), 667–669.

Teunissen, P., Scheele, F., Scherpbier, A., van der Vleuten, C., Boor, K., van Luijk, S., et al. (2007). How residents learn: Qualitative evidence for the pivotal role of clinical activities. *Medical Education, 41*(8), 763–770.

Thompson, B., Schneider, V., Haidet, P., Levine, R., McMahon, K., Perkowski, L., et al. (2007). Team-based learning at ten medical schools: Two years later. *Medical Education, 41*(3), 250–257.

Timmermans, S., & Angell, A. (2001). Evidence-based medicine, clinical uncertainty, and learning to doctor. *Journal of Health and Social Behavior, 42*(4), 342–359.

Torbeck, L., & Canal, D. (2009). Remediation practices for surgery residents. *American Journal of Surgery, 197*(3), 397–402.

Torbeck, L., & Wrightson, A. (2005). A method for defining competency-based promotion criteria for family medicine residents. *Academic Medicine, 80*(9), 832–839.

Torre, D., Daley, B., Stark-Schweitzer, T., Siddartha, S., Petkova, J., & Ziebert, M. (2007). A qualitative evaluation of medical student learning with concept maps. *Medical Teacher, 29*(9), 949–955.

Tresolini, C. (1994). *Health professions education and relationship-centered care: Report of the Pew-Fetzer Task Force on advancing psychosocial education.* San Francisco: Pew Health Professions Commission.

United States Medical Licensing Examination. (2009). Overview. *2009 USMLE Bulletin.* Retrieved from http://www.usmle.org/general_information/bulletin/2009/overview.html

van der Vleuten, C. (1996). The assessment of professional competence: Developments, research and practical implications. *Advances in Health Sciences Education, 1*(1), 41–67.

van der Vleuten, C., & Schuwirth, L. (2005). Assessing professional competence: From methods to programmes. *Medical Education, 39*(3), 309–313.

Vernon, D., & Blake, R. (1993). Does problem-based learning work? A meta-analysis of evaluative research. *Academic Medicine, 68*(7), 550–563.

Viggiano, T., Pawlina, W., Lindor, K., Olsen, K., & Cortese, D. (2007). Putting the needs of the patient first: Mayo Clinic's core value, institutional culture, and professionalism covenant. *Academic Medicine, 82*(11), 1089–1093.

Viggiano, T., Shub, C., & Giere, R. (2000). The Mayo Clinic's clinician-educator award: A program to encourage educational innovation and scholarship. *Academic Medicine, 75*(9), 940–943.

Vinson, D., & Paden, C. (1994). The effect of teaching medical students on private practitioners' workloads. *Academic Medicine, 69*(3), 237–238.

Vinson, D., Paden, C., & Devera-Sales, A. (1996). Impact of medical student teaching on family physicians' use of time. *Journal of Family Practice, 42*(3), 243–249.

Vroom, V., & Yetton, P. (1973). *Leadership and decision making.* Pittsburgh: University of Pittsburgh Press.

Wamsley., M., Julian, K., & Wipf, J. (2004). A literature review of "resident-as-teacher" curricula: Do teaching courses make a difference? *Journal of General Internal Medicine, 19*(5p2), 574–581.

Wartman, S. (2004). Revisiting the idea of a national center for health professions education research. *Academic Medicine, 79*(10), 910–917.

Watson, R. (2003). Rediscovering the medical school. *Academic Medicine, 78*(7), 659–665.

Watson, R., & Romrell, L. (1999). Mission-based budgeting: Removing a graveyard. *Academic Medicine, 74*(6), 6276–6340.

Wayne, D., Butter, J., Siddall, V., Fudala, M., Wade, L., Feinglass, J., et al. (2006). Mastery learning of advanced cardiac life support skills by internal medicine residents using simulation technology and deliberate practice. *Journal of General Internal Medicine, 21*(3), 251–256.

Wear, D., & Castellani, B. (2000). The development of professionalism: Curriculum matters. *Academic Medicine, 75*(6), 602–611.

Wear, D., & Zarconi, J. (2008). Can compassion be taught? Let's ask our students. *Journal of General Internal Medicine, 23*(7), 948–953.

Weinberg, E., O'Sullivan, P., Boll, A., & Nelson, T. (1994). The cost of third-year clerkships at large nonuniversity teaching hospitals. *Journal of the American Medical Association, 272*(9), 669–673.

Wenger, E. (1998). *Communities of practice: Learning, meaning, and identity.* New York: Cambridge University Press.

West, D., Park, J., Pomeroy, J., & Sandoval, J. (2002). Concept mapping assessment in medical education: A comparison of two scoring systems. *Medical Education, 36*(9), 820–826.

Wilen, W. (1991). *Questioning skills for teachers. What research says to the teacher* (3rd Ed.). West Haven, CT: National Education Association.

Wilkerson, L., & Irby, D. (1998). Strategies for improving teaching practices: A comprehensive approach to faculty development. *Academic Medicine, 73*(4), 387–396.

Williams, R., Klamen, D., & McGaghie, W. (2003). Cognitive, social and environmental sources of bias in clinical performance ratings. *Teaching and Learning in Medicine, 15*(4), 270–292.

Wilson, M., & Scalise, K. (2006). Assessment to improve learning in higher education: The BEAR Assessment System. *Higher Education, 52,* 635–663.

Woloschuk, W., Harasym, P., Mandin, H., & Jones, A. (2000). Use of scheme-based problem solving: An evaluation of the implementation and utilization of schemes in a clinical presentation curriculum. *Medical Education, 34*(6), 437–442.

Wolpaw, T., Wolpaw, D., & Papp, K. (2003). SNAPPS: A learner-centered model for outpatient education. *Academic Medicine, 78*(9), 893–898.

Wright, K., Rowitz, L., Merkle, A., Reid, W., Robinson, G., Herzog, B., et al. (2000). Competency development in public health leadership. *American Journal of Public Health, 90*(8), 1202–1207.

Yao, D., & Wright, S. (2005). National survey of internal medicine residency program directors regarding problem residents. *Journal of the American Medical Association, 284*(9), 1099–1104.

Zeidel, M., Kroboth, F., McDermot, S., Mehali, M., Clayton, C., Rich, E., et al. (2005). Estimating the cost to departments of medicine of training residents and fellows: A collaborative analysis. *American Journal of Medicine, 118*(5), 557–564.

Zemlo, T., Garrison, H., Partridge, N., & Ley, T. (2000). The physician-scientist: Career issues and challenges at the year 2000. *FASEB Journal, 14*(2), 221–230.